ALZHEIMER :
LA VÉRITÉ SUR LA MALADIE DU SIÈCLE

PROFESSEUR BRUNO DUBOIS

ALZHEIMER :
LA VÉRITÉ SUR LA MALADIE
DU SIÈCLE

BERNARD GRASSET
PARIS

Illustration de couverture : © Gettyimages

ISBN 978-2-246-81735-2

Tous droits de traduction, de reproduction et d'adaptation
réservés pour tous pays.

© *Éditions Grasset & Fasquelle*, 2019.

« *Tout le monde se plaint de sa mémoire, et personne ne se plaint de son jugement.* »

Duc de La Rochefoucauld

PRÉFACE

Une histoire de famille

Je ne me suis certainement pas intéressé à la maladie d'Alzheimer par hasard. Cela vient de loin, de très loin même. De mon père, déjà. Non pas qu'il soit touché par la maladie, mais en raison de son orientation professionnelle : neuropsychiatre, il a été un fervent défenseur d'une approche neurobiologique des maladies psychiatriques à une époque où la psychanalyse régnait sans partage. Il s'est toujours intéressé aux relations entre cerveau et affectivité. Mon grand-père Robert avant lui, également interne des hôpitaux de Paris, a été l'élève du grand neurologue Joseph Babinski à l'hôpital de la Salpêtrière. Grand consultant parisien, psychiatre à ses heures, Robert a notamment eu comme célèbre patient Maurice Chevalier. Son père Stanislas, mon arrière-grand-père donc, était également médecin. Il a soutenu sa thèse à la faculté de médecine de Paris sur le traitement des névralgies, et a développé la maison de santé psychiatrique de Saujon, dans les Charentes, villégiature, à l'époque, pour la bourgeoisie bordelaise. C'est son père Louis, lui-même médecin généraliste, qui l'avait construite auparavant et c'est mon frère Olivier, psychiatre, qui continue de faire vivre et prospérer l'institution.

Louis, mon arrière-arrière-grand-père, très ouvert aux développements de la médecine moderne et notamment à l'électrophysiologie, a été en relation avec le célèbre Duchenne de Boulogne qui lui a offert un électromyogramme de son invention, si bien que nous sommes propriétaires du seul exemplaire existant du premier appareil d'électricité médicale. Il y a indiscutablement une addiction familiale pour la neurologie et pour la psychiatrie : il ne m'a pas été facile de choisir entre ces deux orientations...

La neurologie, faut-il le rappeler, étudie la conséquence des lésions ou des agressions physiques du système nerveux, et ceci, qu'elles frappent le cerveau, la moelle épinière ou les nerfs périphériques. Les troubles qui en résultent vont être rattachés, par les données de l'examen clinique, à des lésions précises, souvent localisées dans le cerveau ou sur le trajet des voies nerveuses, et que l'on peut identifier ou visualiser par les examens électrophysiologiques ou de neuro-imagerie très performants que nous avons aujourd'hui à notre disposition. La psychiatrie, quant à elle, traite des maladies mentales et des désordres psychiques qui perturbent l'affectivité, l'humeur ou le comportement, sans relation directe avec une lésion du système nerveux, même s'il est maintenant considéré que ces troubles résultent d'un dysfonctionnement cérébral. Le cerveau n'appartient pas qu'à la neurologie, elle n'en est pas propriétaire. Après avoir imposé l'inconscient comme la seule explication des dérèglements psychologiques, les psychiatres s'approprient de plus en plus la biologie cérébrale et les neurosciences cognitives pour tâcher de résoudre ce que Freud n'a pas réussi à expliquer. Aujourd'hui, les neurosciences décrivent les voies neuronales qui sont impliquées dans le traitement des émotions : celles de l'empathie, de la cognition sociale, de la motivation ou des décisions morales. Mais en expliquant le mécanisme cérébral des symptômes, on n'explique en rien les raisons de leur occurrence. La question qui interroge plus particulièrement le psychiatre est celle du pourquoi. Il y a sans nul doute des traumatismes infantiles ou des fragilités psychologiques à l'origine de ces dysfonctionnements cérébraux. Mais, dans tous les cas, il y a un intermédiaire obligé : le cerveau qui produit la pensée, les émotions et le comportement. Son étude est donc indispensable pour qui veut comprendre les troubles présentés, qu'ils s'inscrivent dans le cadre de la psychiatrie ou de la neurologie des fonctions cérébrales, encore appelée neurologie comportementale. Cette proximité des deux disciplines explique pourquoi je créerai plus tard, avec le Pr Allilaire, chef du service de psychiatrie à la Salpêtrière, une structure originale de neuropsychiatrie dans laquelle seront examinés et pris en charge des patients présentant des troubles de l'humeur, de l'affectivité ou du comportement, liés à des lésions cérébrales, dans une double approche, neuro-comportementale et psychiatrique.

Neurologie ou psychiatrie ? Telle était donc la question que je me posais et qui m'a conduit à choisir la neurologie comportementale, c'est-à-dire justement cette branche de la neurologie qui fait le lien avec la psychiatrie car elle s'intéresse aux mécanismes neuronaux qui sous-tendent les fonctions cognitives (mémoire, intelligence, langage...), comportementales (adaptation sociale, contrôle des pulsions...) et affectives (réactions émotionnelles, motivation...). Ce que l'on appelle, en médecine, les fonctions supérieures, qui nous permettent de vivre et de nous adapter dans une société particulièrement exigeante. Une discipline passionnante aux frontières du corps et de l'âme : la science du cerveau.

Une formation clinique

Je me suis ainsi retrouvé à la Salpêtrière, le temple de la neurologie, suivant les traces de mes aînés. Je me souviens du bonheur que j'éprouvais à étudier et apprendre la médecine dans ce haut lieu de la neurologie chargé d'histoire, là où le grand neurologue Jean-Martin Charcot avait lui-même exercé, où il avait décrit les principales maladies neurologiques, et reçu un certain docteur Sigmund Freud en formation. Le bonheur, aussi, de percer les secrets du fonctionnement du cerveau humain. Je garde de ces années d'études quelques souvenirs précis : les grands staffs de la salle Dejerine, où debout, au fond, nous écoutions, impressionnés, les joutes qui opposaient les grands bretteurs, ces maîtres respectés, au sujet de patients dont on ne pouvait vérifier à cette époque (le scanner n'existait pas encore) le bien-fondé des hypothèses diagnostiques affirmées avec autorité ; les séances de coupes de cerveau du jeudi après-midi, seule méthode alors disponible pour vérifier l'acuité de nos réflexions diagnostiques avant l'émergence des outils modernes de la neuro-imagerie, qui permettaient de vérifier la nature et le siège des lésions cérébrales responsables des troubles colligés dans l'observation médicale du vivant du patient ; la découverte de nouvelles maladies, comme celle décrite par Dominique Laplane qui relia l'absence d'activité mentale spontanée à une lésion du pallidum, une petite structure située très profondément dans le cerveau et qui participe à l'activation de la vie psychique ; ou encore ce fameux « dîner de patrons » dans les années 80, totalement délirant, festivités traditionnelles organisées par les internes, avec chapiteau Bouglione tendu dans une des cours de la Salpêtrière, carrosses tirés par des chevaux, feu d'artifice et sketchs joués par les internes leur permettant de régler quelques comptes, parfois avec méchanceté, avec leurs patrons : soirée grandiose, organisée par le neurochirurgien Stéphane Biaggi, un homme surprenant que j'ai retrouvé quelques années plus tard à l'église Saint-François-Xavier – où j'étais ce jour-là venu assister à la cérémonie religieuse pour la disparition d'un de mes maîtres – non plus vêtu de la blouse du neurochirurgien mais d'une soutane de prêtre : « Les voies du Seigneur sont impénétrables... ! » m'avait-il dit à l'époque pour expliquer son nouvel engagement. Je me souviens aussi de mes premiers articles, d'abord cliniques puis scientifiques, avec le choix déterminant de la revue, en premier lieu en langue française puis, très vite, en langue anglaise pour assurer une meilleure notoriété des travaux. Ainsi ai-je pu franchir, comme d'autres, les étapes qui m'ont permis de passer du statut de l'étudiant à celui de spécialiste, grâce à l'expérience, aux lectures, aux discussions et surtout à l'encadrement des médecins du service et des maîtres. En ce qui concerne les maîtres, deux rencontres furent déterminantes dans mon orientation. Le hasard faisant bien les choses, ils furent les deux personnalités les plus marquantes de la neurologie de cette époque : l'une emblématique du domaine de la clinique neurologique, l'autre de celui de la recherche en neurosciences.

Des rencontres déterminantes

C'est la rencontre, dès le début de mon internat, avec le professeur François Lhermitte, seigneur de la neurologie et génial observateur qui fascinait autant ses malades que ses élèves. Lhermitte a été, de l'avis de tous, le praticien le plus brillant de sa génération. Il fut médecin des hôpitaux à 33 ans et obtint la prestigieuse chefferie de service de neurologie et de neuropsychologie de la Salpêtrière avant 40 ans. Comme les professeurs Jean Hamburger, Paul Milliez ou Jean Bernard, il a su favoriser la nécessaire greffe de la démarche scientifique sur la médecine traditionnelle. Il en imposait par sa classe naturelle, sa distance mesurée, et son allure de gentilhomme. Il fut aussi une personnalité parisienne par son ascendance (son père fut un grand neurologue), par son mariage mondain avec la fille d'un grand avocat, Maurice Garçon, par son entrée à l'Académie des sciences morales et politiques et par son aventure politique sans succès. Mais pour moi, jeune interne, il fut surtout un maître attentif. J'ai eu la chance d'être proche de lui, d'être son interne de consultation, puis son chef de clinique, et de participer à ses travaux de recherche. Il a contribué à l'essor de la neuropsychologie française, discipline qui définit les liens entre les fonctions cognitives – ce que l'on appelait avant les fonctions intellectuelles ou les fonctions supérieures, car censées être le propre de l'homme – et les structures cérébrales. Comme nous l'avons dit, cette discipline part du principe qu'une lésion limitée d'une région définie du cerveau produit inéluctablement un trouble, un symptôme reconnaissable, qui permet, lorsque le lien entre les deux est établi, de déduire la fonction qui est organisée ou contrôlée par la région lésée. La relation entre lésion et symptôme résulte de la spécialisation cérébrale qui attribue une fonction différente et spécifique à chaque région du cerveau. Le bien-fondé de ce postulat a été conforté de façon spectaculaire en 1861, par l'observation de Paul Broca, lorsqu'il montra que l'articulation du langage était organisée au pied de la 3e circonvolution frontale de l'hémisphère gauche, et ce à partir de l'observation d'un patient ayant une lésion vasculaire de cette région du cerveau. Broca venait apporter crédit au courant phrénologique de Franz Joseph Gall (nous en reparlerons) et démontrer la pertinence de la méthode anatomo-clinique permettant de rapprocher les symptômes présentés par les patients de leur vivant des lésions observées lors de l'examen de leur cerveau post mortem. Un siècle plus tard, les moyens d'investigation n'ont pas sensiblement évolué. Et à l'époque de François Lhermitte, les débats sur les localisations de l'aphasie s'appuyaient toujours sur ces corrélations anatomo-cliniques. Le scanner cérébral n'avait pas encore fait son entrée sur la scène de l'hôpital, il n'avait pas même été mis au point par la société EMI : les Beatles étaient encore ensemble et ce n'est qu'en 1971 que sir Godfrey Hounsfield, chercheur de la compagnie EMI et futur prix Nobel en 1979, mettra au point la première machine. Le premier scanner que je verrai sera celui de Tunis, où je fis mon service national. Il y fut installé avant celui de la Salpêtrière, à la suite d'une chute banale du « combattant suprême », Habib Bourguiba. Le neurochirurgien local avait alors compris l'avantage qu'il pouvait tirer de cet incident et avait obtenu l'installation en urgence de l'appareil pour pouvoir vérifier l'état de l'auguste cervelle.

En fait, avant les années 80, la principale ressource du clinicien était encore l'observation. Et Lhermitte fut un observateur génial, animé d'une vraie curiosité. Il y avait là aussi un certain atavisme familial pour l'observation qu'il tenait de son père, Jean Lhermitte, qui a décrit plusieurs syndromes neurologiques, et de son grand-père paternel, Léon Lhermitte, grand peintre naturaliste qui a confessé sa passion dans ses mémoires pour l'observation des gestes ancestraux comme celui du semeur. Il y écrit notamment : « J'avise un homme qui fauche bien et alors je ne le lâche plus, deux heures, trois heures de suite avec lui, je vais, je viens, je le suis pas à pas. Je le regarde de près, je le regarde de loin, je tâche de saisir le rythme du mouvement, la cadence », texte magnifique qui illustre, pour moi, la démarche d'observation nécessaire à tout bon médecin-chercheur. François Lhermitte était de cette engeance. Il observait tacitement le patient, l'approchait, tournait autour comme un chien à l'affût jusqu'à comprendre la nature de son comportement. C'est ainsi qu'il découvrit le concept « d'adhérence environnementale », caractéristique d'une lésion du lobe frontal. Il examinait alors un patient hospitalisé pour le bilan d'une tumeur cérébrale localisée dans la partie antérieure du cerveau, plus précisément dans le lobe frontal. Assis près du lit du patient, une cigarette éteinte au coin de la bouche, il s'immobilisa tout à coup, interloqué, lorsque son patient, sans avoir été sollicité, vint approcher de sa cigarette la flamme d'un briquet. Lhermitte se retourne alors vers nous, en transe : « Vous avez vu ? » dit-il à voix basse. « Vous avez vu ? » Nous avions vu certes, mais nous n'avions pas compris ! Nous n'avions pas compris que ce geste témoignait d'une adhérence du sujet par rapport à son environnement : il voit la cigarette éteinte, il l'allume. Ce que Lhermitte venait de saisir, c'est que le patient avait agi, non de façon autonome et personnelle, mais de façon involontaire, sans prendre part à la décision. À partir de cette simple observation, Lhermitte va élaborer toute une théorie sur le rôle fondamental du lobe frontal qui est de nous permettre d'échapper à la pression de l'environnement immédiat (réagir devant la cigarette éteinte) pour accéder à des comportements réfléchis, élaborés, personnels et propres à chacun. Bref... de descendre de l'arbre. À ses côtés, j'ai beaucoup appris, et notamment à observer.

La deuxième rencontre marquante de mon parcours viendra un peu plus tard : c'est celle d'Yves Agid. Personnalité complexe, tout en charme et séduction de prime abord, mais plutôt méprisant pour cette clinique compassée, surannée, dépassée. Agid, c'était la rupture. Il avait compris que cette grande école de la Salpêtrière produisait un enseignement clinique de qualité mais pas de recherche. Pour lui, cette école représentait un monde passé, se croyant supérieur car détenant un savoir que des générations de grands maîtres avaient établi au fil des ans, mais qui n'avançait plus beaucoup. Or, à cette époque, les choses bougeaient aux États-Unis ou dans certains pays européens, en Suède notamment. Et la recherche ne se faisait plus à la Salpêtrière. Yves Agid est donc allé la chercher là où elle se trouvait : au Collège de France, dans le laboratoire de Jacques Glowinski. C'est là qu'il décochera ses lettres de noblesse. Avec intelligence, il récupéra les découvertes de la neurochimie cérébrale, réalisées sur les animaux de laboratoire, une science alors en pleine expansion. Dans le laboratoire de Glowinski, il met au point de nouvelles méthodes de dosage des neurotransmetteurs dans le cerveau du rat, notamment autour de la dopamine. Il eut alors eu l'idée de les transférer sur des coupes de cerveau de patients décédés de maladies neurodégénératives, *en particulier de la maladie de Parkinson, puisque celle-ci se caractérisait justement par un déficit en dopamine dans le cerveau. Il a ainsi structuré une banque de cerveaux et, comme tout bon banquier, su faire fructifier son investissement en l'offrant à tout chercheur qui souhaitait valider un nouveau dosage chez l'homme.*

J'étais encore interne quand il me proposa de le suivre dans le petit laboratoire de neurochimie cérébrale humaine qu'il venait de monter dans le bâtiment de la Faculté. On va travailler ensemble, m'explique-t-il, pour trouver de nouveaux transmetteurs, dont certains pourraient être associés à la mémoire. La décision fut difficile à prendre : certes, je ne verrai pas de patients, uniquement des cerveaux ou des rats, mais j'apprendrai des choses nouvelles, et j'acquerrai une réflexion et un savoir scientifiques qui pourront me permettre de revenir en vainqueur dans cette clinique que j'aimais tant. En d'autres termes, j'avais le choix entre : me former à la Salpêtrière dont la diversité des services, la qualité des maîtres et la sélection des patients faisaient un lieu de formation unique, une école de neurologie où l'on enseignait encore la sémiologie et la clinique. Car la neurologie est, d'abord et avant tout, une spécialité médicale où l'examen, l'observation et la recherche de signes cliniques sont essentiels. Jusqu'à l'interrogatoire qui, conduit comme une enquête policière, suffit dans l'immense majorité des cas à apporter une solution que l'examen clinique et les examens complémentaires viendront conforter. Ou alors, m'éloigner de cette clinique rassurante et réconfortante et plonger dans l'inconnu, accompagner cette étoile montante (dont l'éclat était encore bien pâle) pour participer à un mouvement scientifique excitant, explorer de nouvelles hypothèses, réaliser les expériences nécessaires pour les valider, exploiter les données acquises, les publier et les communiquer dans les congrès scientifiques nationaux puis internationaux. Bref, tourner le dos à ce pour quoi j'étais plutôt programmé.

Choisissant l'aventure, j'ai rejoint ce jeune laboratoire en devenir en septembre 1980. Ce fut l'une des décisions les plus importantes de ma vie, décision que je n'ai jamais regrettée. Ce fut une période de grande excitation. À cette époque, la recherche médicale se faisait facilement. C'était le début. Tout était simple. Pas de dossier à déposer au Comité d'éthique, au Comité de protection des personnes ni à la Commission nationale de l'informatique et des libertés. Les analyses statistiques étaient rudimentaires, les articles faciles à publier. Je suis ainsi devenu le spécialiste du rôle de l'atteinte des neurones cholinergiques du cerveau (ceux qui synthétisent l'acétylcholine, un neurotransmetteur qui joue un rôle important dans la mémoire) dans les troubles cognitifs et la démence de la maladie de Parkinson. Ce parcours initiatique s'est prolongé à Bordeaux, dans le laboratoire de Michel Le Moal, où j'ai étudié l'anatomie et la fonction, jusque-là totalement inconnues et chez l'animal et chez l'homme, du noyau de Meynert, une petite structure très profondément ancrée au fin fond du cerveau, dont on venait de découvrir qu'il était à l'origine des neurones cholinergiques que j'avais montrés être sévèrement endommagés dans la démence de la maladie de Parkinson. Il s'agissait de repérer ce noyau dans le cerveau du rat et d'évaluer les conséquences comportementales de sa destruction.

Ainsi, l'immersion dans la technique de la recherche, de sa rigueur et de ses règles, la découverte de la réalité biologique des neurotransmetteurs et de la chimie cérébrale, l'étude du comportement animal et de ses méthodes d'observation, furent autant d'atouts précieux qui me servirent à mon retour à la Salpêtrière, en 1983. C'est en effet fort de ces expériences que j'ai pu créer ultérieurement une unité de recherche Inserm sur les fonctions cérébrales de l'homme et un service dédié aux maladies cognitives et comportementales à l'hôpital de la Salpêtrière. Ceci, à une époque où tout était à découvrir dans le domaine des maladies neurodégénératives, tant sur le plan de la clinique que de la recherche. Car l'intérêt pour ces maladies du cerveau est récent, étape ultime d'une vague ascendante dans la connaissance des maladies neurologiques qui s'est d'abord intéressée aux nerfs périphériques (les neuropathies, la poliomyélite) puis à la moelle épinière (la sclérose en plaques), à la masse cérébrale (les AVC, la maladie de Parkinson) pour, enfin – en remontant toujours plus haut –, se préoccuper du cortex cérébral et des fonctions supérieures du cerveau (les démences)... L'avènement de ressources nouvelles d'investigation, que ce soit dans le domaine de la physiologie, de la biologie, de la neuro-imagerie ou de la génétique, a fortement contribué à cet essor. Grâce à ces moyens exceptionnels et ayant la chance de travailler dans l'un des plus grands hôpitaux d'Europe jouissant d'une réputation établie dans la neurologie (faut-il rappeler que c'est à la Salpêtrière qu'a été inventée cette discipline par Jean-Martin Charcot ?), il n'a pas été difficile de progresser dans la connaissance de ces affections nouvelles et de contribuer, avec bien d'autres[1], à les démembrer, à décrire et à structurer la prise en charge des patients,

---

1. La liste est trop longue pour que je les mentionne ici. Ils sont présentés à la fin du livre.

et à initier une dynamique nationale qui a permis une prise de conscience de la gravité du problème de santé publique que représente la maladie d'Alzheimer. C'est cette histoire que je souhaite raconter, celle d'une connaissance lente et progressive pour révéler la vérité sur cette maladie que tant craignent et si peu connaissent finalement et qui, à l'avenir, va de plus en plus faire parler d'elle.

INTRODUCTION

Depuis quelques années, nous avons enfin pris conscience que la maladie d'Alzheimer allait devenir la première préoccupation de santé de nos sociétés dites modernes. Les chiffres sont connus : 47 millions de cas de démence dans le monde d'après l'OMS, plus de 800 000 patients aujourd'hui en France ; 140 000 nouveaux cas chaque année, avec la perspective de voir ces chiffres doubler d'ici l'an 2030 ; près de 20 % des sujets âgés de plus 80 ans en sont atteints. Ils sont préoccupants.

Et pourtant, la maladie d'Alzheimer est l'affection du système nerveux pour laquelle les progrès les plus importants ont été réalisés au cours de ces dernières années. Les facteurs de risques ou de protection sont aujourd'hui connus. Les principales mutations génétiques responsables des formes familiales ont été identifiées. Le rôle pathogène de protéines anormales et leur localisation cérébrale sont établis. Qui plus est, des médicaments efficaces contre ces protéines sont développés, qui diminuent leur concentration dans le cerveau des patients traités. Cependant, malgré tous ces progrès, aucun traitement ne s'est révélé efficace contre les symptômes des patients.

Il est temps de prendre conscience de la complexité de l'équation thérapeutique face à laquelle nous sommes confrontés : agir le plus tôt possible, peut-être même avant l'apparition des premiers symptômes, c'est-à-dire prévenir la maladie plutôt que d'essayer de la guérir. Mais cela doit être fait en intégrant cette approche dans une vision globale de la prise en charge, associant des règles hygiéno-diététiques, le contrôle des facteurs de risque modifiables et, lorsque la maladie est déclarée, des mesures médico-sociales nécessaires pour retarder la perte d'autonomie, diminuer le retentissement sur l'entourage, préserver autant que possible le maintien du patient à son domicile. Et ce, tout en veillant au respect de l'individu, c'est-à-dire en abordant les problèmes éthiques qui surviennent lors des situations critiques qui émaillent inéluctablement le parcours du patient : l'annonce du diagnostic, la mise en place de protection juridique, la décision éventuelle d'une institutionnalisation...

Ainsi, la maladie d'Alzheimer concerne de nombreuses disciplines mais elle est unique en cela qu'elle n'appartient en totalité à aucune d'entre elles. Elle est à la croisée de la neurologie, de la gériatrie, de la psychiatrie et de la médecine générale. Elle mobilise, de plus, les compétences du neuropsychologue, du radiologue, du biologiste. Elle sollicite le soutien de nombreux acteurs paramédicaux : orthophoniste, ergothérapeute, infirmière ou travailleur social. Elle interpelle le scientifique en neurosciences, le généticien et le biologiste cellulaire. Elle interroge le philosophe sur la notion de l'identité de la personne et sur l'approche éthique de la maladie, le sociologue sur la place du patient, des aidants et le rôle de la société, l'économiste sur les répercussions en termes de santé publique. Elle ne se résume à aucun de ces domaines et chaque intervenant détient une parcelle de connaissance à son sujet. Ce livre, cependant, a fait le choix de présenter une réalité : celle du neurologue, d'un clinicien impliqué dans la prise en charge de patients au quotidien, mais aussi d'un chercheur impliqué dans l'étude des fonctions du cerveau, de la neurochimie cérébrale, de la neuropharmacologie et des biomarqueurs. Sans négliger les autres disciplines et le nécessaire accompagnement de la souffrance du patient et de son entourage, ce livre exprime une conviction : que la solution, *in fine*, viendra de la maîtrise des événements biologiques de l'affection.

CHAPITRE I

Qu'est-ce que la maladie d'Alzheimer ?

La maladie d'Alzheimer est une maladie du cerveau. Intégralement et uniquement. Il n'y a pas de lésions de cette maladie en dehors de lui. Pour bien expliquer la maladie et la genèse des symptômes qui l'accompagnent, il faut d'abord comprendre le cerveau et son organisation.

Qu'est-ce que le cerveau ?

En première analyse, c'est une masse gélatineuse, informe, flasque et molle d'environ 1,5 kg. Comme dirait Coluche : « Ça tient dans la main. » 80 % d'eau ! Bref, une grosse méduse. Mais une méduse capable de nous faire marcher, voir, entendre, comprendre, sentir, ressentir, éprouver de la joie ou de la peine, et réaliser des opérations qu'un ordinateur de la taille de la tour Montparnasse ne pourrait faire aussi bien.

Le cerveau, c'est aussi un enchevêtrement de 100 milliards de neurones (chiffre que l'on répète à l'envi mais qui n'est qu'une estimation très approximative car personne, et aucun microscope, n'a compté ni établi ces chiffres de façon réelle) dont on dit que chaque neurone pourrait établir jusqu'à 10 000 connexions avec les neurones voisins. En effet, une particularité des neurones est qu'ils sont très ramifiés et que leurs ramifications établissent des contacts avec celles des neurones alentour. C'est donc un amas incroyable de fibres organisées en faisceaux, qui se croisent en tous sens pour tisser un filet inextricable au niveau microscopique, véritables autoroutes qui véhiculent de l'information pour la traiter dans des nœuds spécifiques. La fonction de chaque faisceau est de prendre en charge en permanence l'information pour laquelle il a été programmé : messages sensoriels arrivant par les voies visuelles, auditives, olfactives, gustatives ou cutanées ; programmes moteurs en réponse ; mais aussi ceux émanant de notre pensée intérieure. De ce magma incandescent, agité d'un mouvement brownien en tous sens, émergent alors des comportements cohérents. C'est cette cohérence qu'il nous faut expliquer. Elle est fondée sur une organisation en modules ou réseaux différenciés, chacun étant impliqué dans l'organisation d'une fonction spécifique : réseau de la perception visuelle, de l'attention sélective, du langage, de l'écriture, de l'exécution motrice, etc. Et à l'intérieur de chaque module, on peut décrire des sous-ensembles : ainsi, le réseau de la perception visuelle est aujourd'hui divisé entre un système impliqué dans l'analyse des composantes perceptives élémentaires (couleur, forme...) de l'item vu (objet, visage, lettre...) permettant son identification et sa reconnaissance (« système du quoi ») et un système impliqué dans l'analyse de la position spatiale de l'objet permettant son repérage dans

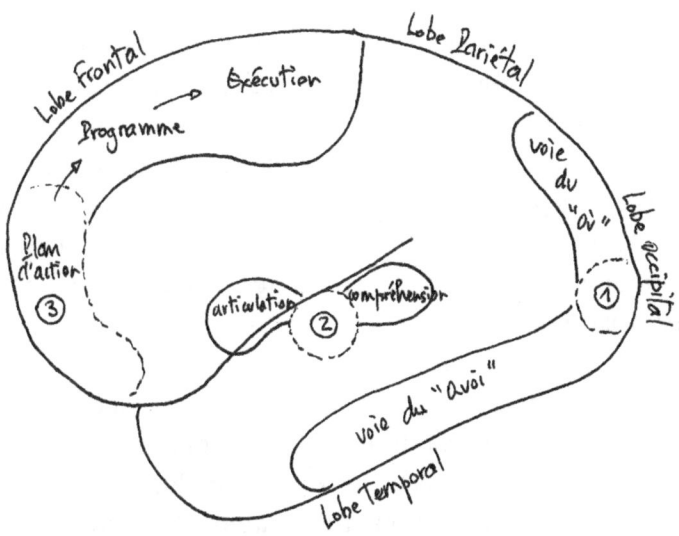

① Aire de réception visuelle et du système de reconnaissance
② Aire de réception auditive et du système du langage
③ Aire de la planification de la réponse et du système de l'action

l'espace et sa saisie (« système du où »). De la même façon, le langage peut être séparé entre un module de compréhension des messages verbaux perçus et un module de programmation de la réponse linguistique d'expression vocale (voir le schéma qui montre les différents lobes du cerveau et les systèmes de reconnaissance visuelle, du traitement du langage et de l'organisation de la réponse dont on parle dans le texte). Reprenons le cerveau dans la main et coupons-le en deux. Comme dans un kiwi ou dans une orange, on voit deux structures de couleur différente. L'une, superficielle, est de couleur grise (d'où le nom de substance grise). Cette couche périphérique externe, le cortex cérébral, contient le corps cellulaire des neurones. À l'intérieur, sous cette écorce, on trouve une masse importante de substance blanche qui contient les fibres et les autoroutes dont nous avons parlé plus haut et qui sont issues de ces corps cellulaires situés dans le cortex. L'organisation macroscopique se fait en lobes, séparés les uns des autres par des scissures plus ou moins profondes. L'une d'elles, la scissure de Rolando, sépare le cerveau en deux moitiés : l'une antérieure et l'autre postérieure. Cette séparation est la plus importante car elle oppose de façon schématique un cerveau postérieur, impliqué essentiellement dans la perception et le traitement des messages de l'environnement, perçus et analysés par les différents systèmes sensoriels, et une région antérieure impliquée dans l'organisation de la réponse et dans l'action. Dans une vision finaliste du cerveau, on perçoit alors la cohérence de l'ensemble qui comprend un système d'aires cérébrales de réception d'informations de l'environnement et un système effecteur qui programme et organise la réponse la plus adaptée possible.

Si l'on accepte le postulat selon lequel le rôle fondamental et la fonction première du cerveau est l'adaptation du sujet dans une société hautement complexe, l'adaptation comportementale suppose la mise en jeu harmonieuse et cohérente de plusieurs fonctions, dont chacune concourt à la production d'un comportement en adéquation avec les besoins et envies du sujet, mais aussi compatibles avec les attentes extérieures. Passons en revue ces grandes fonctions régaliennes du cerveau qui participent et permettent la réalisation de cet objectif d'adaptation comportementale et d'interaction sociale.

Il y a tout d'abord la fonction perceptive qui permet de capter la réalité du monde environnant. La perception se fait par des systèmes sensoriels périphériques qui transmettent l'information à des régions spécialisées du cortex cérébral (cortex occipital et aire visuelle pour la perception des informations visuelles ; cortex temporal et aire auditive pour les informations sonores et auditives ; cortex pariétal et aire somato-sensorielle pour les sensations cutanées, etc., voir schéma p. 29). Cette captation par les aires corticales sera d'autant plus profonde que les ressources attentionnelles seront mobilisées. Les troubles de concentration qui accompagnent la dépression ou l'anxiété, le déficit attentionnel lié aux troubles du sommeil ou à la prise de certains médicaments, vont avoir un impact sur la qualité de saisie, et donc sur celle de la trace mnésique qui sera conservée par le cerveau.

Mais à peine l'information est-elle perçue que le cerveau cherche immédiatement, et même inconsciemment, à lui donner un sens. Cet accès au sens est essentiel : le cerveau n'est pas seulement un appareil photographique ou un enregistreur auditif. Bien au contraire. Il est programmé pour chercher et trouver la signification de ce qui est perçu. L'identification du sens d'un mot, la reconnaissance immédiate d'un objet ou d'un visage sont rendues possibles grâce à l'intervention des aires cérébrales dites associatives, situées à proximité immédiate des régions impliquées dans le traitement perceptif. Leur rôle est d'intégrer les différentes composantes élémentaires du percept présent (par exemple la couleur, la forme, le mouvement d'un objet visuel), d'en élaborer une représentation mentale et de comparer cette représentation au répertoire de connaissances qui s'est constitué progressivement tout au long de notre vie. Ce référentiel est une véritable bibliothèque personnelle acquise au cours de notre développement, de notre éducation, de nos lectures et de nos rencontres, qui nous permet d'identifier rapidement et par comparaison un chien, un lion, un ami, la tour Eiffel ou un tableau de Picasso... Cette reconnaissance automatique, immédiate et inconsciente des objets, des visages, des symboles (lettres, chiffres) mais aussi des émotions faciales, des réactions et attitudes de nos congénères, nous permet d'avoir instantanément une compréhension du monde qui nous environne. Qui n'a jamais fait l'expérience de ne pas arriver à saisir d'emblée la signification d'une image, d'une photographie ou d'une phrase, puis d'en trouver secondairement le sens et de ne plus pouvoir revenir dans l'état précédent d'ignorance, une fois l'identification faite ? Car la signification trouvée, le cerveau ne peut plus déconstruire ce qu'il a construit. Dans le même ordre d'idées, qui n'a jamais fait l'expérience de déambuler dans une rue animée, l'esprit ailleurs, et d'y croiser sans y faire attention – en apparence – une connaissance, un ami ou un membre de sa famille, et de prendre conscience de cette rencontre seulement quelques secondes plus tard ou quelques pas plus loin ? Le cerveau a su traiter l'information de façon automatique et de façon indépendante de toute démarche ou contrôle volontaires. Cette fonction de reconnaissance et de compréhension de la réalité qui nous entoure est une composante essentielle du cerveau. Elle nous permet d'avoir une emprise sur la réalité, une connaissance de notre monde environnant et de pouvoir élaborer en retour la réponse comportementale la plus adaptée aux exigences perçues.

Pour élaborer cette réponse adaptée, il faut aussi être capable de tirer un enseignement des expériences passées. Ajoutons pour cette raison, dans les fonctions régaliennes du cerveau, celle qui permet de stocker les souvenirs de nos actions passées et de leurs conséquences. C'est le système de la mémoire personnelle, encore appelée mémoire épisodique, qui fait appel au circuit hippocampique qui permet la mise en mémoire des événements vécus.

La représentation de la situation présente telle qu'elle est perçue et analysée par la partie postérieure du cerveau (cortex perceptif et aires associatives) et l'actualisation d'expériences ou de situations proches ou similaires dans notre mémoire personnelle ou « épisodique » vont être activées dans le cerveau antérieur, plus précisément dans le lobe frontal. C'est au niveau de cette plate-forme de décision que va s'organiser le programme de réponse, adapté à la situation présente et prenant en compte les conséquences de situations passées. L'implication du lobe frontal dans l'élaboration de la réponse comportementale a été spectaculairement démontrée à partir d'expériences réalisées chez le singe. L'enregistrement de l'activité des neurones de la région frontale, au cours d'une tâche comportementale, a mis en évidence deux types différents de cellules nerveuses, au sein de cette structure, qui interviennent au cours de la tâche et qui nous permettent de mieux comprendre son rôle dans la mise en jeu du programme d'action. Il y a tout d'abord une décharge importante des neurones, enregistrée au moment de la préparation de la réponse, c'est-à-dire dans le temps qui sépare la présentation de la tâche et la réalisation de la réponse. Ces neurones, appelés neurones de mémoire de travail, sont chargés de manipuler les informations traitées par les systèmes sensoriels, d'élaborer les différents choix de réponse possibles et de prendre la décision la plus adaptée. Une deuxième population de neurones entre en jeu lorsqu'on présente à l'animal, avant la réalisation de la tâche, une instruction qui lui signale également la nature de la récompense (en l'occurrence alimentaire) qu'il obtiendra en cas de réussite. Ces neurones sont situés dans la région inférieure du cortex préfrontal (appelée orbito-frontale car c'est la partie du lobe frontal qui repose sur le toit des orbites). Ils ne sont activés qu'au moment de la présentation de l'instruction, qu'ils ont appris à associer à la réussite de l'épreuve. Ces neurones, appelés très justement neurones anticipateurs, sont considérés comme les éléments d'un dispositif permettant de créer l'état mental nécessaire à l'engagement dans l'épreuve, à l'activation d'une conduite comportementale motivée par l'attente des conséquences de l'action à venir. Il est important de savoir qu'une diminution de l'activité métabolique des neurones de cette même région a été observée chez des patients atteints de dépression sévère pharmaco-résistante, et qu'une chercheuse canadienne, Helen Mayberg, a proposé de traiter ces sujets, avec un certain succès, en implantant des électrodes de stimulation au sein de cette région.

En résumé, voilà comment s'élaborent nos comportements. Ils supposent tout d'abord une attention sélective aux stimuli de l'environnement, le choix et la sélection des stimuli pertinents, la manipulation des informations dans l'espace de mémoire de travail, la programmation d'un plan de réponse, son exécution par le système moteur effecteur, la vérification de l'adéquation de la réponse aux attentes de l'environnement, ce qui suppose un système qui soit capable d'apprécier les conséquences de l'action. Il s'agit donc d'une véritable chaîne de traitement qui, à partir d'une situation ou d'un événement extérieurs au sujet, va en faire l'analyse, les traiter, et proposer en retour une réponse finalisée. Et la plus pertinente possible. C'est la « boucle de l'adaptation comportementale », comme je l'ai appelée, celle qui intervient et s'active à chaque fois que nous interagissons avec l'extérieur, qu'il s'agisse de trouver la solution à un problème cognitif, d'établir ou d'entretenir une relation sociale. Dans tous ces cas, il faut élaborer une réponse adaptée et vérifier son adéquation avec l'attente présente. Cette boucle d'adaptation comportementale est mise en jeu en permanence dans tous nos échanges sociaux.

Dans les années 90, j'ai essayé de modéliser cette faculté d'adaptation du cerveau humain à partir d'un test très simple, le plus simple que l'on puisse imaginer : deux carrés dessinés sur une feuille, l'un à droite, l'autre à gauche. La consigne est également simple à l'extrême : « Il y a deux carrés sur cette feuille ; je vous demande de toucher un carré à chaque essai, seul l'un des deux étant gagnant ; mais attention : vous pouvez et vous devez gagner à chaque coup. » Bien sûr, au premier essai, le sujet n'a aucun moyen de savoir quel est le bon carré qu'il faut choisir. Les deux ont le même poids synaptique pour les neurones du cerveau impliqués dans la tâche. Le sujet fait donc un choix au hasard. Mais si ce choix est renforcé par l'examinateur, qui lui annonce qu'il a gagné, la situation sera totalement différente lorsqu'il lui faudra désigner de nouveau un carré : ayant intégré l'information (et y étant sensible), il aura alors tendance à revenir de ce côté et à choisir le même carré. C'est la « *win stay strategy* » (je gagne, donc je reste), celle que nous avons mise en œuvre et appliquée tout au long de notre développement : l'enfant a appris à sélectionner ou reproduire les schémas qui sont accompagnés de récompense (bonbon, sourire de la mère, etc.) et à éviter ceux qui sont associés à un *reward*[1] négatif (froncement de sourcils ou punition). C'est d'ailleurs ce comportement que l'on a observé sur un large groupe de sujets

---

1. Récompense.

contrôle. Ils reviennent tous vers le carré initialement renforcé et maintiennent ce comportement jusqu'au changement de la règle de renforcement. Ils démontrent ainsi leur capacité à intégrer les conséquences de leurs actions et à être sensibles au renforcement. Il s'établit ainsi un dialogue entre les sujets et l'environnement, qui est représenté ici par l'examinateur. Ce test simple modélise remarquablement les situations beaucoup plus complexes que nous sommes amenés à vivre dans la vie courante et dont nous sommes les acteurs : c'est ici une nouvelle rencontre, là une situation inattendue, qui vont nous contraindre à imaginer et élaborer un schéma de réponse dont la pertinence sera appréciée à l'aune de la réaction du ou des tiers. Nous avons étudié dans mon service, avec le professeur Richard Lévy, des patients atteints de lésions vasculaires de la région frontale, et nous avons montré qu'ils n'étaient plus capables de réussir cette petite épreuve des deux carrés : ils avaient tendance à alterner spontanément leur réponse, sans tenir compte du message négatif qui leur était renvoyé. Tout se passait comme si la valence émotionnelle liée au message : « vous avez gagné » ou « vous avez perdu », ne signifiait plus rien pour eux. Dans de telles conditions, il n'y a plus d'incitation à bien faire, à essayer de changer de réponse dans le but de satisfaire une attente dont ils ne perçoivent pas l'intérêt. À partir de quel moment, au cours du développement, cette boucle d'adaptation, qui repose sur la réactivité aux conséquences de nos actions, se met-elle en place ? Nous avons cherché à répondre à cette question avec le professeur Olivier Houdé, de l'université Paris-Descartes, en faisant passer le test des deux carrés aux élèves de classe maternelle et des petites classes de collège. De façon intéressante, il existe un âge précis, entre 6 et 7 ans, où l'on voit l'enfant passer d'un schéma comportemental égocentré – il choisit le carré en fonction d'une règle qui lui est propre et n'intègre pas les signaux positifs ou négatifs de l'environnement représenté par l'examinateur – à un schéma de comportement hétérocentré qui tient compte des conséquences de son choix dans un dialogue avec l'environnement et qui témoigne d'une volonté d'adaptation.

Ainsi tous les modules de traitement, impliqués dans la génération du comportement, sont coordonnés par le lobe frontal, véritable chef d'orchestre qui, dans une situation donnée, nous fait prendre ce que nous estimons être la bonne décision nous permettant de nous intégrer dans un monde terriblement exigeant, changeant, imprévisible. La prise de décision s'organise dans le cortex frontal. Son rôle central dans l'adaptation comportementale a été rapporté pour la première fois, en 1868, par John Harlow, médecin américain qui a suivi pendant plusieurs années un patient maintenant célèbre, du nom de Phineas Gage. Dans sa thèse médicale, Harlow nous explique que Gage était un homme droit, sérieux, attentionné, sociable et très fiable dans son activité professionnelle. Il était chef de chantier sur la ligne de chemin de fer des États-Unis, la ligne du Grand Ouest. Jusqu'au 13 septembre 1848, jour où une barre à mine explose sur le chantier et lui traverse le crâne de part en part, pénétrant par l'œil gauche et sortant par le sommet du crâne.

Cette trajectoire a pu être reconstituée récemment par mon ami le professeur António Damásio de l'université de Los Angeles à partir de l'observation des orifices d'entrée et de sortie de la barre au niveau du crâne de Phineas Gage, conservé au musée de médecine d'Harvard. La barre, dans son trajet, a détruit le lobe frontal dans sa partie ventro-médiane. Gage a survécu à ce terrible accident mais le Dr Harlow nous dépeint alors chez son patient une lente déchéance, marquée par des échecs successifs, conjugaux, sociaux et professionnels, et un comportement qui a changé du tout au tout : il est devenu « un bon à rien paresseux, instable, irrévérencieux, impatient, grossier, poissard et ivrogne, errant de cirque en foire, incapable de s'occuper de lui-même, jusqu'à mourir sans le sou ». Et il termine son observation par cette phrase hautement symbolique : « Gage n'était plus Gage », suggérant ainsi que notre personnalité, notre « moi » s'organise et s'exprime au travers de cette région du cerveau. Le lobe frontal nous détermine dans nos actes et nos pensées.

Cette structure est extraordinairement développée chez l'homme. Ce n'est pas surprenant car c'est l'animal confronté à une vie sociale la plus sophistiquée et la plus exigeante. Il représente 30 % du poids du cerveau ; chez le singe, moins de 10 % parce que le singe, lui, produit des réponses routinières, réflexes. Il fonctionne sur un mode stimulus-réponse ou perception-action : il voit une banane, il la saisit. Il voit une guenon, il lui court après. Heureusement, l'homme est capable d'inhiber ces réponses automatiques, instinctuelles, en déroutant les informations et les données du problème vers le lobe frontal où va pouvoir s'élaborer une réponse personnelle, unique, propre à chacun, qui est le fruit de son histoire, de sa culture, de son éducation, de sa génétique, mais aussi de ses expériences passées, de ses besoins du moment et de ses attentes à venir. Les actions sont contrôlées par le filtre du lobe frontal et n'échappent plus au libre arbitre. Avec le développement du cortex préfrontal, on passe d'une réponse d'espèce invariante et attendue (le singe) à une réponse d'individu (l'homme). Notre réponse devient notre marque, véritable signature personnelle (« Ça, c'est tout lui ! Je le reconnais bien là. Il n'y a que lui pour se comporter de la sorte... »). Et pourtant, comme le dit Descartes, « nous agissons en telle sorte que nous ne sentons point qu'aucune force extérieure nous y contraigne ».

Si l'on accepte cette vision finaliste du cerveau, nous sommes donc en face d'un organe dont la fonction principale est de percevoir le monde, d'analyser les messages et d'élaborer la réponse la plus sophistiquée et la plus en adéquation possible avec les attentes de l'environnement, c'est-à-dire de la société. Notre cerveau nous permet d'être à la hauteur de ces contraintes et d'être le produit le plus abouti de l'espèce animale.

Mais cet équilibre est fragile. Toute lésion du cerveau (accident vasculaire, encéphalite, tumeur, ou processus dégénératif...) va avoir un impact sur les grandes fonctions qu'il coordonne. Comme nous l'avons vu, il y a une relation directe entre le siège de la lésion (plus que sa nature) et l'expression clinique des troubles qui en résulte. C'est l'objet de la neuropsychologie et des sciences cognitives que d'étudier ces relations entre les structures du cerveau et les fonctions cognitives, qu'il s'agisse de processus de traitements élémentaires ou du comportement global. L'étude des relations cerveau/ comportement repose aujourd'hui sur une approche interdisciplinaire qui implique la neurologie, la neuropsychologie, la psychologie cognitive, la psychiatrie, mais aussi les neurosciences, la neuro-imagerie et l'approche expérimentale. Les moyens d'investigation se sont développés de façon explosive au cours de ces trente dernières années : échelles d'intensité de troubles ; tests cognitifs (de mémoire ou de langage par exemple) et questionnaires (de plainte, d'humeur) de plus en plus spécifiques et ciblés ; mesures des temps de réaction pour estimer la vitesse de traitement de l'information et de la prise de décision par le cerveau (« Cliquez le plus vite possible quand parmi les lettres qui vont défiler sur l'écran vous verrez un A ; ou lorsque vous verrez un A uniquement quand il est précédé d'un X », etc.) ; électroencéphalogramme (EEG) de haute résolution pour étudier la connectivité entre les différentes régions du cerveau ; potentiels évoqués cognitifs détectés par l'EEG en réponse à des stimuli présentés au sujet pour apprécier la résolution temporelle des opérations cognitives de reconnaissance ou d'attention sélective ; magnétoencéphalographie qui permet une meilleure précision des sources d'activité cérébrale ; tomographie par émission de positons (TEP), pour mesurer la consommation régionale de glucose, reflet de l'activité métabolique au repos ou au cours de tâches cognitives ; imagerie par résonance magnétique (IRM) volumique (qui permet d'étudier de façon précise la structure du cerveau et de mesurer le volume de certaines régions bien limitées) ou fonctionnelle (qui permet de mesurer l'activité des aires cérébrales et leur connectivité au repos ou au cours de tâches cognitives), etc. Ces méthodes nouvelles autorisent l'étude de processus cognitifs subtils et des bases cérébrales qui les sous-tendent chez l'homme normal, ainsi que celle de leur dysfonctionnement après de possibles lésions cérébrales chez le patient. Des centres d'études dédiés se sont développés en France au cours de ces dernières années grâce aux efforts d'équipements consentis par les organismes de recherche et des régions. C'est tout un foisonnement nouveau de moyens et de disciplines complémentaires mis au service de questions fondamentales, comme celles des mécanismes de la pensée, des bases cérébrales de la conscience, des processus impliqués dans la prise de décision ou de la réalité du libre arbitre... Les Rencontres de Neurologie Comportementale (les RNC), que j'organise à Paris tous les ans au printemps depuis près de quinze ans, permettent également de rassembler une communauté hétéroclite et des professionnels d'horizons divers pour échanger autour de ces questions difficiles.

Ainsi donc fonctionne le cerveau mais des maladies neurodégénératives peuvent venir l'altérer, en particulier les démences.

Qu'est-ce que la démence ?

Le terme de démence désigne un ensemble de troubles en rapport avec des lésions cérébrales, le plus souvent d'origine dégénérative. Le syndrome démentiel est défini, en médecine, par la présence de troubles de la cognition, de la vie psychique et du comportement, suffisamment sévères pour retentir sur la capacité du sujet à assumer seul ses activités de la vie quotidienne. Il devient dépendant d'autrui pour la gestion de son quotidien, qu'il s'agisse de s'habiller, de préparer son repas, de se déplacer, de remplir sa déclaration de revenus par exemple... C'est cette perte d'autonomie du patient qui définit la démence en médecine. Est dément tout sujet qui a besoin d'être aidé dans les activités de la vie quotidienne. On voit bien que le sens médical donné au mot démence n'a rien à voir avec son sens commun. En effet, pour le médecin, le sujet dément n'est en aucun cas un sujet qui déraisonne ou qui est « devenu fou ». Il n'empêche que ce terme est bien malheureux car il est très stigmatisant pour les familles. Mais son acceptation et son usage au niveau international, tout comme notre incapacité à trouver un substitutif plus acceptable, nous contraignent à continuer de l'utiliser tout en reconnaissant que cela est fort dommage. Cela dit, le terme de « trouble neuro-cognitif majeur » vient d'être introduit dans la dernière livraison du *Manuel diagnostique et statistique des troubles mentaux* (*DSM-5*), publié par l'American Psychiatric Association en 2013. Nous verrons s'il arrive à s'imposer par l'usage...

Le syndrome démentiel peut résulter de multiples causes, les plus fréquentes étant celles de nature dégénérative. La façon que nous avons choisie de décrire l'organisation des grandes fonctions du cerveau (étapes d'intégration perceptive, de compréhension du sens, de l'actualisation des expériences passées et de planification de la réponse comportementale) permet de proposer un modèle pour la présentation des principales démences dégénératives du cortex cérébral, observées dans la pratique neurologique. Ainsi, l'une d'entre elles touche la partie postérieure du cerveau, celle qui est impliquée dans l'intégration visuelle. Cette maladie a été décrite en 1988 par un neurologue américain, le professeur Benson. Il s'agit de l'atrophie postérieure corticale (ACP). Comme son nom l'indique, elle se caractérise par une atrophie de la partie postérieure du cerveau, qui peut-être visible à l'IRM sous la forme d'un amincissement de l'épaisseur de l'écorce cérébrale et d'un élargissement des sillons de cette région. La tomographie par émission de positons au glucose marqué, le TEP-FDG-, est un examen de neuro-imagerie qui permet d'étudier la consommation du glucose par les neurones du cerveau. Plus l'activité métabolique des différentes régions du cerveau est intense et plus cette consommation est importante. Or, dans cette maladie, la consommation est fortement diminuée dans les régions corticales postérieures, témoignant d'un hypométabolisme régional. L'ACP affecte le traitement et l'intégration des données visuelles qui rendent difficile la reconnaissance ou l'identification des objets, des visages ou des symboles (par atteinte du « système du quoi »), ou le repérage spatial des objets (par atteinte du « système du où »), ce qui va également retentir sur leur saisie manuelle ou leur utilisation. L'ensemble de ces troubles peut perturber l'autonomie des sujets dans leurs activités de la vie courante. Mais si les troubles visuels complexes ont un impact sur l'autonomie du sujet, ils n'entravent pas la qualité de son jugement ni la pertinence de ses réflexions soulignant, s'il en était besoin, l'absence de lien entre perte d'autonomie et déraison.

À côté de cette démence que l'on pourrait qualifier de « perceptive », mentionnons celle qui touche le système sémantique, c'est-à-dire le système de référence qui nous permet d'identifier et de comprendre la signification des items ou des stimuli que nous percevons autour de nous (objets, mots, visages), grâce au stock de connaissances acquises au cours de notre développement. La démence sémantique résulte d'une atrophie touchant la région du lobe temporal dans sa partie externe. C'est là que s'organisent le répertoire de nos savoirs et la bibliothèque de nos connaissances sémantiques. Décrite dans les années 90, cette maladie rare empêche le sujet malade de pouvoir identifier son environnement, non pas qu'il ne puisse se faire une représentation mentale de ce qu'il perçoit, mais parce qu'il ne peut plus confronter cette réalité perçue à un référentiel lui permettant d'identifier, de reconnaître ou de comprendre ce qu'il voit ou ce qu'il entend. L'objet vu n'évoque plus de signification concernant ce qu'il est ou ce à quoi il sert. Les éléments de connaissance concernant l'objet se sont évanouis. Le visage d'un proche n'est plus reconnu car sa trace a disparu. Sa voix au téléphone n'active plus de souvenir. Les mots ont perdu leur sens. Car le langage n'est pas seulement un phénomène physique constitué par la vibration des cordes vocales de celui qui parle et par celle des osselets dans l'oreille de celui qui l'écoute. La finalité du langage est tout autre : c'est de véhiculer une pensée, d'échanger un contenu sémantique entre celui qui le produit et celui qui le reçoit. Les sons perçus véhiculent du sens. Le traitement phonologique, purement acoustique et superficiel de chaque son entendu, est couplé à un traitement sémantique qui permet peu à peu de dégager le sens du discours. Dans le cas de la démence sémantique, les patients ne sont plus capables de corréler un contenu à ce qu'ils entendent. Ils ne comprennent pas ce qu'il leur est dit car ils n'ont plus accès au sens des mots. Ils se trouvent un peu dans la situation dans laquelle nous serions dans un pays de langue inconnue, que nous pourrions éventuellement répéter plus ou moins maladroitement comme un perroquet, mais sans en comprendre le moindre mot. Les patients sont comme des étrangers dans leur propre pays. Le trouble, là aussi, va retentir sur l'autonomie des patients qui ne comprennent pas ce qu'il leur est dit ou demandé.

À ces démences, qui résultent de la dégénérescence de régions plutôt postérieures du cerveau, occipitale ou temporale externe, répond une démence cette fois-ci de la partie antérieure du cerveau : il s'agit de la démence frontale, encore appelée maladie de Pick. Ici, ce n'est plus l'analyse ou la signification des messages sensoriels qui est perturbée, mais l'organisation de la réponse produite par le sujet. Le comportement est dégradé dans deux directions opposées. Le plus souvent, cela se traduit par une diminution de l'activité, caractérisée par une apathie, une aboulie, une inertie comportementale majeure avec réduction du discours et de la participation dans tous les actes de la vie courante : le malade reste toute la journée sans rien faire, ne s'intéresse plus à rien, semble indifférent à ce qui l'entoure, n'exprime plus d'envie ou de désir. Cet état nouveau, dont l'installation est progressive voire insidieuse, est souvent interprété par l'entourage comme résultant d'un état dépressif, et souvent mis sur le compte d'un événement de vie contemporain, par exemple un deuil familial ou un départ récent à la retraite. Car la démence fronto-temporale débute généralement autour de la soixantaine, ceci expliquant cela. Sauf que le patient n'exprime aucune tristesse ni idée dépressive quand on l'interroge. Dans cette maladie, l'inertie n'est pas causée par une souffrance morale mais par la dégénérescence primaire des neurones impliqués dans l'activation comportementale et dans la motivation à agir, situés au sein du cortex orbito-frontal. C'est à ce niveau que l'on retrouve une atrophie, caractérisée par un amincissement du cortex et un élargissement des sillons à l'IRM et un hypométabolisme à la tomographie par émission de positons. Parfois, la dégradation se fait sur un mode différent : il y a bien une activation comportementale, le sujet est actif, mais son comportement est inadapté, grossier, maladroit, choquant, en raison d'une désinhibition inhabituelle et surprenante dans les propos, les conduites ou les gestes, ou par un relâchement des conduites sociales : tel patient se met ainsi à aborder les passants dans la rue en les tutoyant, tel autre déambule, nu, chez lui sans comprendre l'étonnement de son entourage. Tout se passe comme si le sujet n'était plus capable d'exercer un contrôle soit activateur, soit inhibiteur, sur ses comportements. Le patient « frontal » n'a plus ce filtre qui permet d'élaborer des réponses comportementales adaptées et sophistiquées : ses schémas sont plus automatiques, spontanés et moins contrôlés. Il ne perçoit plus ou évalue mal les conséquences négatives de ses actions. S'il les percevait, il les corrigerait bien sûr. C'est la démence dite fronto-temporale.

Aujourd'hui, je vois presque quotidiennement des patients souffrant de démence fronto-temporale. Nous avons appris à les reconnaître à des modifications comportementales parfois très discrètes : une grossièreté nouvelle, une familiarité excessive, une perte des convenances sociales. Ces atteintes frontales et les troubles qu'elles produisent ne relèvent pas du domaine de la psychiatrie. Sauf qu'elles nous apprennent que la pensée, le comportement et les conduites sont produits par le cerveau, « comme la bile est produite par le foie ».

Et la maladie d'Alzheimer dans tout cela ? C'est à la fois une maladie qui présente au début des éléments spécifiques, car elle commence le plus souvent dans la région du cerveau impliquée dans la mémorisation des événements récents, puis qui va perdre secondairement sa spécificité en évoluant vers une démence globale, lorsque ses lésions embrasent l'ensemble des aires associatives du cerveau et entraînent, alors, un dérèglement de l'ensemble des fonctions supérieures. Le tableau final intègre plus ou moins l'ensemble des troubles précédemment décrits.

À quoi est due la maladie d'Alzheimer ?

Voyons d'abord les faits établis. La maladie d'Alzheimer est, rappelons-le, une maladie du cerveau. Elle apparaît dès l'examen macroscopique du cerveau sous la forme d'une atrophie du cortex cérébral qui résulte de la mort des neurones.

Une perte neuronale modérée s'observe au cours du vieillissement normal, mais elle a peu d'impact sur les performances du sujet vieillissant : l'apprentissage est un peu plus laborieux, le rappel est moins efficient, mais les capacités de plasticité cérébrale permettent le maintien d'un fonctionnement cognitif adapté. Dans la maladie d'Alzheimer, l'atrophie est prononcée : les circonvolutions cérébrales sont plus fines et les sillons plus élargis, témoignant d'une disparition des neurones. Cette mort neuronale est impossible à quantifier précisément, car d'une façon générale, il est difficile de mesurer ce qui est perdu. Cela dit, on estime à plus de 20 % la disparition des neurones du cortex cérébral au cours de la maladie. Mais plus que la quantité, c'est le siège de ces pertes (c'est-à-dire les régions du cerveau qui sont préférentiellement touchées) qui est important à considérer car elles déterminent la nature des symptômes.

La perte neuronale, et l'atrophie qui en résulte, sont la conséquence de l'apparition préalable de modifications dans le fonctionnement des neurones du cerveau liées à la présence de protéines mal conformées. Les protéines sont de grosses molécules constituant la matière vivante, et je parle ici de celles qui participent à la constitution des neurones du cerveau. Or certaines protéines deviennent mal conformées dans la maladie. Elles dérégulent la connectivité et la structure des neurones et sont à l'origine des lésions de la maladie d'Alzheimer et de la mort des neurones qui en résulte.

Analysons les liens qui unissent les lésions des neurones et leur disparition. Quand on analyse au microscope le cerveau de patients décédés de la maladie d'Alzheimer, des lésions sont visibles grâce à des colorations spécifiques. Qu'il sagisse de lésions extra-neuronales (les amas de substance amyloïde dont on reparlera) ou de lésions intraneuronales (agrégation de protéines tau anormale), elles entraînent une dégénérescence progressive des neurones qui les paralyse dans leur fonctionnement et aboutit à leur digestion (on parle de phagocytose) par des cellules spécialisées (les cellules gliales). La détersion de ces fragments induit une réaction inflammatoire et aboutit à la disparition complète des neurones (on parle de mort neuronale) et des connexions qu'ils établissaient entre eux (on parle de perte synaptique).

Quelle est la nature de ces lésions ? Tout d'abord, elles sont observées essentiellement dans le cortex cérébral. Cela signifie donc que c'est une maladie de la substance grise qui concerne les corps cellulaires des neurones et non pas les fibres de la substance blanche. Deux types de lésions principales sont observés dans le cortex : les plaques amyloïdes et les dégénérescences neurofibrillaires (ou DNF). Elles résultent de l'accumulation pathologique de deux types de protéines mal conformées, la protéine amyloïde (responsable des plaques amyloïdes) et la protéine tau (responsable des DNF). Ces protéines existent dans les conditions normales et naturelles sous une certaine configuration ou forme (dite alpha ou aléatoire). Elles sont alors solubles. Mais dans certains cas, elles vont subir une modification conformationnelle et se replier sur elles-mêmes pour former des feuillets plissés (conformation dite bêta). Elles deviennent alors insolubles et vont agir comme un aimant ayant tendance à agréger d'autres feuillets jusqu'à former des amas insolubles de plus en plus volumineux, des agrégats de protéines que l'on voit au microscope. Ce sont les plaques amyloïdes, sortes de boules de 40 microns de diamètre, situées entre les neurones, déposées en grand nombre et sans grande cohérence au sein du cortex cérébral. Leur analyse biochimique a montré que la protéine de base qui constituait ces amas était une protéine anormale constituée de 42 acides aminés : le peptide bêta-amyloïde. Ce peptide est un fragment d'une protéine mère, libéré par l'action conjointe et malencontreuse de deux enzymes : la bêta et la gamma-sécrétase. On peut l'observer sous forme libre (monomères ou oligomères). Il peut alors être dégradé par les cellules gliales, évacué et pris en charge par les veines du cerveau. Mais si ce système d'évacuation est dépassé, il va s'agréger et s'accumuler sous la forme de plaques amyloïdes. Ainsi, une fois produit, le peptide amyloïde est à l'origine d'une succession de réactions biologiques qui pourrait conduire à la mort des neurones : c'est ce que l'on a appelé la « cascade amyloïde ». Elle s'explique par l'extrême capacité d'agrégation de la protéine mal conformée pour former des oligomères, puis des fibrilles, puis des plaques amyloïdes.

L'hypothèse aujourd'hui retenue est que ces plaques activeraient alors la deuxième lésion de la maladie : l'agrégation des protéines tau à l'origine de la dégénérescence neurofibrillaire ou DNF. Ce deuxième type de lésions est cette fois observé à l'intérieur même des neurones du cortex cérébral : il s'agit d'une modification de leur structure interne, liée à un changement dans la constitution biochimique d'un de ses constituants essentiels : la protéine tau. Cette protéine est une protéine naturelle qui contribue au bon fonctionnement des neurones : elle participe à la constitution des microtubules, tunnels intraneuronaux qui permettent la propagation des protéines synthétisées par les neurones et leur acheminement vers leur terminaison. Au cours de la maladie d'Alzheimer, la protéine tau devient « hyperphosphorylée », ce qui modifie sa fonction. Elle ne peut plus stabiliser les neurones qui se destructurent et ne transportent plus leur produit de synthèse, comme les neurotransmetteurs et l'acétylcholine notamment. Or, si les protéines synthétisées par le neurone ne sont plus transportées, la fonction même de ce neurone devient caduque. Ces modifications biochimiques, internes au neurone, aboutissent à un changement dans son aspect extérieur : le neurone se rigidifie. Cette transformation, connue sous le nom de dégénérescence neurofibrillaire, conduit à la mort du neurone qui en est atteint. La pathologie tau suit une route relativement homogène, probablement par propagation d'un neurone à l'autre.

Une façon de schématiser ces deux lésions et leur relation au cours de la maladie d'Alzheimer serait d'imaginer un réseau routier dans lequel les neurones constitueraient des routes et les amas amyloïdes représenteraient des embouteillages localisés au niveau de certains ronds-points. Ces embouteillages localisés entraînent alors un blocage des routes qui dépendent de ces ronds-points. La circulation dans ce réseau local est progressivement ralentie puis arrêtée et cela retentit sur d'autres ronds-points, situés en aval. Le phénomène est amplifié par la propagation de proche en proche et par la détérioration d'autres réseaux locaux également atteints par le même processus, généralisant le dysfonctionnement à l'ensemble du réseau routier. Si nous transposons maintenant cette métaphore aux connexions neuronales du cerveau, il faut imaginer que les amas amyloïdes entraînent une dégénérescence des neurones qui se terminent à leur niveau. La dégénérescence se propage de proche en proche, et ce phénomène est multiplié par autant de fois qu'il y a de nouvelles plaques amyloïdes formées.

Mais le problème se complique car des DNF peuvent être observées dans le cerveau en dehors de la maladie d'Alzheimer, notamment au cours du vieillissement normal où il est loin d'être rare d'en trouver dans une région précise du cerveau : celle de la partie interne du lobe temporal. À 50 ans, près de la moitié des sujets normaux, dans la population générale, ont déjà quelques DNF au sein du cortex temporal. Ces chiffres proviennent d'analyses réalisées de façon systématique chez des individus décédés de toute cause (accidents de la voie publique, accidents cardiaques, etc.). Ces sujets n'avaient pas de troubles cognitifs quand ils sont venus à décéder et rien ne dit qu'ils auraient développé plus tard une maladie d'Alzheimer. Il s'agit en réalité d'un phénomène banal lié à l'âge, dénommé « PART » (Primary age-related tauopathy) et qui reste alors localisé, cloisonné dans cette partie du cerveau. Mais dans la maladie d'Alzheimer, une fois déclenchée et partie du lobe temporal interne, la propagation se fait de neurone en neurone selon le principe de la réaction en chaîne pour « infecter » la plupart des régions du cortex cérébral.

Ces deux lésions ayant été identifiées, le grand débat aujourd'hui est de savoir quel est le *primum movens*. La maladie débute-t-elle par une généralisation des modifications de la protéine tau au sein des neurones ? Ou débute-t-elle par l'apparition des plaques amyloïdes au sein du cortex cérébral ? La question n'est pas formellement tranchée mais l'hypothèse qui prévaut aujourd'hui est qu'il y aurait une interaction entre les deux phénomènes. Comme on l'a vu, la pathologie tau est présente de façon habituelle, voire presque naturelle, au sein de la région temporale interne au cours du vieillissement (PART). L'apparition secondaire des plaques amyloïdes dans le cortex cérébral serait l'élément déclencheur (le « *trigger* ») qui aurait pour effet d'activer la pathologie tau et d'entraîner son explosion en dehors des régions temporales internes. C'est la propagation des DNF en dehors de la région temporale qui serait à l'origine de l'apparition des symptômes de la maladie. Il existe d'ailleurs une corrélation, un rapport direct, entre le siège des lésions et la nature des symptômes observés. Le dysfonctionnement des assemblées de neurones d'une région cérébrale donnée entraîne l'apparition de symptômes spécifiques. Cette relation étroite est le fait de la spécialisation des aires corticales. Chaque région du cerveau est impliquée dans des tâches et des fonctions spécifiques dont le dérèglement produit une symptomatologie propre. C'est donc le siège des lésions tau qui détermine les symptômes de la maladie d'Alzheimer et non celui des plaques amyloïdes. Sauf que la propagation des lésions tau semble déclenchée par la présence des plaques amyloïdes dans le cortex cérébral. Comme dans la vieille histoire de l'œuf et de la poule, on ne peut donc trancher le nœud gordien qui consiste à déterminer quel est l'élément déclencheur de la maladie. Il semble bien que les deux jouent un rôle essentiel. Si les plaques amyloïdes sont nécessaires au développement de la maladie d'Alzheimer, ce sont toutefois les dégénérescences neurofibrillaires (la pathologie tau) qui déterminent la symptomatologie.

Telles sont les lésions principales de la maladie d'Alzheimer. En fait, si l'on veut être tout à fait complet, il faut aussi signaler l'existence de lésions neuronales en dehors du cortex cérébral. Comment est-ce possible si l'on soutient que les neurones sont tous situés dans le cortex ? Cela tient au fait qu'il existe également quelques amas de substance grise, on parle de « noyaux », situés profondément dans le cerveau, au sein des fibres blanches. Ces noyaux profonds contiennent les corps cellulaires de neurones qui envoient des fibres vers le cortex cérébral et communiquent ainsi avec ses neurones. C'est la composante « sous-corticale » de la vie cognitive, psychique et comportementale qui a connu un intérêt croissant depuis les années 80, et sur laquelle nous avons beaucoup travaillé dans mon groupe de recherche, en particulier avec le Dr Bernard Pillon. Un de ces noyaux a été décrit par Theodor Meynert en 1871, médecin psychiatre et neuro-anatomiste allemand de grande notoriété sur lequel il est intéressant de s'arrêter un instant. L'école allemande de cette époque affirmait la suprématie du cerveau dans la structuration de la pensée et de la vie psychique (« les maladies mentales sont des maladies du cerveau », écrira de façon prophétique le psychiatre berlinois Wilhelm Greisinger à cette époque[1]). Je trouve intéressant de préciser que Theodor Meynert a eu entre autres élèves, et même comme assistant, Sigmund Freud. Certes, Freud va très violemment s'opposer par la suite à cette vision matérialiste de la vie psychique, mais je ne peux m'empêcher de penser qu'il a cependant gardé à

---

1. *Traité des maladies mentales, pathologie et thérapeutique* (traduction Doumic), Adrien Delahaye Éditeur, 1865.

l'esprit, et transposé, dans le modèle psychanalytique et dans son approche dichotomique entre le ça et le moi, entre l'inconscient et le conscient, la vision de Meynert de différents niveaux d'organisation de la vie mentale, opposant les régions corticales et les aires sous-corticales. Quoi qu'il en soit ce petit noyau, dit de Meynert, est également touché par le processus de dégénérescence cellulaire au cours de la maladie d'Alzheimer. Dans les années 80, le professeur Peter Whitehouse, aux États-Unis, a rapporté une destruction massive, de l'ordre de 75 %, des neurones cholinergiques du noyau de Meynert. Or la particularité de ce noyau profond est d'être à l'origine de fibres cholinergiques destinées au cortex cérébral et à l'hippocampe, comme nous l'avons déjà dit. Son atteinte pourrait-elle alors être à l'origine de la maladie d'Alzheimer, entraînant une dégénérescence en cascade dont il serait le point de départ ? Le fait que la transmission cholinergique joue un rôle établi dans la mémorisation était un argument fort en faveur de cette hypothèse. Un autre, également, est l'effet désastreux chez l'homme, surtout âgé, des médicaments anticholinergiques qui bloquent la transmission cholinergique dans le cerveau et peuvent entraîner des épisodes de confusion mentale impressionnante[1]. Il restait à prouver le lien entre ce noyau et les troubles cognitifs. Les expériences que j'ai réalisées chez l'animal, dans le laboratoire du professeur Le Moal dans les années 80,

---

1. Dubois B., « La prescription des anticholinergiques chez les sujets âgés. Des dangers potentiels à bien connaître », *La Revue du Praticien*, 1992, pp. 2207-2209.

ont formellement établi que la lésion de ce noyau, dont la fonction était jusque-là inconnue, induisait des perturbations comportementales majeures[1]. On tenait alors deux éléments importants du puzzle : des lésions neuronales d'un côté, caractérisées par des protéines anormales perturbant le fonctionnement des neurones et conduisant à leur dégénérescence et à leur mort ; de l'autre, un déficit biochimique majeur en acétylcholine, neurotransmetteur impliqué dans les phénomènes d'attention et de mémorisation. Mais si l'atteinte cholinergique est massive dans la maladie d'Alzheimer, elle ne la résume pas. Loin s'en faut ! Car si elle participe à la genèse de certains symptômes, d'une part elle n'explique ni les causes ni les mécanismes de l'agression neuronale, et d'autre part plusieurs autres systèmes neuronaux sont également altérés au cours de la maladie.

La description précise des lésions de la maladie d'Alzheimer permet aussi de mieux comprendre les enjeux et les orientations thérapeutiques actuelles : il s'agit soit de développer des traitements à visée symptomatique, cherchant à rétablir, par des médicaments procholinergiques, la déficience en acétylcholine observée dans le cerveau des patients ; soit de lutter contre la dégénérescence des neurones eux-mêmes par des médicaments anti-amyloïdes ou anti-tau. Il y a donc deux approches thérapeutiques différentes sinon opposées :

---

1. Dubois B. et al., « Profound disturbances of spontaneous and learned behaviors following lesions of the nucleus basalis magnocellularis in the rat », *Brain Research*, 1985, pp. 249-258.

l'approche symptomatique et l'approche physiopathologique. On peut illustrer la différence entre ces approches en prenant l'exemple d'une douleur dentaire. Deux façons de la traiter sont possibles : l'une consiste à soulager la douleur par un antalgique (c'est le traitement du symptôme) ; l'autre à traiter la carie dentaire (c'est le traitement de la cause). Dans la maladie d'Alzheimer, l'essentiel des recherches thérapeutiques actuelles se focalise plutôt sur la lutte contre la mort neuronale (la cause), et en particulier contre la cascade amyloïde en empêchant la formation des plaques dont on a montré précédemment qu'elles étaient à l'origine du développement de la maladie.

La maladie d'Alzheimer est-elle génétique ?

La question est récurrente car la maladie apparaît particulièrement fréquente dans certaines familles : « Ai-je un plus grand risque de la développer plus tard si un ou deux de mes grands-parents en ont été atteints à la fin de leur vie ? » Pour répondre à cette question, il faut distinguer transmission génétique (la maladie est déclenchée par une mutation génétique transmise par un parent malade) et agrégation familiale (la maladie paraît plus fréquente dans cette famille que dans d'autres).

L'existence de mutations génétiques a été formellement établie dans la maladie d'Alzheimer. Elles sont causales car, dans les familles concernées, la présence de la mutation transmise par un des parents entraîne immanquablement le développement de la maladie chez l'enfant qui en est porteur. On dit que la pénétrance est « complète ». Il est d'ailleurs très étonnant de voir que la simple transposition d'un nucléotide dans un gène est capable de produire une maladie aussi complexe que la maladie d'Alzheimer, et de reproduire en tout point la présentation de la forme habituelle, c'est-à-dire celle qui est observée en dehors de toute cause génétique. Quoi qu'il en soit, les mutations génétiques aujourd'hui identifiées ne portent que sur trois gènes seulement (le gène de l'APP – le précurseur de la protéine amymoïde – sur le chromosome 21 ; celui de la préséniline 1 sur le chromosome 14 ; et de la préséniline 2 sur le chromosome 1), qui ont tous la particularité d'intervenir à différents niveaux de la cascade amyloïde. Cette relation est un argument puissant en faveur de l'hypothèse selon laquelle la formation des plaques amyloïdes serait l'élément causal de la maladie, ou tout au moins pour valider le rôle que nous lui avons attribué de déclencheur ou d'activateur de la propagation de la pathologie tau. Si la maladie d'Alzheimer peut donc être génétique, il faut tout de suite apporter trois précisions importantes : 1) elle l'est extrêmement rarement, dans moins de 1 % des cas ; 2) elle est alors de survenue très précoce, avant 55 ans ; 3) elle s'inscrit toujours dans une histoire familiale très marquée, avec au moins deux ascendants touchés, eux aussi très précocement. Ces familles sont malheureusement facilement repérables, et d'ailleurs, elles sont pratiquement toutes ou presque toutes identifiées et répertoriées en France par le réseau génétique dirigé par l'équipe du professeur Didier Hannequin du CHU de Rouen, auquel mon équipe a participé avec le Dr Isabelle Le Ber. On en a dénombré environ 150, et dans l'immense majorité des cas, la mutation génétique a été identifiée. Elle concerne le plus souvent le gène de la préséniline 1.

L'agrégation familiale, en revanche, est définie par l'occurrence élevée de personnes présentant la maladie dans une famille donnée. Le mécanisme n'est pas lié à une mutation génétique car la maladie est, dans ces cas, d'apparition tardive. L'explication est tout autre. Elle est uniquement due au fait que la maladie est, d'une façon générale, naturellement fréquente, d'autant plus que les gens vivent de plus en plus longtemps. Il s'agit donc de familles où la longévité est forte, ce qui permet à la maladie de s'exprimer. Il peut exister parfois un facteur additionnel qui dépend d'une protéine naturelle, l'apolipoprotéine E. Nous avons tous cette protéine dans notre sang mais sous différentes formes : E2, E3 ou E4. Il se trouve que la forme E4 s'accompagne statistiquement d'un plus grand risque de développer la maladie, comme l'ont montré de nombreuses études épidémiologiques. Tout se passe comme si la présence de la forme E4 avait pour effet d'anticiper le début de la maladie, si bien que, dans les familles où cette protéine est plus fréquente sous cette forme, la maladie apparaissant plus tôt peut donner l'impression d'être plus récurrente. Mais ce n'est pas la maladie qui est transmise dans ce cas, c'est simplement son expression qui devient un peu plus précoce. Dans de très rares cas, un individu peut être homozygote pour le gène ApoE dans sa forme E4, ce qui veut dire que chacun de ses deux chromosomes porte le gène. Le risque de développer la maladie devient alors élevé, ce qui pose la question du rôle de cette protéine dans la survenue même des lésions de la maladie. À côté de l'ApoE4, d'autres facteurs de prédisposition génétique, des « gènes de susceptibilité », ont été récemment identifiés par des études dites génomiques, appelées GWAS (Genom Wide Association Studies) et portant sur de très grands échantillons de patients, pouvant atteindre aujourd'hui plusieurs dizaines de milliers. C'est d'ailleurs leur grande taille qui a permis de révéler l'existence de ces facteurs de risque génétique, tant leur impact individuel est faible voire insignifiant sur le risque d'apparition de la maladie. Ils ne sont en aucun cas contributifs pour le diagnostic. En revanche, ils peuvent nous éclairer sur les voies métaboliques impliquées dans la pathologie de la maladie.

Qu'est-ce qui déclenche la maladie ?

C'est, bien sûr, la question à 1 million d'euros. Et même à beaucoup plus, car connaître la cause ou les facteurs qui déterminent la maladie équivaut à la maîtriser. Encore faut-il s'entendre sur ce qu'est la maladie : s'agit-il de l'apparition des premières lésions dans le cerveau (dont on sait maintenant qu'elles peuvent précéder la survenue des symptômes de plusieurs années, comme nous le reverrons) ? Si elle est définie par la seule présence de lésions neuronales spécifiques, alors la question est de savoir ce qui détermine l'apparition de ces lésions. Ou bien s'agit-il de l'apparition des premiers symptômes ? Dans ce cas, c'est le mécanisme de leur survenue qu'il faut comprendre. La définition précise de la maladie est aujourd'hui un enjeu considérable et n'est pas formellement établie. Définir la maladie par la présence de lésions dans le cerveau pourrait être dangereux car nous ne savons pas actuellement si le fait d'être porteur de lésions est suffisant pour exprimer à coup sûr la maladie. En revanche, définir la maladie par l'apparition des seuls symptômes pourrait avoir pour conséquence de ne pas se mobiliser assez tôt pour bloquer le développement des lésions, avant même l'apparition des symptômes.

Hélas, on ne connaît pas encore de façon précise la cause de l'apparition des lésions. Il est certain que l'âge joue un rôle essentiel. Nous avons indiqué que l'examen du cerveau de personnes décédées de toute autre cause montrait la présence de DNF assez tôt dans l'existence. Ces mêmes études ont révélé que, dans la population générale, la fréquence des lésions de la maladie augmentait avec l'âge, et qu'à 75 ans, la moitié de la population normale présente les deux types de lésions que nous avons décrites (soit plaques amyloïdes et rigidification de certains neurones) sans pour autant que ces sujets aient exprimé, de leur vivant, le moindre symptôme de la maladie[1]. Le résultat de ces études neuropathologiques était

---

[1]. Braak H. et Braak E., « Frequency of stages of Alzheimer-related lesions in different age categories », *Neurobiology of Aging*, 1997, pp. 351-357.

assez troublant à l'époque car il révélait la présence de lésions de type Alzheimer chez des sujets qui n'en présentaient pas les symptômes ! Tout au moins pas encore, car ils étaient décédés avant que la maladie ne devienne clinique. Nous avons compris par la suite qu'il existait une longue période silencieuse liée à la lente diffusion du processus pathologique. Il faut donc considérer qu'il s'agit d'une maladie qui commence chez un adulte pas forcément âgé et qui mettra plusieurs années à se révéler. C'est ce facteur « âge » qui explique la grande fréquence aujourd'hui de patients atteints de la maladie d'Alzheimer dans les sociétés industrialisées. Il faut rappeler que l'espérance de vie n'était que de 40 ans en moyenne au début du XIXe siècle, en raison d'une grande mortalité infantile et des guerres fréquentes, mais aussi parce que l'on mourait plus jeune à ces époques de maladies que l'on sait maintenant soigner. La maîtrise de ces facteurs, les progrès extraordinaires de la médecine moderne et l'amélioration de la santé de nos concitoyens qui en résulte ont eu pour effet une augmentation de l'allongement de la vie. Cette conquête est d'abord une chance pour nos sociétés, une source de croissance et développement. Les retraités consomment, voyagent pour un grand nombre d'entre eux et sont des acteurs de la vie économique. Mais c'est aussi un défi, car la conséquence en est une augmentation du nombre de patients atteints de maladies neurodégénératives liées à l'âge qui risque de mettre en tension le système de protection sociale et de mettre à mal la solidarité entre les générations. Il faut savoir que l'espérance de vie d'un enfant nouveau-né, de sexe féminin, est aujourd'hui de 90 ans en moyenne. Or c'est l'âge auquel la maladie d'Alzheimer est naturellement fréquente, pouvant toucher jusqu'à 40 % des gens. D'où le véritable tsunami que nos sociétés dites modernes vont devoir affronter et dont on vient de prendre conscience brutalement. C'est le prix à payer du vieillissement de la population, l'envers de la médaille du succès de la médecine sur les maladies aiguës et guérissables. L'âge joue un rôle essentiel dans l'apparition des lésions de la maladie de deux façons. D'une part, il peut intervenir directement, en induisant des altérations moléculaires au niveau des neurones qui deviennent alors de plus en plus dysfonctionnants. Or les neurones sont les seules cellules de l'organisme qui ne se renouvellent pas. Nous naissons avec un stock de départ qui ne peut aller qu'en diminuant au fil du temps. La neurogénèse (c'est-à-dire l'apparition de nouveaux neurones), rapportée chez l'animal et retrouvée très récemment chez l'homme[1], dans une région très localisée du cerveau, ne joue probablement qu'un rôle très marginal. Mais il faut aussi intégrer, d'autre part, les raisons pour lesquelles certaines populations neuronales sont préférentiellement et sélectivement atteintes au cours des différentes maladies neurodégénératives. Si ces maladies augmentent toutes avec l'âge, dans certains cas, ce seront principalement les neurones dopaminergiques qui seront atteints (responsables

---

1. Moreno-Jiménez Elena P. et al., « Adult hippocampal neurogenesis is abundant in neurologically healthy subjects and drops sharply in patients with Alzheimer's disease », *Nature Medicine*, 2019, pp.554-560.

d'une maladie de Parkinson), dans d'autres les cellules du cervelet (responsables alors d'une atrophie cérébelleuse) ou celles du noyau caudé (à l'origine d'une maladie de Huntington[1]). Le modèle explicatif doit intégrer la vulnérabilité spécifique de certaines « assemblées de neurones » et évaluer le poids des facteurs de susceptibilité génétique (c'est-à-dire une prédisposition génétiquement déterminée) et des facteurs environnementaux. L'âge n'agit là que de façon indirecte en permettant aux agents responsables de l'apparition des lésions de s'exprimer. Or l'exposition à ces facteurs augmentant avec l'âge, c'est l'effet cumulatif de ces facteurs qui entraîne les altérations neuronales. On parle ici de « facteurs de risque », c'est-à-dire de conditions liées au patient ou à son environnement, qui augmentent le risque d'occurrence de la maladie ou facilitent son expression sans en être directement responsable.

Quels sont ces facteurs ?

L'âge, dont nous avons déjà vu l'influence, et le sexe sont les deux principaux facteurs. Les femmes en sont plus souvent atteintes que les hommes. Non seulement parce qu'elles vivent plus longtemps, et sont donc pour cela

---

1. Il est intéressant de noter que, pour la maladie d'Alzheimer, ce sont les réseaux neuronaux les plus récents dans l'histoire évolutive de l'espèce (ceux qui sous-tendent les fonctions supérieures – langage, mémoire, écriture...) qui sont altérés, car les plus fragiles. Il n'y a pas de modèle animal naturel : la maladie serait ainsi celle de « l'orgueil de l'homme ».

naturellement plus exposées à exprimer la maladie, mais même à âge égal, elles sont plus vulnérables. Plusieurs raisons ont été invoquées : le moindre niveau d'éducation scolaire des femmes qui sont aujourd'hui en âge de présenter la maladie (dans la première partie du XXe siècle, la scolarisation des petites filles était statisquement moins poussée que celle des garçons, or nous verrons que le travail intellectuel et le niveau d'étude contribuent à retarder l'entrée dans la maladie), l'influence hormonale et le déficit ostrogénique à la ménopause, entre autres hypothèses... Il y a aussi les facteurs de risque génétiques (je ne parle pas ici des exceptionnelles mutations génétiques mais des gènes de susceptibilité) dont la conjonction peut rendre les sujets plus vulnérables à des agressions environnementales ou épigénétiques, voire permettre la survenue de la maladie selon des algorithmes que l'intelligence artificielle nous apprendra dans le futur.

À côté de ces trois conditions, qui ne sont pas modifiables (âge, sexe et prédisposition génétique), il est d'autres facteurs régulièrement associés à l'apparition de la maladie, sans qu'un lien de causalité soit établi avec certitude. Le rôle de facteurs de risque vasculaire surtout (hypertension artérielle, dyslipidémie, diabète, tabagisme, obésité), de l'exposition environnementale ou professionnelle à certains métaux ou agents physiques et chimiques (comme par exemple la concentration en ions aluminium dans l'eau de consommation courante), de facteurs nutritionnels (excès d'acides gras polyinsaturés oméga-6, déficit en folates ou en vitamine B12), d'accidents de vie (comme les traumatismes crâniens répétés), sont régulièrement évoqués dans les médias ou sur les réseaux sociaux (comme nous le verrons) mais n'ont jamais été formellement confirmés. Récemment, les benzodiazépines, ces tranquillisants fortement consommés en France, ont été incriminés : ils augmenteraient le risque de démence ! Panique chez les anxieux... En fait, les explications sont fragiles parce que les données sont acquises à partir d'études épidémiologiques. Ces études cherchent à établir des relations entre des facteurs de risque potentiels et la survenue de la démence dans la population générale. Elles portent sur un grand nombre de sujets et, dans ce cas, l'évaluation de la démence reste relativement sommaire. L'étiologie, c'est-à-dire la cause de la démence, n'est généralement pas précisée alors même qu'il s'agit d'un élément essentiel. Or ce qui est valable pour la survenue d'une démence vasculaire n'est pas forcément généralisable pour l'Alzheimer. Que le contrôle de l'hypertension artérielle influe favorablement sur le nombre de cas de démences ne me surprend pas. En effet, ce contrôle a pour effet de diminuer le risque d'accident vasculaire, et notamment d'accident vasculaire du cerveau, ce qui a une influence évidemment sur le fonctionnement cognitif. En diminuant les accidents vasculaires du cerveau on diminue, de fait, le nombre de cas de démences, en particulier de démences vasculaires. Il est de plus en plus établi que le contrôle des facteurs de risque vasculaire influe efficacement sur la diminution du risque de développer une démence. Des chercheurs de l'Inserm ont publié en août 2018 une étude montrant qu'une bonne santé cardiovasculaire est associée à un faible risque de démence et à une diminution du déclin cognitif chez des sujets âgés[1]. Ceci à partir du suivi de plus de 6 000 personnes de la cohorte des Trois Cités (Bordeaux, Dijon, Montpellier). Le niveau de santé cardio-vasculaire des participants a été évalué à l'inclusion dans l'étude à l'aide d'un outil prenant en compte sept indicateurs : tabagisme, indice de masse corporelle (IMC), activité physique, régime alimentaire, glycémie, cholestérolémie et tension artérielle. Les chercheurs ont montré que, plus le nombre d'indicateurs de santé cardiovasculaire à un niveau satisfaisant est élevé, plus faible est le risque de démence. Si tous les indicateurs sont à un niveau optimal, la réduction du risque est de 70 %. Résultat très encourageant mais qui ne peut malheureusement pas être extrapolé à la maladie d'Alzheimer. Il faut toujours être réservé car il y a souvent une approximation préjudiciable, et une tendance à l'extrapolation, entre démence et maladie d'Alzheimer. Toutes les démences ne sont pas dues à cette maladie.

Cela dit, la situation est plus complexe. Si l'on veut être précis, il faut dire qu'une meilleure vascularisation et oxygénation cérébrale, une diminution de la sclérose des artères du cerveau, un bon contrôle de l'hypertension artérielle et des autres facteurs de risque (diabète, hypercholestérolémie, sédentarité, etc.) surtout en milieu de vie, entre 40 et 50 ans, peuvent avoir un effet indirect

---

[1]. Samieri C. et al., « Association of Cardiovascular Health Level in Older Age With Cognitive Decline and Incident Dementia », *Journal of the American Medical Association*, 2018, pp. 657-664.

sur le moment d'apparition des symptômes de la maladie d'Alzheimer, et donc sur la fréquence apparente de la maladie, en retardant l'expression clinique des lésions cérébrales par ailleurs présentes dans le cerveau. Mais sans pour autant agir directement sur l'apparition des lésions elles-mêmes. Une fois encore, le contrôle de ces facteurs ne ferait que retarder l'expression des lésions, mais ne pourra pas empêcher leur survenue. Et l'affaire est encore plus compliquée quand on sait qu'un accident vasculaire du cerveau peut favoriser, dans sa suite, la greffe ou le développement d'une maladie d'Alzheimer.

En ce qui concerne les benzodiazépines, la situation est également complexe. Un syndrome anxio-dépressif n'est pas rare au cours de la maladie d'Alzheimer. Des études épidémiologiques ont montré qu'un antécédent de dépression augmente le risque de développer la maladie d'Alzheimer, et qu'un épisode dépressif peut précéder sa survenue. Les médicaments peuvent donc avoir été prescrits dans ce contexte et n'être en aucun cas responsables de la survenue de l'Alzheimer. Et ce d'autant plus que les performances cognitives, évaluées dans ces études, peuvent elles-mêmes être un peu diminuées en raison des troubles de la concentration, réversibles, que ces médicaments induisent... On ne peut donc les rendre responsables des lésions cérébrales de la maladie.

En résumé, leur apparition résulte d'un mécanisme plurifactoriel, impliquant des facteurs de susceptibilité génétique rendant des assemblées de neurones plus vulnérables à des agressions de différente nature, sans qu'aucune d'entre elles ne soit suffisamment puissante à elle seule pour être désignée comme la cause principale. Et comme on l'a vu précédemment, ces lésions, une fois présentes, se développent à bas bruit, pendant de nombreuses années. La maladie peut alors être considérée comme contenue et non encore apparente en raison de mécanismes de compensation qui permettent de maintenir le fonctionnement normal du sujet alors même que les modifications neuronales progressent dans son cerveau. Au premier rang desquels la réserve cognitive, liée au niveau d'éducation, qui va amortir le développement de la maladie et retarder son expression. Toutes les études épidémiologiques le montrent : le niveau de scolarisation et la nature de l'activité professionnelle sont des déterminants puissants dans le risque de développer la maladie, au moins au niveau statistique mais en aucun cas au niveau individuel. La stimulation cognitive dans les premières années de la vie joue donc un rôle important. C'est en effet à cette période de la vie que la plasticité cérébrale est la plus importante. Tous les bébés ont le même nombre de neurones à la naissance. Un environnement stimulant et bienveillant va permettre l'établissement de connexions synaptiques abondantes, capital neuronal qui sera la source d'un développement intellectuel optimal et la garantie de retarder, le moment venu, l'expression de maladies neurodégénératives. Cela a été joliment confirmé par la « Nun Study[1] », cette étude conduite chez des religieuses américaines qui « avaient choisi d'offrir leur âme à Dieu… et leur cerveau à la science », comme l'avait titré à l'époque

---

1. Snowdon D.A. : « Healthy aging and dementia : findings from the Nun Study », *Annals of Internal Medicine*, 2003, pp 450-454.

la revue *Science* qui en avait fait un reportage. L'examen *post mortem* du cerveau des sœurs décédées a montré une relation entre la densité des lésions cérébrales de la maladie d'Alzheimer et leur niveau d'éducation, évalué *a posteriori* en analysant les arguments qu'il leur avait fallu rédiger au moment de leur engagement, des décennies auparavant, lors de leur entrée dans les ordres. Mais l'influence d'une stimulation cérébrale intervient probablement aussi à l'âge adulte. C'est ce que semblent indiquer les études européennes montrant que l'âge de départ à la retraite influe sur l'apparition du déclin cognitif. Avec une plus-value pour ceux qui travaillent plus longtemps. En d'autres termes, il semble que plus on fait fonctionner son cerveau, plus on le sollicite, et plus on stimule des mécanismes de compensation qui retardent l'apparition de la maladie… sans toutefois l'empêcher. Là encore, il s'agit de données statistiques qui n'ont pas de valeur au niveau individuel. Ces données sont connues mais je me souviens que, lors d'une commission du Conseil économique et social sur ce sujet, il nous avait été clairement signifié de ne pas révéler l'information qui n'était pas jugée politiquement correcte. Il est vrai que nous étions à cette époque en pleine discussion sur la réforme des retraites.

Il y a donc un découplage entre altération structurale (des lésions se sont installées) et maintien de la fonction (le cerveau reste efficient). Outre le mécanisme de réserve cognitive, d'autres processus biologiques rendent compte du phénomène de compensation. Il s'agit, notamment, de l'augmentation des sites récepteurs membranaires (maintenant les capacités d'accueil des neurotransmetteurs), de la plasticité synaptique (développant des circuits récurrents) ou de l'hyperactivité des neurones restants (compensant la défaillance de ceux qui sont atteints). De façon schématique, il faut imaginer qu'au sein des populations neuronales affectées par le processus pathologique, les neurones efficients « travaillent plus » pour maintenir la fonction. C'est d'ailleurs ce modèle qui prévaut dans la maladie de Parkinson où il a été montré qu'il fallait une atteinte de plus de 40 % des neurones dopaminergiques pour que les troubles moteurs commencent à apparaître. Dans la maladie d'Alzheimer, on fait l'hypothèse que l'épuisement des mécanismes de compensation et/ou la diminution accélérée du stock neuronal (par l'accumulation des lésions neurodégénératives, cérébro-vasculaires ou simplement liées à l'âge) seraient à l'origine de l'apparition progressive des symptômes. Cela dit, dans certains cas, un stress fonctionnel lié à des facteurs extérieurs peut favoriser la décompensation : une intervention chirurgicale par exemple, une pneumopathie sévère, un traumatisme physique ou psychique, un deuil familial… Il y a alors, en apparence, une relation directe entre l'épisode aigu et le déclenchement de la maladie. Devant la coïncidence temporelle, les familles imputent souvent ces circonstances comme étant responsables : « Il était parfaitement bien jusqu'à son opération. Au réveil il était confus et depuis, c'est allé en empirant progressivement. C'est bien l'intervention qui a déclenché la maladie… » Les familles incriminent régulièrement l'anesthésie générale comme facteur déclenchant. Si la description du cours des événements leur donne raison, l'interprétation qu'elles en proposent n'est pas la bonne. En effet, le début, apparemment brutal, traduit la décompensation d'un processus pathologique sous-jacent, prêt à émerger, et qui n'attendait qu'un événement ou une agression extérieurs pour se révéler. Il s'agit donc de facteurs déclenchants, révélateurs, mais non pas de facteurs causaux à proprement parler.

Une ou plusieurs maladies ?

La maladie d'Alzheimer a longtemps été considérée comme une affection hétérogène. Il y a autant de maladies que de patients, apprenait-on à la faculté. Je crois avoir été l'un des premiers à insister sur son caractère au contraire homogène[1], au moins sur le plan de sa présentation clinique, et relativement stéréotypé. Cela tient à deux raisons principales.

Il y a eu tout d'abord l'isolement de nouvelles maladies neurodégénératives jusque-là incluses dans le cadre de l'Alzheimer. Au cours de ces dernières années, nous avons reconnu et décrit ces maladies, certes proches, mais qui sont en réalité des affections différentes, tant par leur présentation clinique que par les lésions sous-jacentes : maladie à corps de Lewy, atrophie corticale postérieure, aphasies primaires progressives, apraxie progressive, paralysie supranucléaire progressive, dégénérescence cortico-basale notamment... Nous en avons déjà

---

1. Cette relative homogénéité dans la présentation clinique n'exclut pas des profils biologiques sous-jacents différents chez les patients.

vu certaines. Dans tous ces cas, il s'agit de maladies à part entière, différentes de la maladie d'Alzheimer, et nous savons aujourd'hui isoler la maladie d'Alzheimer de ces scories qui autrefois compliquaient son identification.

La deuxième raison tient à une meilleure connaissance de l'histoire naturelle des lésions de la maladie, notamment grâce aux travaux de Heiko Braak et de son épouse, au début des années 90. Ils ont montré que les lésions neuronales, précisément les DNF, suivaient une route particulière : elles débutent dans le cortex entorhinal et l'hippocampe, puis vont se propager vers le cortex temporal adjacent et le cortex frontal en avant, pour s'étendre enfin à l'ensemble du cortex cérébral. Cette progression stéréotypée des lésions de l'Alzheimer permet de rendre compte de la présentation habituelle de la maladie, réalisant un tableau de démence amnésique progressive, longtemps limité et dominé par des troubles de la mémoire de plus en plus sévères, puis marqué par l'atteinte d'autres fonctions cognitives et l'apparition de troubles du comportement correspondant à la diffusion des lésions. La permanence du trajet des lésions et de la chronologie des symptômes qui en découlent plaide fortement en faveur d'une affection relativement homogène et prévisible dans son évolution. Est-ce pour autant une maladie uniforme dans sa présentation ? Il faut souligner, là, le rôle que joue l'âge du sujet malade et rappeler qu'à la suite de la première description de la maladie par Aloïs Alzheimer, celle-ci était définie comme une démence présénile, c'est-à-dire qu'elle débutait avant 65 ans. Ceci par opposition à la démence sénile, affection observée chez les personnes âgées, voire très âgées, et dominée surtout par des troubles de mémoire et un certain degré de « gâtisme ». Dans les années 80, il est apparu que la maladie décrite par Alzheimer et la démence sénile partageaient les mêmes lésions cérébrales, les mêmes déficits neurochimiques et les mêmes symptômes, même si ces derniers étaient exprimés de façon plus intense chez les sujets plus jeunes. À partir de là, les deux affections ont été regroupées. Cela étant, je considère que les deux formes peuvent être distinguées dans la mesure où elles posent des problèmes différents dans la pratique clinique courante. Chez le sujet jeune (des cas certifiés peuvent débuter avant 40 ans), le tableau est spectaculaire avec des troubles instrumentaux (du langage, de l'écriture, du calcul, des gestes ou de l'intégration visuo-spatiale) souvent au premier plan ; la piste génétique (bien que rare, elle concerne moins de 10 % des cas de malades jeunes) doit être évoquée ; l'impact est majeur sur l'autonomie d'un sujet encore jeune ; les conséquences familiales, sociales, professionnelles sont terribles, avec souvent un conjoint qui travaille et ne peut être facilement présent, des enfants en bas âge qui vont assister à la dégradation progressive de l'état de leur parent malade, ceci posant le problème du maintien à domicile et du choix d'une structure pouvant accueillir ces sujets jeunes. Cela induit enfin des problèmes professionnels, car ces patients se voient parfois licenciés pour faute grave. J'ai en mémoire une observation douloureuse qui résume à elle seule les problèmes particuliers posés par la maladie quand elle frappe un sujet jeune :

celle d'une femme âgée de 45 ans, ancienne journaliste, qui avait été licenciée pour faute grave (première conséquence probable de sa maladie encore trop débutante pour être perçue comme telle), récemment divorcée (peut-être, là aussi, une autre conséquence des modifications de son caractère ou de son comportement liées à sa maladie non reconnue), abandonnée chez elle, mais en réalité non totalement abandonnée car sa jeune fille, âgée de 15 ans, vivant encore à la maison, s'en occupait seule : elle l'aidait à se préparer tous les matins avant de partir au lycée (elle était en classe de seconde), revenait dare-dare à l'appartement en fin de matinée pour voir si tout allait bien et pour lui préparer le déjeuner qu'elle partageait avec elle, repartait vite au lycée pour de nouveau assurer, le soir venu, le dîner, la toilette et le coucher. Comment ne pas être ému et admiratif devant cette jeune fille qui, à un âge où ses préoccupations auraient dû être d'un tout autre registre, consacrait son temps libre à s'occuper de sa mère et qui, comprenant que l'état de cette dernière n'était pas seulement expliqué par un état dépressif causé par son divorce, prit elle-même le rendez-vous de consultation médicale un jour de vacances scolaires et l'accompagna, révélant alors une situation inouïe à laquelle les services sociaux du service ont pu apporter une solution. De tels cas ne sont pas rares et l'on estime à plus de 30 000 le nombre de patients âgés de moins de 65 ans ayant une démence.

Bien différente est la situation du malade très âgé. Il n'y a alors plus d'enjeu professionnel et moins de conséquences sociales. Souvent, le patient est déjà installé dans son écosystème avec un conjoint présent. L'approche médicale sera alors différente : elle évitera de déstabiliser le patient et de bouleverser sa vie quotidienne par un interventionnisme trop agressif. Après 85 ou 90 ans, chez une personne fragile, les investigations de neuro-imagerie ne sont pas toujours justifiées. En revanche, la recherche de comorbidité et de facteurs aggravants (au premier rang desquels la iatrogénie, c'est-à-dire les effets indésirables provoqués par les médicaments) est de mise quand on sait que nos collègues gériatres nous apprennent qu'un sujet de plus de 70 ans présente au moins trois maladies différentes. Il s'agit le plus souvent d'affections cardio-vasculaires et ostéo-articulaires. Dans ces conditions, les interactions médicamenteuses et les défaillances multi-organes peuvent contribuer à l'affaiblissement cognitif de la personne âgée et la composante neurodégénérative peut être limitée. D'où cette notion d'une même maladie mais que l'âge fera s'exprimer différemment.

Il faut enfin mentionner l'existence de formes atypiques. Nous avons introduit ce concept en 2007 pour signifier qu'à côté de la forme amnésique caractéristique, d'autres modes de présentation étaient possibles, liés à un siège différent des lésions initiales. C'est ainsi que nous avons décrit une forme débutant par des troubles neuro-visuels (forme dite « corticale postérieure ») ou des troubles du langage (forme dite « logopénique ») ou des troubles du comportement prédominant (forme dite « frontale ») que l'on a pu rattacher à la maladie d'Alzheimer par la présence d'anomalies biologiques spécifiques.

Le tableau clinique de la maladie d'Alzheimer

Il est aujourd'hui possible de dessiner à grands traits les troubles présentés par les patients souffrant de la maladie d'Alzheimer. Ils concernent les fonctions dites supérieures telles que la mémoire, le langage, la reconnaissance des objets ou des visages, le jugement, le raisonnement... et le comportement (par opposition aux fonctions plus élémentaires comme la marche, la motricité, la sensibilité cutanée, les capacités visuelles ou auditives par exemple, qui ne sont pas touchées par la maladie même aux stades assez avancés). Ces troubles ont tendance à s'installer selon une logique temporelle en rapport, nous l'avons vu, avec la progression relativement stéréotypée des lésions cérébrales. D'une façon générale et un peu schématique, on peut considérer deux grandes périodes dans la maladie avec une phase de début et une phase d'état.

Le début se fait habituellement par des troubles de la mémoire épisodique, souvent sous-estimés en raison de la tolérance de l'entourage et d'un certain degré d'anosognosie des patients (l'anosognosie est un trouble neuropsychologique par lequel le patient ne perçoit pas ou n'est pas conscient de ses difficultés). Ces troubles de la mémoire sont liés aux lésions neuronales précoces de la région interne du lobe temporal. Puis, c'est l'apparition secondaire des troubles d'organisation ou de planification des actes, des troubles dits « instrumentaux » (car ils concernent les modules du langage, de la reconnaissance, de la réalisation des gestes finalisés...) et des modifications du comportement qui vont aboutir progressivement à un état de dépendance et de perte d'autonomie qui caractérise le stade de « démence » dans le jargon médical : cette phase est liée à l'extension des lésions aux régions corticales. La maladie d'Alzheimer peut ainsi être définie comme une démence amnésique, caractérisée par une phase initiale de troubles de mémoire plus ou moins isolés, secondairement associés à des troubles instrumentaux et du comportement.

Les troubles de la mémoire sont les premiers symptômes

Dans l'immense majorité des cas, c'est-à-dire dans près de 90 % des cas, la maladie se manifeste par des troubles de mémoire portant essentiellement sur les faits récents. Le patient commence à oublier des événements survenus dans les jours ou les semaines qui précèdent. Il semble ne pas imprimer les événements qu'il vit. Il s'agit d'un oubli « à mesure ». Mais qui est sélectif, surtout au début. Il aura, par exemple, totalement oublié un dîner familial qui a eu lieu la veille mais pourra se rappeler la naissance récente d'un petit-enfant. Le caractère aléatoire et imprévisible explique que l'entourage n'y fera pas attention dans les premiers temps. Les troubles sont alors mis sur le compte de l'inattention ou du vieillissement. Il est en effet couramment admis que l'âge peut s'accompagner de difficultés de mémoire. Il y a donc banalisation. Et ce d'autant plus que le souvenir va souvent revenir lorsque des aides à la récupération sont proposées et que la mémoire des faits anciens est conservée : « Cela ne doit pas être bien grave car il se rappelle du nom de sa maîtresse d'école et de la date de son mariage ! Non, sa mémoire est excellente… », pense l'entourage. C'est la récurrence des oublis de faits récents et le fait que le sujet commence à se répéter d'un instant à l'autre, oubliant qu'il vient d'exprimer la même idée juste avant, ou qu'il repose plusieurs fois la même question, démontrant ainsi qu'il a oublié la réponse à une question qui lui importe, qui vont progressivement alerter l'entourage. D'autres manquements de la mémoire peuvent aussi alerter : un épisode de désorientation spatiale dans un quartier connu ; une difficulté à retrouver le chemin du retour en voiture… telles sont les circonstances les plus habituelles qui motivent l'entourage à conduire le patient à la consultation. L'entourage et non le patient. Car, lui, n'est généralement pas conscient de ses difficultés. Il les minimise voire les ignore. Questionné sur ses difficultés, il répond alors que tout va bien. « Vous vous plaignez de quoi ? — Je ne me plains de rien. Tout va bien. — Et votre mémoire ? — Ma mémoire est celle de mon âge. » Et pourtant, dès ce stade, il aura du mal à donner le nombre de ses petits-enfants ou le prénom du dernier-né, de préciser le jour de la semaine, ou le mois ou l'année : « Je ne m'y intéresse plus depuis que je suis à la retraite. De plus, ça change tous les jours et je n'ai plus de repères… » Lorsqu'on évalue le rappel des informations récentes par l'interrogatoire, on constate alors que le souvenir des événements personnels est très lacunaire : le contenu de la journée d'hier, la description du dernier dîner, les activités du dernier week-end ou les dates et lieux des dernières vacances sont très approximatifs. Les faits sociaux politiques ne sont également pas épargnés : le changement de président de la République est régulièrement occulté, les grandes problématiques du pays ne sont pas rappelées. « Je ne me suis jamais intéressé à la politique. » D'une façon générale, le patient a réponse à tout, inconscient des difficultés réelles qu'il présente. Il donne l'impression de chercher à minimiser l'importance de ses difficultés : « Je me rappelle très bien de ce qui m'intéresse. »

La phase de début est difficile à reconnaître. Il faut rappeler que les troubles de mémoire sont un phénomène banal et un sujet de plainte habituelle chez les sujets à partir d'un certain âge et notamment après 60 ans.

Pour bien comprendre ce paradoxe, il faut suivre le trajet que doit parcourir l'information ou le stimulus quel qu'il soit (il peut s'agir de mots lus, de phrases entendues, d'un dessin, d'images, d'événements personnels plus complexes que sont toutes les scènes de notre vie quotidienne) pour être restitué après délai. La mémoire épisodique, celle de notre histoire personnelle, de nos événements propres, est définie par la capacité à enregistrer, stocker et récupérer les informations vécues. Il y a donc une entrée (c'est l'enregistrement) et une sortie (c'est la récupération) qui sont des étapes fonctionnelles – c'est-à-dire sensibles aux ressources attentionnelles, à l'état d'humeur et de fatigue du sujet – et une étape intermédiaire, centrale, de stockage des informations : c'est la mémoire à proprement parler.

Trois étapes, dont chacune renvoie à des dysfonctionnements spécifiques (voir schéma ci-dessous).

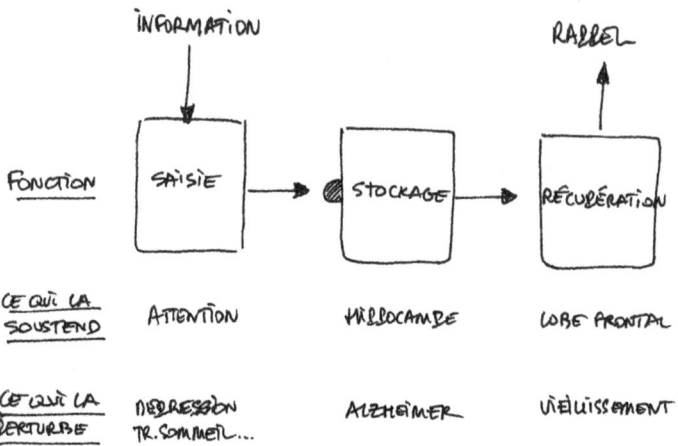

En tout premier lieu, l'information doit être perçue et saisie par les aires de perception sensorielle du cerveau, quelle qu'en soit la modalité sensorielle (visuelle, auditive, olfactive, sensitive…). La qualité de l'enregistrement ou de l'encodage repose principalement sur les capacités attentionnelles. Si le sujet est préoccupé, stressé, angoissé, il ne va pas mobiliser son attention de façon satisfaisante. C'est le cas, par exemple, d'un sujet dépressif, dont l'esprit est envahi par des préoccupations morbides et des ruminations mentales. Le patient dépressif est centré sur lui-même, sur sa douleur morale qui envahit son champ de pensée et qui le rend moins ouvert et moins attentif au monde qui l'environne. Les événements auxquels il participe sont moins profondément encodés, la trace en sera d'autant plus labile. Si on lui présente une liste de mots, il est à craindre qu'il n'en fixera pas la totalité. Et si on mesure, juste après, sa mémoire, c'est-à-dire sa capacité à restituer la liste de mots qui lui a été présentée, la performance sera abaissée, non pas en raison d'un mauvais stockage des informations présentées mais d'un mauvais enregistrement de celles-ci. D'une façon générale, l'étape d'enregistrement est perturbée dans tous les états qui altèrent les ressources attentionnelles : la dépression, nous l'avons dit, mais aussi l'anxiété, quand elle envahit l'espace cognitif et perturbe son fonctionnement, le stress professionnel, les troubles du sommeil qui retentissent sur les ressources attentionnelles du sujet éveillé, la prise de certains médicaments, notamment les benzodiazépines et ceux ayant des propriétés anticholinergiques, l'hyperactivité avec déficit de l'attention qui se rencontre également à l'âge adulte, sans oublier les effets indirects de la sur-stimulation sensorielle... Et l'âge évidemment, les ressources attentionnelles ayant tendance à diminuer naturellement au cours de la vie, ce qui contribue à la grande fréquence de la plainte mnésique dans cette population.

La deuxième étape concerne la mise en mémoire proprement dite, c'est-à-dire la capacité à transformer les informations perçues par le système sensoriel en traces mnésiques qui seront distribuées dans les aires corticales du cerveau. Tout ce qui a été perçu n'a bien sûr pas vocation à être conservé. Il faut tenir compte du filtre motivationnel et/ou émotionnel, véritable tamis qui sélectionne et détermine le maintien de l'information dans le système de mémoire. Vous avez été attentif en conduisant la voiture de Paris à Marseille mais ce n'est pas pour autant que vous vous rappellerez tous les événements qui ont jalonné cet itinéraire, les coups de frein violents ou la traversée des villes durant le trajet. Il n'est pas exclu cependant que votre rhéostat émotionnel ne vous fasse garder en mémoire un épisode éventuellement marquant de ce voyage.

Pour être conservés, les informations que nous avons perçues, les événements que nous avons vécus doivent être gravés dans le « langage neuronal ». Cela suppose une conversion, un codage qui va en permettre la conservation et le stockage sous la forme d'une trace mnésique. Cette fonction est assurée par un réseau neuronal dont l'entrée correspond à l'hippocampe, structure vers laquelle convergent les scènes de notre vie, captées par nos systèmes sensoriels pour être mises en mémoire et conservées comme dans un coffre-fort. Et le gardien de notre temple personnel, la porte qui donne accès à ce coffre-fort, qui permet d'y entrer et de récupérer les souvenirs, c'est l'hippocampe que, de façon triviale, j'ai l'habitude de présenter comme le péage de l'autoroute des souvenirs. Dans l'Alzheimer, l'hippocampe est précocement touché. En conséquence, tous ces événements dont nous sommes témoins, la mémoire des faits récents (films, voyages, visites, lectures, etc.) ne seront pas stockés dans le coffre et seront lacunaires ou manquants (jusqu'aux propos les plus récents) alors que le souvenir des faits anciens, précédemment stockés, sera longtemps préservé dans la maladie. En effet, la mémoire a fonctionné tout au long de la vie des patients et a permis d'enregistrer et de stocker ce qui a été vécu. Il n'est donc pas surprenant que les patients aient encore accès à leurs souvenirs anciens. Mais ils ont de plus en plus de difficultés à enregistrer des informations nouvelles, à coder et à créer de nouveaux souvenirs. Ne se rappelant pas des réponses qui leur ont été fournies, ils ont tendance à reposer plusieurs fois la même question ou à se répéter dans la journée, parfois dans la même heure, ayant déjà oublié qu'ils avaient formulé les mêmes propos. Ce profil est évocateur d'une souffrance hippocampique et oriente vers l'Alzheimer.

La troisième étape consiste à récupérer les informations stockées dans le cerveau, processus qui demande l'activation de stratégies cognitives. C'est le principe de la tête chercheuse. Les informations sont distribuées dans le cerveau du sujet, il sait qu'elles y sont, mais le processus de récupération peut être plus laborieux. C'est le syndrome « du bout de la langue » : « Je sais que je sais. J'ai l'habitude : quand j'en ai besoin, ça ne vient pas et ça va revenir tout à l'heure, quand je n'y penserai plus. » La stratégie de récupération des informations repose sur des processus organisés au sein du cortex préfrontal. Ainsi, au cours des pathologies frontales, en particulier de la démence fronto-temporale, on observe des difficultés de rappel spontané d'une liste de mots (on parle de rappel libre), de production spontanée du discours, de fluidité verbale, d'accès aux connaissances. Il est intéressant de savoir qu'au cours du vieillissement normal, une diminution de la perfusion cérébrale et un discret hypométabolisme des mêmes régions frontales ont été mis en évidence grâce à une méthode d'imagerie médicale particulière, le TEP scan ou tomographie par émission de positons. Ils traduisent une légère insuffisance de leur fonctionnement, ce qui explique la baisse de nos performances cognitives au cours de la vie : la rapidité avec laquelle nous traitons l'information, nous résolvons un problème ou nous réalisons des tâches complexes ou simultanées, et notre capacité à mobiliser de façon soutenue nos ressources attentionnelles diminuent avec le vieillissement de notre cerveau en raison d'une diminution de l'activation des régions frontales. De là, notre moindre flexibilité mentale. Ainsi s'explique aussi la difficulté apparente dans le rappel d'un nom, d'un mot, d'un souvenir récent chez une personne âgée, qui est uniquement le fait d'une difficulté à activer les stratégies de récupération, et non le signe d'une perte de l'information comme c'est le cas dans la maladie d'Alzheimer. Car il n'y a pas, au cours du vieillissement, d'atrophie significative des régions hippocampiques, qui est le propre de la maladie d'Alzheimer.

De façon schématique, trois étapes successives et trois circonstances pathologiques principales sont ainsi à considérer pour comprendre une plainte concernant la mémoire : un état dépressif qui contrarie l'enregistrement des informations ; une maladie d'Alzheimer qui en perturbe principalement le stockage (tout au moins au début) ; enfin, le vieillissement qui altère leur récupération. Une plainte de mémoire, si fréquente chez la personne après 60 ans, ne signifie aucunement maladie d'Alzheimer mais renvoie à une fatigue cérébrale. À la moindre inquiétude, les tests de mémoire et les tests cognitifs dont nous disposons aujourd'hui permettent de faire la part des choses. Ils sont habituellement réalisés en milieu hospitalier par des neuropsychologues expérimentés. Certains tests peuvent être utilisés en consultation ou au lit du malade. C'est le cas d'une petite épreuve très simplifiée que j'avais initialement développée pour mon usage personnel : fondée sur l'apprentissage d'une liste de cinq mots[1], l'usage d'indices de rappel va permettre d'en contrôler l'enregistrement lors de la présentation de la liste et d'en faciliter le rappel après un cours délai de quelques minutes. Le principe est d'associer à chacun des cinq mots, qu'il faut garder en mémoire, sa catégorie sémantique, si bien que le sujet peut récupérer les mots soit spontanément (c'est le rappel libre), soit en réponse à sa catégorie sémantique : quel était le nom du… fruit, etc. (c'est le rappel indicé) ? De cette façon, il est possible de faire la part des choses entre un trouble de la récupération (qui sera normalisé par la présentation de l'indice) et un trouble du stockage comme dans la maladie d'Alzheimer, où l'indiçage ne permet pas de récupérer le bon item car celui-ci n'a pas été stocké par l'hippocampe du patient. Utilisée par les internes du service et par les chefs de clinique, l'épreuve s'est diffusée de proche en proche et a été validée, grâce

---

1. Je ne peux la dévoiler ici, car ce test doit être réalisé dans des conditions contrôlées pour être valide et interprétable.

au soutien d'un laboratoire, comme outil rapide de dépistage (moins de deux minutes) à l'usage des médecins généralistes. Ce travail, publié dans une revue française, a démontré une grande sensibilité et spécificité pour le diagnostic de la maladie d'Alzheimer, validation qui a ensuite été répliquée dans une étude en population générale. Il est maintenant enseigné aux étudiants dans toutes les facultés. (J'ose toutefois espérer que ce petit test, très simple, ne sera pas la seule contribution qui restera de mon passage en neurologie.)

Dans la maladie d'Alzheimer, la perte de mémoire des faits récents va avoir des répercussions bien plus graves dans la vie de tous les jours des patients que lorsqu'il s'agit de troubles liés à la fatigue ou au grand âge. L'entourage du patient, qui l'entend répéter plusieurs fois la même réponse, prend conscience de ses difficultés, ce qui va modifier les rapports avec celui-ci. La famille cherche à éviter que le malade dispose de sommes d'argent importantes pour éviter qu'il soit la proie de personnes malfaisantes qui pourraient l'abuser facilement. Le patient est souvent perdu dans les dates. Il n'est, par exemple, plus capable de faire les courses seul, ou juste pour aller acheter un ou deux produits. Il lui faut tout noter. Il a des difficultés pour téléphoner, ne se rappelant plus les numéros, mêmes habituels, pour acquérir des informations nouvelles, pour mémoriser le digicode de l'immeuble ou son numéro de carte bleue, pour apprendre lorsque, nouvellement retraité, il s'est inscrit à une université du troisième âge... Cela dit, l'autonomie reste globalement préservée, et cela pendant plusieurs mois ou années, avant que le patient ne puisse vraiment plus vivre normalement sans aide extérieure. Depuis que nous travaillons sur les phases précoces de la maladie, j'ai eu la surprise de voir des patients rester à ce stade pendant sept, huit, voire dix ans, sans qu'il y ait un retentissement important dans leur vie quotidienne.

Les troubles de la mémoire épisodique à long terme, liés à l'atteinte hippocampique, constituent l'élément central de la maladie, essentiel à son diagnostic. Mais il ne résume pas l'ensemble des troubles de la mémoire qui peuvent être rencontrés chez ces patients. Nous l'avons dit, il y a en effet plusieurs types de mémoire qui reposent chacun sur un système anatomo-fonctionnel différent. Ainsi, il est possible d'observer, chez certains patients, une atteinte de la mémoire à court terme, c'est-à-dire de la capacité à garder des informations en mémoire vive pendant quelques secondes. Je ne parle pas ici de la mémorisation des faits récents, c'est-à-dire des faits qui ont eu lieu dans les heures où les jours qui précèdent et dont l'atteinte caractérise la maladie d'Alzheimer. Ici, c'est la capacité à garder pendant un temps très court une information en mémoire dite de travail, avant que cette information soit processée par le système hippocampique pour être conservée à long terme. Cette atteinte est rarement observée dans la maladie d'Alzheimer, tout au moins au début de la maladie. Mais quand elle l'est, elle est très spectaculaire, souvent dans les formes jeunes. Elle résulte alors d'une atteinte du lobe pariétal. Une telle atteinte n'était pas connue et n'avait pas été rapportée jusque-là. Il m'a été donné de l'observer il y a quelques années (au début des années 2000) chez une patiente plutôt jeune et cela m'avait beaucoup troublé. Cherchant à évaluer sa mémoire de travail, je lui demande de répéter trois chiffres pour commencer, une sorte de mise en jambe avant d'aborder des séries plus longues qui devaient aller jusqu'à sept, huit ou neuf chiffres qu'il lui faudrait répéter. Quelle n'a pas été ma surprise d'observer que cette patiente ne pouvait pas répéter une série de trois chiffres (5, 3, 4) mais seulement les deux derniers (3, 4). Je lui redemande peut-être vingt fois de répéter ces trois chiffres, mais à chaque fois elle n'en répète que les deux derniers. Il est très difficile de concevoir que l'on ne puisse garder active pendant quelques secondes une information aussi limitée. Mais il m'a bien fallu me rendre à l'évidence : cette patiente avait un trouble très sévère de la mémoire de travail. Son imagerie cérébrale a révélé une atrophie pariétale importante et relativement localisée. L'évolution se fera malheureusement vers une maladie d'Alzheimer. J'ai eu par la suite l'occasion d'observer, avec le Dr Léonardo de Souza, un médecin neurologue brésilien venu passer quelques années dans mon service, une quinzaine de patients présentant tous ce trouble majeur de la mémoire de travail. Ils avaient tous pour caractéristique d'être relativement jeunes et de présenter d'autres signes cliniques d'atteinte pariétale, confirmée par la mise en évidence d'un hypométabolisme de cette région en TEP scan. J'ai souhaité appeler ce tableau « pseudo-Ganser », du nom d'un médecin allemand qui a laissé son nom à un syndrome qu'il avait décrit à la fin du siècle dernier, le syndrome dit de la « réponse à côté » : à titre d'exemple de réponse à côté, interrogé sur le nombre de pattes du chien, le patient répond cinq. Il s'agissait d'un trouble considéré par son auteur comme psychiatrique. En proposant de nommer les difficultés observées chez mes patients par le terme de « pseudo-Ganser », je voulais prévenir le risque de considérer ces anomalies comme l'expression d'un trouble psychiatrique, voire d'une simulation, alors qu'il s'agit en réalité d'une perturbation tout à fait organique au sujet de laquelle il ne faut pas se méprendre. Il faut aussi mentionner les troubles de la mémoire sémantiques qui, eux, sont plus banals et surviennent immanquablement au cours de l'évolution de la maladie, et même parfois à un stade précoce. Ils se traduisent par des approximations linguistiques liées à des difficultés d'accès au mot précis (ou à la dissolution de sa trace), décrit dès lors en termes généraux (le lion devient un animal tout comme la perruche ou le cochon) par la perte du sens de certains mots (le patient ne comprend pas toujours ce qu'on lui dit), ou par un trouble de reconnaissance des visages.

Mais il est des systèmes de mémoire qui ne sont pas impactés par les lésions de la maladie : notamment, les systèmes sous-corticaux qui interviennent dans l'acquisition ou dans le maintien de procédures automatiques. Nous avons montré avec Bernard Deweer, chercheur dans mon laboratoire Inserm, que la performance de patients Alzheimer progressait au fur et à mesure de la répétition des essais au cours de certaines tâches dites procédurales – car ne faisant pas intervenir la mémoire consciente –, comme celle de la poursuite de cible (on demande au sujet de maintenir le contact d'un stylet sur une pastille collée sur un disque qui tourne et on mesure l'évolution du temps de contact lors des essais successifs) ou de lecture en miroir (on mesure le nombre de mots lus par unité de temps, et là aussi, l'augmentation du nombre de mots lus lors de la répétition de l'épreuve). Une amélioration de la performance au cours des essais successifs témoigne d'un apprentissage qui se met en place de façon automatique selon des procédures dont le sujet n'est pas conscient, et qui impliquent des mécanismes d'intégration et coordination sensorimotrice de bas niveau. Cette mémoire procédurale est longtemps préservée au cours de la maladie d'Alzheimer, ce qui permet le maintien de procédures acquises comme la pratique du vélo ou de la conduite automobile. Cela dit, même si les patients sont toujours capables de conduire, cette pratique est à proscrire lorsque le diagnostic de la maladie est posé car elle peut perturber le temps de réaction ou le choix de la réponse à produire dans une situation complexe en raison de troubles de l'attention ou du jugement. Il a d'ailleurs été rapporté une fréquence élevée des lésions de type Alzheimer chez les conducteurs décédés responsables d'accidents de la route apparemment inexpliqués, raison pour laquelle il est impératif d'obtenir l'arrêt de la conduite automobile lorsque le diagnostic est posé, même à un stade précoce, ce que les patients ne comprennent habituellement pas, expliquant qu'ils n'ont jamais eu d'accident jusque-là.

Les autres troubles cognitifs

Les troubles de la mémoire ne résument pas la sémiologie de la maladie d'Alzheimer, loin s'en faut. Ils s'accompagnent d'autres difficultés :

– Des difficultés d'orientation dans l'espace : d'abord se repérer dans un espace nouveau ou inhabituel. Le patient va par exemple se perdre ou faire un grand détour pour se rendre chez des amis, ou pour retrouver seul sa chambre d'hôtel après le dîner pris dans la salle à manger. Ces difficultés d'orientation spatiale vont être de plus en plus importantes et notées par l'entourage. Elles seront d'autant plus inquiétantes qu'elles se répètent, et surtout qu'elles concernent des lieux habituels ou des trajets connus et souvent pratiqués. Il s'agit d'un trouble dont les conséquences peuvent être majeures. Il arrive que certains patients, s'étant éloignés de chez eux, ne retrouvent plus le chemin et errent pendant plusieurs heures au grand désespoir de leur famille. Les journaux font parfois l'écho de disparitions dramatiques de patients retrouvés à de grandes distances de chez eux. C'est d'ailleurs une des craintes habituelles des services d'hospitalisation lorsque les patients veulent rentrer chez eux, échappent à la surveillance du personnel médical ou infirmier, et se perdent sur le trajet de retour. Raison pour laquelle il peut être parfois utile et efficace d'équiper le patient d'un bracelet de géolocalisation.

– La désorientation temporelle, c'est-à-dire les difficultés de repérage dans le temps, a des conséquences moins dramatiques. Cela dit, cette imprécision sur les dates gêne parfois les patients qui ont l'impression désagréable de flotter dans le temps sans avoir de repères précis. Elle est également pénible pour l'entourage qui doit sans cesse rappeler au patient des rendez-vous, notamment de consultation médicale, ou les événements familiaux. Des techniques de rééducation cognitive sont d'ailleurs centrées sur cette problématique dite de la « réalité de l'orientation temporelle » (*reality orientation therapy*). Elles cherchent à restaurer une emprise du patient sur la réalité par la présentation continue d'informations d'orientation et par l'utilisation d'aides externes diverses. L'orientation temporelle est régulièrement interrogée par le médecin lors de la consultation. Les patients se dédouanent souvent de leurs erreurs en prétextant, non sans raison, qu'ils n'ont plus de repères leur permettant de se fixer dans le temps. Tous les jours se ressemblent... Ils banalisent leurs échecs en disant qu'ils ne sont pas intéressés à connaître la date précise du jour. Mais le trouble est souvent plus important car ils ne peuvent indiquer ni le jour de la semaine, ni le mois, ni même l'année. Dans les phases plus évoluées, ils donnent parfois l'année de leur naissance en réponse à l'année actuelle.

– Des troubles du langage apparaissent précocement, marqués au début par un manque du mot ou une difficulté à trouver le mot juste. Le patient a alors tendance à utiliser des mots passe-partout – truc, machin, etc. – en le définissant par l'usage : « C'est le truc qui sert à... »

Le manque du mot, à ce stade, n'entrave pas la compréhension du message verbal : le patient se fait très bien comprendre. La perturbation traduit le plus souvent un simple problème d'accès au lexique : le patient ne trouve pas le mot précis mais conserve la signification des concepts. Plus préoccupante est la perte du sens même du mot définissant un trouble sémantique, comme nous l'avons déjà décrit. Le patient donne l'impression de ne pas toujours comprendre ce qui lui est dit ou demandé, ce qui crée une distance dans les rapports avec l'entourage. Conscient de ses difficultés de communication verbale, il peut alors avoir tendance à s'isoler de plus en plus et à éviter de s'exprimer quand cela devient une source d'incompréhension ou de tension avec les autres.

– Le trouble d'accès au sens ou de reconnaissance, que l'on observe pour les mots, peut également toucher les visages. D'abord les moins fréquemment rencontrés, comme ceux des acteurs que l'on voit au cinéma ou des chanteurs à la télévision. Cela dit, même à ce moment-là, l'entourage peut être étonné de voir que telle vedette ne peut être nommée ou reconnue. Mais il le sera d'autant plus lorsque le trouble frappera des personnes plus proches, des voisins, des amis, voire des membres de la famille. Il faut alors savoir faire la part des choses entre la non-reconnaissance d'une personne et l'oubli du nom d'une personne pourtant reconnue. L'oubli du nom est un symptôme banal, relativement habituel chez les personnes âgées, et ce d'autant plus que le nom n'est pas fréquemment nommé. Deux raisons à cela. La première tient au sujet : elle est liée, nous l'avons vu, à la plus grande difficulté à activer le processus de récupération en mémoire au cours du vieillissement. La seconde tient à l'objet : les noms de personne ne veulent rien dire et n'appartiennent à aucune catégorie de mots. Il n'y a aucune logique à ce que telle personne se nomme de telle façon. Il faut donc un encodage fondé, non pas sur la logique, mais sur un apprentissage forcé. L'encodage du nom étant difficile, son rappel sera d'autant plus aléatoire et fragile. C'est finalement la répétition qui va faciliter la récupération. Et elle sera d'autant moins bonne que cette répétition sera rare, que le sujet sera plus âgé et, a fortiori, atteint de la maladie d'Alzheimer.

En ce qui concerne la reconnaissance des visages, il faut mentionner ici une situation pathologique, heureusement rare, mais très troublante et douloureuse pour l'entourage ou le conjoint : il s'agit du délire d'identité, ou syndrome de Capgras (du nom du médecin psychiatre qui l'a décrit pour la première fois en 1923[1]) que l'on observe dans les formes souvent un peu plus avancées de la maladie ou, dans mon expérience, assez fréquemment au cours de la démence à corps de Lewy. Dans ce syndrome, le sujet reconnaît bien le visage familier mais ne l'identifie pourtant pas : le patient va être alors convaincu que la personne réelle

---

1. Capgras J. et Reboul-Lachaux J. : « L'illusion des "Sosies" dans un délire systématisé chronique », *Bulletin de la Société Clinique de Médecine Mentale*, 1923, pp. 6-16.

a été remplacée par un double, un sosie : « Ce n'est pas ma femme : elle lui ressemble mais je sais bien que ce n'est pas elle. » Le patient a la conviction délirante que sa femme a été remplacée par un sosie. Dans ce cas, on fait l'hypothèse que le réseau neuronal impliqué dans la reconnaissance consciente est préservé, alors que celui impliqué dans le traitement de l'émotion liée au visage est altéré. Cette dissociation aboutirait à une inadéquation entre la forme et le fond, entre le visage et la personne, décalage qui ne pourrait être résolu que par la conviction qu'il ne peut s'agir que d'une personne différente, d'un sosie.

– Parallèlement, des troubles du jugement et du raisonnement peuvent apparaître. Le comportement du patient est désorganisé. Il donne l'impression d'être dépassé par des activités qu'il réalisait facilement autrefois : il accumule des papiers, les range, les classe, les relit, les déplace... il présente une agitation superficielle et ne va plus au fond des choses. Il n'arrive plus à gérer les informations, son courrier, ses affaires, ses comptes comme avant. Par exemple, autrefois bricoleur efficace, il va montrer une difficulté nouvelle à organiser la succession des actions pour construire un meuble acheté en pièces détachées. Les mêmes difficultés peuvent apparaître dans le discours qui devient moins cohérent, moins synthétique, plus discursif, semblant même parfois échapper à la logique : le patient paraît se perdre dans ses propos, sans plus savoir ce qu'il voulait dire.

Les troubles psycho-comportementaux

Le comportement se modifie et ce changement est perçu par l'entourage. Parfois, il s'agit de l'accentuation de traits de la personnalité antérieure, et de la manifestation ou de l'accentuation d'une irritabilité, d'une impatience exacerbée par les réflexions ou les remontrances d'un entourage peu compréhensif. D'autres fois, c'est le contraire : le caractère change du tout au tout et la famille ne le reconnaît plus. Le patient se renferme et s'isole... Sa dépendance le rend plus docile. Il ne supporte pas de rester seul et d'être séparé de son conjoint, et ce même si ce dernier est dans la pièce à côté. Il lui impose une présence de tous les instants qui devient extrêmement lourde à vivre.

Parmi les troubles du comportement, l'apathie est certainement le syndrome le plus précoce et le plus fréquent. Il s'installe à bas bruit. Le patient ne manifeste plus l'intérêt qu'il portait auparavant à certaines activités. Il est beaucoup moins actif et semble moins intéressé. Il se laisse porter et n'est plus moteur comme avant. Cet état est mal compris par l'entourage qui l'interprète, à tort, comme le témoin d'un état dépressif. La difficulté tient au fait qu'il peut y avoir un état dépressif au cours de la maladie d'Alzheimer, et comment ne pas le comprendre ! Cela dit, l'apathie apparaît le plus souvent indépendamment de toute souffrance morale, de toute tristesse exprimée. Il est donc important de ne pas se méprendre sur la signification de cette apathie. Elle résulte de l'altération des neurones du cortex préfrontal sous-orbitaire impliqués, comme nous l'avons vu, dans la motivation à agir. Leur fonction est de créer l'état mental qui permet l'action. Certes, l'activité de ces neurones va diminuer aussi au cours de la dépression. Mais elle est également perturbée de façon primitive, dans le cas de certaines démences, et en particulier au cours de la maladie d'Alzheimer où l'apathie peut être observée isolément, sans être associée, alors, aux autres symptômes de la dépression. Tout se passe comme si le ressort de l'action était cassé. Les patients n'ont plus de pulsion à agir : ils n'en voient plus la nécessité ou n'en ont plus l'envie. Leur état naturel est celui de l'inaction.

À ce sujet, j'ai eu de nombreuses occasions d'observer la façon dont les artistes, et notamment les peintres, sont empêchés par cette apathie. Il semble, en effet, que la maladie cérébrale vienne plus modifier le projet créatif que son exécution. Chez le peintre, les gestes surappris et des procédures automatisées par l'habitude (la façon de mélanger plusieurs couleurs pour obtenir celle désirée, la force avec laquelle le peintre doit appuyer le pinceau sur la toile, etc.) sont préservés et assurent la réalisation du projet à moindre coût. L'étape la plus vulnérable est en fait celle de la pulsion créatrice, de cette nécessité vitale qui pousse l'artiste à s'engager dans l'œuvre. Cette question de la perte de l'élan créatif s'est posée lorsqu'il m'a fallu juger du statut d'une œuvre tardive d'une grande écrivaine française ayant souffert d'une détérioration cognitive sévère à la fin de sa vie. L'analyse du texte publié sous son nom correspondait bien à des phrases qu'elle avait prononcées et qu'avait retranscrites l'infirmière qui en avait la charge. Dans ces conditions, j'avais conclu qu'il fallait inscrire sur la couverture du livre « Propos de... » mais qu'on ne pouvait pas parler d'« Œuvre de... », dans la mesure où il n'y avait pas eu de projet éditorial.

Le projet de l'œuvre et la pulsion créatrice résultent de la mise en jeu de régions cérébrales spécifiques. Mais la créativité est un comportement complexe et multidimensionnel qui me semble résulter d'un double processus neurophysiologique. Un processus affectif tout d'abord : c'est la motivation, qui est altérée au cours de l'apathie liée à la maladie d'Alzheimer. Le sujet ne manifeste plus d'envie, n'a plus de pulsion à agir, n'a plus la force de se lancer dans la réalisation de son projet. Mais il faut aussi tenir compte d'une autre composante, d'ordre plutôt cognitif : c'est la conceptualisation. Cette composante est d'autant plus essentielle que le projet de création s'éloigne de la réalité et implique une forme d'abstraction ou de conception intellectuelle. Il s'agit d'un cas particulier, mais on voit bien, là, comment la maladie empêche le sujet d'avancer dans la vie en le privant, outre de son passé, de toute ouverture vers le futur. Ainsi se trouve-t-il enfermé dans une sorte d'éternel présent.

L'état d'apathie est souvent difficile à accepter pour les familles qui le vivent de façon douloureuse, surtout si le patient, connu avant pour sa vivacité et son entrain, présente un certain degré d'émoussement émotionnel et une indifférence affective nouvelle. Alors que, paradoxalement, cette condition présente l'avantage de poser moins de problèmes de surveillance que n'en posent les sujets déambulants, hyperactifs ou agressifs...

Dans certains cas, le patient apathique peut être malgré tout réactif aux sollicitations de l'environnement. Lui qui, spontanément, ne s'engage pas dans l'action, peut encore être mobilisé quand on lui propose une promenade, une visite de musée ou un déplacement. Mais le plus souvent, les patients rechignent à ces sollicitations. Dans d'autres cas enfin, l'apathie s'inscrit dans un contexte dépressif associé à la maladie. Cela n'est pas si fréquent et il y a alors tout le cortège habituel de signes qui accompagnent une dépression : souffrance psychique, tristesse exprimée, pensées négatives avec dévalorisation et sentiment de culpabilité, absence de projection dans l'avenir. C'est la double peine. Non seulement le sujet est malade, mais il en souffre. Heureusement, cette situation est inhabituelle en raison de l'anosognosie. Mais elle doit être systématiquement envisagée par le médecin car toute dépression majeure peut s'accompagner d'idées suicidaires et faire courir le risque au patient du passage à l'acte. J'ai pris pour habitude d'interroger longuement des patients sur leur état d'humeur, sans hésiter à leur poser des questions précises et directes : « Êtes-vous triste ? Pleurez-vous dans la journée ? Avez-vous des idées noires, et si oui, quand avez-vous eu de telles idées pour la dernière fois ? » Cet interrogatoire est essentiel, dans tous les cas. Si l'apathie n'est pas liée à un état dépressif, il a le mérite de convaincre les familles et de les rassurer sur ce point. Si en revanche on constate un état dépressif, il est essentiel d'en apprécier la gravité qui peut nécessiter une prise en charge immédiate pour éviter tout passage à l'acte. Enfin, une réaction anxieuse du patient est possible devant la perte des repères et la difficulté qu'il a à saisir et à comprendre le monde qui l'entoure et dans lequel il se perd à présent.

On rencontre encore d'autres troubles du comportement dans la maladie d'Alzheimer. Ils sont plus rares et plus tardifs. À la différence de l'apathie, symptôme négatif, ce sont des troubles productifs. Il s'agit de troubles d'allure psychotique caractérisés par des idées délirantes, des hallucinations, des troubles de l'identification perceptive, dont nous avons déjà parlé, ou des troubles moteurs. Le délire est défini comme une conviction erronée. Il prend racine au départ dans le sentiment de méfiance, d'abandon, ou dans des décisions pourtant rendues nécessaires par l'état du patient : suppression de la carte bleue ou du chéquier, voire sauvegarde de justice ou mise sous tutelle afin d'éviter les abus de toutes sortes ; placement en institution en accueil de jour, vécu comme un abandon. Tel patient sera convaincu que l'on cherche à le déposséder de ses biens et développera un délire de persécution. Tel autre aura la conviction de se faire voler les objets dont il n'a pas gardé en mémoire l'emplacement précis. Les hallucinations, définies comme une perception en l'absence d'objets réels, sont normalement tardives dans la maladie d'Alzheimer, mais elles sont troublantes lorsqu'elles s'accompagnent d'une conviction délirante de leur réalité. Le patient adhère à ses hallucinations, leur parle ou leur répond. Il s'agit habituellement d'hallucinations visuelles, souvent de personnes, parfois de proches disparus. Elles peuvent être aussi auditives, perception anormale de bruits ou de musique. Elles s'accompagnent d'un état d'anxiété, voire d'angoisse, parfois de cris ou d'agitation. Inquiétantes pour le patient, ces manifestations le sont également pour l'entourage qui peut renforcer les désordres émotionnels et comportementaux par des réactions inappropriées. L'agitation est souvent la résultante de tous ces troubles. Elle s'accompagne d'irritabilité, de brusques accès de colère, de déambulations, d'activités répétitives, d'accumulation d'objets, de mouvements parfois bizarres, et plus préoccupante, d'une opposition aux soins, à la prise des médicaments ou à la toilette avec insultes et coups. Ces troubles surviennent tardivement et sont généralement observés chez les patients en institution. Très tardivement dans l'évolution, des vocalisations aberrantes et des comportements verbaux persévératifs, parfois plus discrets sous forme de murmures ou de fredonnements, sont observés. L'ensemble de ces troubles a généralement des répercussions négatives pour le patient. Ils justifient souvent la mise en institution et une prise de distance de l'entourage.

La maladie d'Alzheimer peut également s'accompagner de modifications végétatives. Une perte de poids est fréquente. Le trouble peut être lié à la maladie : on observe une diminution de l'appétit au cours de la maladie, le résultat probable de modifications neuronales et hormonales au niveau de centres hypothalamiques impliqués dans les mécanismes de la satiété. Mais il peut aussi être la conséquence d'un état dépressif masqué ou être lié au traitement anticholinestérasique déjà évoqué. Les troubles digestifs comme les nausées, les vomissements, ou parfois simplement une inappétence, sont des effets secondaires possibles de ces traitements, responsables alors d'une perte de poids à plus ou moins long terme. C'est pourquoi il est recommandé de peser systématiquement le patient avant chaque consultation afin de suivre sa courbe de poids. La dénutrition doit être systématiquement recherchée car elle aggrave la morbidité.

Les troubles du sommeil sont enfin fréquents. Une augmentation de latence d'endormissement et une diminution du temps total de sommeil sont habituelles. Il en résulte une inversion du rythme circadien avec une augmentation des éveils nocturnes accompagnés de déambulations et d'un sommeil diurne. Très particulier est le « syndrome crépusculaire » ou « sundown syndrome » : à la tombée de la nuit, le patient devient agité, agressif, désorienté. Il ne se croit pas chez lui, ne reconnaît plus son lieu de vie et son entourage. Inquiet, il a tendance à déambuler dans un état d'agitation anxieuse.

Le bilan diagnostique

Évoqué cliniquement par le médecin sur la base des troubles présentés par le patient, le diagnostic de la maladie d'Alzheimer impose le recours à quelques tests ou examens qui vont le conforter. De façon schématique, il y a trois étapes d'investigation à distinguer.

– La première étape concerne l'inventaire des fonctions cérébrales altérées et celui des fonctions respectées : cet inventaire des fonctions cognitives est réalisé par le bilan neuropsychologique. Le bilan est généralement conduit par des psychologues ayant acquis une compétence particulière dans le domaine de l'évaluation des fonctions cérébrales. Le neuropsychologue va interroger, par des tests, le fonctionnement cérébral. Il évaluera dans un premier temps l'efficience intellectuelle globale par des tests composites qui fournissent un score global permettant de situer le sujet sur un gradient allant de la normalité à la détérioration intellectuelle sévère. Ce score traduit un niveau de performance à un moment donné, permet de situer le patient, et surtout de suivre son évolution au fil du temps.

L'évaluation ne va cependant pas s'arrêter à cette seule notion quantitative. Elle va chercher à définir qualitativement la nature des troubles présentés par le patient. Les lésions de la maladie d'Alzheimer, nous l'avons vu, touchant de façon relativement élective certaines régions cérébrales, un profil d'altération fonctionnelle peut ainsi se dégager. Ce profil comporte, dans les cas typiques, une atteinte de la mémoire épisodique à long terme que l'on peut évaluer par le rappel d'une liste de mots (par exemple avec le test RL/RI-16 qui associe une liste de seize mots à des indices sémantiques permettant de contrôler que l'encodage est effectif et de faciliter le rappel en utilisant les mêmes indices ; ou avec d'autres tests comme le California Verbal Learning Test (ou l'épreuve des quinze mots de Rey...). Il peut s'agir aussi du rappel des éléments d'une histoire (mémoire logique de Weschler) ou d'images comme le test des portes ou le DMS48.

Ces deux évaluations sont fondamentales. Si la première permet de positionner le patient sur un axe de gravité ou d'évolution de la maladie, la seconde permet de rattacher les troubles présentés par le patient à une probable maladie d'Alzheimer. D'autres investigations sont proposées pour faire l'inventaire des fonctions atteintes éventuellement associées. Elles vont concerner, entre autres fonctions, l'étude du langage oral. On évalue alors à la fois la composante « réceptrice », c'est-à-dire la compréhension des phrases, en faisant exécuter au patient des ordres de complexité variable, en lui demandant de définir des mots de fréquence variable (par exemple : igloo, maugréer...) ou d'expliquer la signification de certains proverbes (« l'habit ne fait pas le moine »); et la composante « effectrice », c'est-à-dire la capacité à dénommer des objets présentés, répéter des phrases ou des mots complexes (« l'espièglerie du spectacle... »), ou à produire le maximum de mots correspondant à une catégorie donnée (animaux, villes, etc.) ou à une lettre donnée (lettre S ou F par exemple). L'étude du langage écrit distingue les difficultés à former les lettres (qui renvoient à une perte des symboles graphiques) et les difficultés à écrire correctement, en particulier les mots irréguliers (qui renvoient alors à une perte de la connaissance sémantique des mots : tel patient, ancien universitaire, écrira ainsi « onion », « yot » ou « sculture » en régularisant ces mots dont il a perdu la connaissance de l'orthographe particulière). L'examen de l'écriture peut aussi comporter un exemplaire de dictée, de lecture et d'épellation de mots écrits. Les capacités de calcul sont étudiées en interrogeant le module de traitement des nombres qui inclut leur reconnaissance, leur écriture et leur manipulation dans les opérations arithmétiques. Rappelons que les nombres font appel à une double système de codage : notation verbale et notation arabe avec un transcodage mutuel permettant de passer d'un système à l'autre. L'exploration des capacités de calcul passe par la lecture à haute voix et par l'écriture verbale et arabe de chiffres et de nombres, de dictée, de transcodage de la notation arabe en notation verbale et du calcul écrit pour les quatre opérations de base (addition, soustraction, multiplication et division). On observe assez régulièrement des difficultés de calcul mental, de réalisation d'opérations de plus en plus simples et de transcodage, les patients montrant des difficultés, voire des blocages, pour passer d'un registre de notation à l'autre. Les activités gestuelles sont évaluées dans trois situations principales. Il y a tout d'abord l'accès au registre des gestes symboliques : tout au long de notre développement, nous avons appris à stocker dans un module spécifique l'organisation coordonnée des gestes associés à un message symbolique particulier et signifiant : le salut militaire, le signe de croix, le V de la victoire, le geste d'envoyer un baiser, etc. L'intégrité de ce module est vérifiée en demandant au patient de réaliser les gestes symboliques correspondant à leur intitulé.

La deuxième situation consiste à demander au sujet de manipuler, par imitation, l'usage de certains objets (le tire-bouchon, le peigne), ou de mimer des actions spécifiées (boire un verre d'eau, planter un clou avec un marteau, tourner la clé dans une serrure). Pour la troisième situation, on demande au sujet de reproduire des gestes sans signification, des gestes arbitraires que l'examinateur réalise devant lui : mettre le doigt de la main sur le front, faire les anneaux, les ailes de papillon avec les deux mains, etc. Une perturbation à ce niveau définit l'apraxie réflexive, qui est un marqueur souvent présent à des stades relativement précoces de la maladie.

Les capacités constructives peuvent être étudiées en demandant au sujet de dessiner un carré, un cube, une maison sur ordre ou sur imitation.

L'inventaire des fonctions atteintes et des fonctions respectées permet ainsi au clinicien de situer le patient sur le chemin de sa maladie : est-il au début de la route (comme en témoigne une atteinte pratiquement isolée de la mémoire) ? Ou est-il plus avancé sur le chemin, en raison d'une apathie importante et d'un retentissement sur certaines activités de la vie quotidienne nécessitant une surveillance, voire une présence qu'il va falloir organiser ? Ou bien se situe-t-il déjà très loin dans l'évolution de la maladie, comme en témoignent les troubles majeurs de compréhension du langage et du comportement qui ont déjà un impact sur la vie de son entourage, ce qui va nécessiter d'évaluer de façon précise leur tolérance réelle ? La présentation clinique et la nature des troubles présentés par les patients et recueillis par l'examen contribuent fortement à évoquer le diagnostic de la maladie, surtout si le médecin en a un peu d'expérience.

– La deuxième étape concerne des examens relativement simples, quasiment de routine, demandés par le médecin pour confirmer le diagnostic : un bilan biologique standard pour écarter une maladie métabolique ou endocrinienne, et un examen d'imagerie cérébrale, soit scanner soit IRM, pour s'assurer qu'il n'y a pas d'anomalie du parenchyme cérébral qui serait à l'origine ou qui contribuerait à l'apparition des troubles. Il peut s'agir de petites lacunes vasculaires, d'une dilatation des ventricules dans le cadre d'une hydrocéphalie à pression normale, d'un hématome sous-dural voire d'une tumeur cérébrale. L'IRM présente aussi l'avantage, outre d'éliminer d'autres causes cérébrales de troubles cognitifs, de pouvoir mettre en évidence des arguments positifs en faveur du diagnostic de maladie d'Alzheimer quand elle révèle une atrophie de l'hippocampe que l'on peut repérer sur des coupes coronales au niveau du cortex cérébral. Mon ami le professeur Philip Scheltens de l'université d'Amsterdam, a mis au point une échelle d'analyse visuelle du volume des hippocampes en cinq stades (du stade 0, pas d'atrophie, au stade 4, atrophie majeure) que nous avons popularisée en France avec la collaboration de mes collègues neuroradiologues. Cette échelle de Scheltens est maintenant couramment utilisée et permet de repérer des atrophies hippocampiques, ce qui peut contribuer au diagnostic. Même si l'atrophie n'est pas spécifique et que de petits hippocampes peuvent être observés chez des sujets normaux ! Dans certains cas, le médecin peut recourir à la scintigraphie cérébrale (ou SPECT) qui peut être une aide pour diagnostiquer les formes débutantes ou atypiques de la maladie en montrant une diminution de la perfusion cérébrale dans les régions du cerveau moins actives. Comme nous l'avons vu, un TEP scan, en mesurant le degré de consommation de glucose par les différentes régions du cerveau, peut permettre de repérer un hypométabolisme régional indiquant les régions atteintes. S'il s'agit d'examens utilisables dans la conduite diagnostique, leur indication est rare et relève généralement de décisions prises en service spécialisé concernant des situations diagnostiques complexes. Dans l'immense majorité des cas, le simple examen clinique, une prise de sang et un scanner, suffit à poser le diagnostic avec une grande probabilité.

– La troisième étape, celle des biomarqueurs, n'est pas nécessaire dans la pratique courante. D'ailleurs, la Haute Autorité de santé conseille de n'y recourir que dans des cas très particuliers, notamment lorsque le diagnostic n'est pas formellement acquis au terme des examens précédents alors qu'il est par ailleurs essentiel de le certifier. Une telle situation est rarement, ou jamais, observée chez un sujet âgé ou très âgé car chez celui-ci, la détermination formelle du diagnostic n'a pas ou peu d'impact sur une réévaluation de sa prise en charge. Ce n'est pas le cas, en revanche, lorsqu'il s'agit d'un sujet plus jeune, pour lequel il est déterminant de définir de la façon la plus précise possible la cause des troubles intellectuels qu'il présente. Cela va déterminer le pronostic, aider à prendre des décisions éclairées concernant son avenir, mobiliser plus fortement l'entourage, le milieu médical et le patient lui-même pour participer à des projets de recherche et à des essais de médicaments en cours d'étude. C'est dans les cas de patients jeunes, dans les cas complexes qui conduisent à discuter plusieurs hypothèses diagnostiques, ou dans le cadre d'une recherche encadrée, et uniquement dans ceux-là, que le recours aux biomarqueurs se justifie. Dans le cadre clinique, l'étude des biomarqueurs de la maladie d'Alzheimer se fait aujourd'hui lors de l'examen du liquide céphalo-rachidien obtenu par ponction lombaire. Ce liquide entoure le cerveau et recueille les protéines anormales produites au cours de la maladie. C'est donc une fenêtre facilement accessible pour étudier la biologie cérébrale. Mais la ponction lombaire est un examen qui a encore une mauvaise réputation auprès du grand public car, pendant de nombreuses années, elle a été associée à la suspicion de méningite et parce qu'elle était réalisée à ces époques avec des trocarts de gros calibre qui pouvaient rendre l'examen douloureux. Aujourd'hui, on utilise des aiguilles beaucoup plus souples et fines, sous anesthésie locale légère si besoin, ce qui rend cet examen pratiquement indolore. Ce d'autant que cette ponction est réalisée chez un sujet d'âge mûr, à un âge où le cerveau commence à être un peu atrophié et tolère mieux l'extraction d'une petite quantité de liquide céphalo-rachidien, prévenant ainsi la survenue de la céphalée post-ponction, classique chez les sujets plus jeunes. Cela dit, il y a aujourd'hui une tendance forte à proposer cet examen en pratique clinique dans les structures spécialisées de deuxième recours (CMRR notamment) qui ont pour mission de mettre à la disposition des patients, qui posent des problèmes diagnostiques complexes, toutes les ressources disponibles. En revanche, il ne faut en aucun cas réaliser cette recherche chez tout sujet qui le demande, en particulier chez ceux, cognitivement normaux, qui souhaitent connaître leur risque de développer la maladie par la recherche de biomarqueurs dans le liquide céphalo-rachidien. Comme nous le verrons plus loin, ce risque chez les sujets normaux ne peut pas être défini de façon précise à l'heure actuelle, et c'est pourquoi je suis fortement opposé à cette pratique. Je ne peux oublier l'histoire de cette jeune patiente, enseignante encore en activité qui m'avait envoyé un e-mail désespéré fin décembre à la suite de l'annonce du diagnostic de maladie d'Alzheimer par son neurologue. Quand je la reçois juste après les fêtes de fin d'année, je trouve une patiente effondrée, dans un état d'anxiété majeure. Elle me raconte alors les conditions très particulières de l'annonce du diagnostic. Inquiète par les manquements permanents de sa mémoire, ses oublis de rendez-vous, ses recherches incessantes de clés, de lunettes, de journal..., elle consulte ce neurologue de ville qui, impressionné, lui prescrit un examen de perfusion cérébrale (un SPECT) qui informe indirectement sur l'activité des différentes régions du cerveau. Elle en reçoit, chez elle, le compte rendu qui mentionne une région cérébrale moins bien perfusée. Elle téléphone alors à son médecin qui, manque de chance, partait le soir même en week-end et ne pouvait la recevoir : « Lisez-moi le compte rendu par téléphone. » À la lecture du compte rendu, ce médecin conclut hâtivement à l'existence d'une probable maladie d'Alzheimer et pressé par ses questions (et par son départ !) le lui annonce sans autre forme de procès. Quand je la vois en consultation, la situation n'est pourtant pas inquiétante : la plainte est certes intense mais banale, la patiente est à l'évidence anxio-dépressive et les tests réalisés en cabinet sont parfaitement normaux. Je la rassure et compte en rester là. Mais je sens bien que ma force de conviction n'est pas suffisante et pour la rassurer définitivement, j'organise une hospitalisation de jour avec des tests cognitifs complets, un entretien psychologique et une demande de ponction lombaire pour l'analyse de biomarqueurs à réaliser dans le cas où le bilan neuropsychologique montrerait des anomalies objectives d'atteinte des fonctions cérébrales. L'hospitalisation a lieu dans les jours qui suivent et, prévenu de la normalité des résultats des examens, je viens la rassurer définitivement. C'est alors que je comprends que la ponction lombaire a déjà été réalisée par un interne trop efficace. Nous en aurons les résultats un mois plus tard. Mais que se passera-t-il si ces résultats sont positifs, c'est-à-dire si les biomarqueurs sont anormaux ? Comment être crédible, ou tout au moins être cru, en lui disant qu'elle n'a aucun souci à se faire, qu'elle n'a aucun signe de cette maladie qui lui a fait si peur, si je dois lui annoncer quelques jours plus tard que la ponction lombaire a révélé la présence de stigmates biologiques d'une maladie qui pourra se révéler dans les années à venir ? Comment gérer ce double langage et quel message faire passer ? Celui de l'absence ou celui de la présence de la maladie ? C'est la raison pour laquelle j'ai pris la décision, après cet épisode éclairant, de ne pas réaliser cette enquête dans le contexte clinique en l'absence de symptômes objectifs. Il se trouve que dans ce cas précis, les biomarqueurs du liquide céphalo-rachidien sont revenus négatifs – ce qui n'était pas surprenant chez cette femme assez jeune – et cela m'a donné l'occasion, bien sûr, de pouvoir la rassurer plus encore.

En rapportant cette expérience récemment au cours d'une réunion européenne à Bruxelles, une collègue polonaise m'a raconté qu'un jeune homme, dans son pays, sans aucun trouble mais qui présentait simplement un risque de développer la maladie en raison d'une lourde hérédité familiale, avait fait une enquête génétique par Internet qui lui avait révélé qu'il était porteur d'une prédisposition génétique pour la maladie. Il s'est suicidé juste après. Certes, dans ce cas précis, la pénétrance de la maladie étant complète, le risque de la développer était certain. Ce sujet jeune avait encore probablement beaucoup à vivre mais la connaissance de ce risque, brutale et non préparée, lui rendait trop sombre la perspective de ces années de vie.

En pratique médicale courante, comment conduit-on le diagnostic ?

Il faut clairement distinguer deux situations très différentes. La première situation est souvent celle que rencontre le neurologue : c'est celle d'un patient vu au stade relativement précoce de la maladie. L'entretien médical va alors chercher à aller dans trois directions différentes.

Tout d'abord, essayer d'identifier la nature du trouble de mémoire, ceci grâce à des épreuves qui permettent de faire la part des choses et de préciser si les troubles de la mémoire sont en rapport avec un trouble attentionnel ou une atteinte hippocampique. Cette évaluation peut être réalisée grâce à des tests simples tels que l'épreuve dite « des cinq mots » que nous avons créée et validée il y a une quinzaine d'années et qui est maintenant régulièrement utilisée dans le cabinet médical. Elle peut être réalisée au mieux par des neuropsychologues qui recourent alors à des tests plus précis.

Deuxièmement, faire l'inventaire des autres fonctions cognitives déjà touchées par la maladie et celles qui sont préservées. Là encore, ce bilan sera réalisé au mieux dans un centre mémoire ou par un neuropsychologue spécialisé dans ce type d'investigations. Au cabinet du médecin, une évaluation grossière est possible avec une épreuve simple, le mini-mental state ou MMS, universellement connu et qui mesure le niveau intellectuel comme un thermomètre mesure la température corporelle. Il s'agit d'un petit test permettant d'évaluer l'efficience intellectuelle avec un score maximum de 30. Le test est composite, mesurant l'orientation temporelle et spatiale, le rappel d'une liste de trois mots, le calcul mental et la réalisation d'ordres simples, d'un dessin et d'une phrase pour un total de 30 points maximum. Une performance normale est généralement autour de 28, 29 ou 30. Le patient atteint d'Alzheimer au début aura tendance à avoir un peu moins, ne serait-ce que parce qu'il perdra 3 points en ne se rappelant pas les trois mots de la liste.

Ensuite, il faut apprécier le retentissement des troubles sur l'autonomie dans les activités de la vie quotidienne car cette évaluation va déterminer les besoins en termes de présence et d'aide, déclencher d'éventuelles mesures de protection, et permettre d'obtenir une prise en charge à 100 % des frais médicaux. La perte de l'autonomie, qui définit la démence, est appréciée cliniquement par la capacité ou la difficulté que présente le sujet dans la réalisation des gestes simples de la vie quotidienne : effectuer les tâches ménagères, assurer l'entretien de la maison, bricoler comme avant, faire les courses ou préparer les repas... Alors que les fonctions fondamentales comme manger, faire sa toilette ou contrôler ses sphincters sont les plus robustes et les plus tardivement touchées. Dans la pratique médicale, quatre activités sont évaluées qui permettent de se faire une idée rapide sur le degré d'autonomie du patient : il s'agit de sa capacité à utiliser seul les transports en commun, à utiliser le téléphone, à remplir la déclaration d'impôts ou gérer le budget familial, et à assurer lui-même la prise de ses médicaments. L'atteinte d'une quelconque de ces activités indique un besoin d'aide qu'il faut évaluer, ainsi que la tolérance de l'entourage et sa capacité à répondre à ces besoins. L'expérience et le savoir-faire d'une assistante sociale peut se révéler fort utile.

À partir de là, un bilan biologique de base est réalisé pour s'assurer qu'il n'y a pas de troubles biologiques, endocriniens ou métaboliques responsables d'une encéphalopathie pouvant mimer plus ou moins la maladie ou contribuer à l'aggraver. Dans le même ordre d'idées, le médecin prescrit un examen de neuro-imagerie, scanner ou IRM, pour écarter la présence de lésions vasculaires, tumorales, ou d'une hydrocéphalie pouvant être responsable de troubles cognitifs. Ainsi, au terme d'un bilan réalisé en Centre Mémoire ou en cabinet par le médecin spécialiste, comportant une étude des fonctions cognitives ou à tout le moins un MMS, un test de mémoire, une évaluation des activités de la vie quotidienne, un bilan biologique et un examen de neuro-imagerie, le diagnostic de la maladie d'Alzheimer peut être posé et les besoins nécessaires pour une prise en charge optimale évalués. Cette étape est essentielle. Elle permet de donner un nom aux troubles présentés, de proposer un traitement, d'inscrire le patient dans une filière de suivi et de prise en charge, de lui faire bénéficier de certaines aides : aide à domicile (ménagère et/ou médicosociale) dont la nature et le nombre d'heures sont définis en fonction de l'état du patient ; aide financière avec la prise en charge des traitements à 100 %, la maladie étant considérée comme une affection de longue durée (ALD) ; aide sociale avec la possibilité de bénéficier d'un congé dit de soutien familial ; conseils auprès de l'association France

Alzheimer qui a mis en place un numéro national d'aide aux familles et aux patients permettant d'être accompagné en cas de situation difficile à gérer.

La situation présentée n'est toutefois pas la plus fréquente. Dans la majorité des cas, le patient consulte alors qu'il est déjà beaucoup plus avancé dans sa maladie. Il faut savoir qu'il y a un délai important entre le début des premiers signes et le moment effectif du diagnostic. Une étude européenne avait montré que l'intervalle entre les premiers signes de démence (donc, l'entrée dans un stade relativement évolué de la maladie) et la pose du diagnostic était en moyenne de vingt-quatre mois en France ! Pour une moyenne de dix-huit mois dans l'ensemble des pays européens. Il faut, en plus, signaler que la moitié des patients Alzheimer ne sont pas reconnus dans notre pays et que le niveau de détérioration intellectuelle au moment où le diagnostic est posé a eu tendance à s'aggraver au cours de ces dernières années. Pour toutes ces raisons, il arrive que le patient entre dans le système de santé beaucoup plus tardivement. Cela se voit notamment chez les personnes âgées voire très âgées, installées dans un écosystème qui s'est progressivement mis en place autour d'elles et qui gère l'essentiel des problèmes qui peuvent survenir. La médicalisation a pu être évitée, mais seulement jusqu'à un certain point, et va s'imposer à l'occasion de troubles du comportement nouveaux, d'une agitation anxieuse, d'une moindre tolérance de l'entourage ou d'une modification de l'organisation qui, brutalement, décompense les modalités de prise en charge qui avaient été mises en place, telles que l'hospitalisation d'un conjoint ou d'un enfant qui assurait jusque-là une surveillance étroite. Le problème qui est alors posé au système de santé n'est généralement plus d'ordre diagnostique à ce stade de démence avancée. L'interrogatoire retracera les principales étapes de l'installation des troubles, et un examen rapide des fonctions cognitives permettra de rattacher l'ensemble du tableau à une probable maladie d'Alzheimer. Ici, le rôle du médecin est plutôt d'évaluer la tolérance du système de prise en charge, les besoins éventuellement nécessaires pour le renforcer, voire les solutions alternatives telles que le placement en institution s'il apparaît qu'il s'agit de la seule solution satisfaisante.

Je considère que, dans ces cas, l'intervention médicale ne doit pas être trop agressive, ne doit pas chercher à tout prix à caractériser formellement la pathologie sous-jacente, dans la mesure où cette connaissance ne modifiera en rien la situation présente qui relève principalement de mesures médico-sociales et où il n'y a pas de thérapeutique spécifique indiquée à ce stade. Les investigations complémentaires complexes sont à réserver principalement aux stades plus précoces, aux patients qui viennent d'eux-mêmes ou qui sont adressés pour avis diagnostique en raison de troubles nouveaux ou préoccupants.

En définitive, quand est-il souhaitable d'identifier la maladie ? Cette question m'est régulièrement posée par les journalistes ou lors des conférences grand public. Pour moi, la réponse est claire : il faut faire le diagnostic quand les patients ou leur entourage consultent pour cela. Ils sont inquiets : il faut tout mettre en œuvre pour apporter la réponse à la question qu'ils nous posent, même s'ils sont au tout début de la maladie. L'argument qui consiste à dire qu'il ne faut pas s'engager dans la démarche diagnostique sous le prétexte qu'il n'y a pas de traitement souverain ne tient pas. Il n'y a en effet aucune raison de lier la démarche diagnostique à celle de la prise en charge thérapeutique, comme je l'ai déjà mentionné. Lorsqu'un patient consulte pour une atrophie des muscles de la main avec quelques fasciculations, le neurologue qui évoque aussitôt l'hypothèse d'une maladie de Charcot ne s'interdit pas de prescrire un électromyogramme pour confirmer ce diagnostic sous le prétexte qu'il n'y a pas de traitement pour cette maladie. Le même constat s'applique pour certains cancers dont on ne se prive pas de faire le diagnostic même s'ils sont au-dessous de tout espoir thérapeutique. D'une façon générale, la démarche médicale opère en deux temps : reconnaître l'affection dont se plaint le patient à partir du moment où il consulte, puis dans un deuxième temps, envisager la prise en charge optimale pour la maladie qui a été identifiée.

D'ailleurs les Français veulent savoir : toutes les enquêtes d'opinion montrent qu'ils souhaitent, à plus de 80 %, pouvoir connaître leur risque de développer la maladie d'Alzheimer. Ce d'autant que, bien souvent, le diagnostic ne sera pas confirmé au terme du bilan diagnostique : c'est le cas de ces plaintes de mémoire qui inquiètent les sujets à tort et qui se révèlent liées à un syndrome anxio-dépressif qu'il est d'ailleurs tout aussi important d'identifier à ce moment-là. Et même s'il s'agit bien d'une maladie d'Alzheimer, il y a quand même des décisions à prendre (désigner la personne de confiance pour les démarches administratives ou pour être le porte-parole auprès du corps médical, planifier son avenir, mettre en place un mandat de protection future…), des règles de vie à proposer (concernant la conduite automobile ou la pratique de la chasse, en raison des risques que les troubles cognitifs des patients peuvent induire…), des mesures pharmacologiques (recours aux médicaments symptomatiques, participation à des essais thérapeutiques) et non pharmacologiques (prise en charge orthophonique, soutien psychologique, groupe de parole, interventions multi-domaines…), toutes mesures à instaurer et qui vont contribuer à améliorer la qualité de vie du patient et de son entourage.

La prise en charge

Souvent, aucune prise en charge particulière n'est assurée car la maladie n'est pas diagnostiquée. C'est un cas de figure non rare puisqu'on estime qu'un cas sur deux n'est pas reconnu en France. Il s'agit habituellement de sujets âgés dont les troubles de la mémoire sont mis sur le compte d'un vieillissement cérébral banal ne nécessitant aucune prise en charge particulière. Ce d'autant que l'absence de traitement puissamment efficace n'incite pas à la mobilisation des familles ou des médecins, et que les patients n'ont souvent pas conscience de la réalité de leurs troubles. La médicalisation va alors se faire à l'occasion d'une décompensation brutale, d'un événement de rupture qui peut être la survenue d'un trouble du comportement aigu, d'une agitation anxieuse, d'une grande crise clastique conduisant les familles et leur patient aux urgences de l'hôpital. Ce peut être aussi à l'occasion de déambulations incessantes ou de fugues rendant particulièrement difficile le maintien au domicile. Dans d'autres cas, le diagnostic a été porté et le patient est suivi essentiellement par le médecin généraliste qui ne voit alors pas la nécessité de réaliser des examens plus poussés ou un bilan en consultation mémoire, convaincu qu'il est qu'il n'y a pas de traitement à proposer dans cette maladie.

À l'opposé, le parcours de soins peut être très dense, reposant sur plusieurs intervenants : le médecin généraliste, le neurologue, les soins infirmiers le matin pour dispenser les médicaments et assurer la toilette, la rééducation orthophonique une à deux fois par semaine pour les troubles du langage, de la communication ou pour la stimulation cognitive, la kinésithérapie en cas de troubles de la marche, l'ergothérapie. Et, sur l'activation de nombreuses ressources et dispositifs, conseillés par l'assistante sociale ou l'équipe spécialisée Alzheimer (ESA), tels que la protection juridique, l'appel à une aide à domicile, à une auxiliaire de vie, à une aide ménagère, l'accueil de jour avec l'organisation du transport, l'hospitalisation de répit, etc. À cela, il faut encore ajouter une alimentation équilibrée, et si possible une activité physique et de loisirs régulière.

Ce réseau de soutien représenté par ces dispositifs va avoir un impact important sur la qualité de vie du patient et des aidants. Il se constitue progressivement, s'adapte en fonction des besoins, de l'état psychique du patient, et surtout de la tolérance de l'entourage. Il nécessite une articulation harmonieuse entre les acteurs de la ville et ceux de l'hôpital. La désignation d'une personne de confiance peut faciliter cette interaction : elle pourra accompagner le patient dans les démarches ou assister aux rendez-vous médicaux et veillera à ce que les volontés du patient soient prises en compte et notamment les directives anticipées si elles ont été établies.

Le retentissement sur le patient

Bien sûr, maladie d'Alzheimer ne signifie pas disparition des sentiments, des réactions émotionnelles ou des grands traits de personnalité qui sont le propre du patient. Bien sûr, il garde longtemps des capacités de communication verbale et non verbale. Les familles voient régulièrement le « verre à moitié plein ». Même profondément atteint, le malade peut avoir des moments de présence et de plus grande lucidité à certains instants de la journée, ce dont témoigne généralement l'entourage. Voire même des périodes où la maladie semble régresser, parfois à l'occasion d'une émotion, comme par exemple après avoir assisté à un concert, comme cela m'a été rapporté. Bien sûr, la possibilité que nous avons aujourd'hui d'identifier la maladie à son tout début, devant de simples troubles de la mémoire des faits récents qui peuvent rester stables longtemps, peut donner la fausse impression d'une maladie quasi bénigne…

Il n'empêche : la maladie d'Alzheimer fait peur. Elle fait peur car elle détricote progressivement la grande toile tissée de tous ces fils délicats et subtils qui nous lient les uns les autres, de tous ces liens que nous avons construits au cours de notre vie avec ceux qui nous entourent, plus ou moins proches. Elle fait peur car elle fragilise peu à peu le socle de connaissances et d'expériences passées sur lequel reposent notre jugement, nos croyances, nos convictions et nos décisions. Elle fait peur car elle isole le malade dans un univers de silence où la pensée s'appauvrit, où le langage se cherche puis se perd, et où le sentiment s'éteint. Elle fait peur car ce proche, autrefois si vivant et unique, perd le lien avec son entourage, son autorité et sa place, perd leur écoute, perd pied et finit par se perdre lui-même. Elle fait peur car le voyageur sans bagage ne sait plus où aller, ne fait plus de projets et ne vit qu'un présent atone, privé d'émotions. Elle fait peur car elle ne perturbe pas que les souvenirs de celui qui en est atteint, mais aussi le souvenir et l'image qu'en garderont ceux qui vont l'accompagner. Elle fait peur quand elle réveille des comportements qui blessent et qui font souffrir celui qui veille et accompagne avec tendresse, amour et abnégation. Elle fait peur car toute une partie de notre propre histoire de vie est inscrite dans les souvenirs de ce proche : cette part de nous-mêmes existe grâce à eux, en eux, et va s'évanouir à jamais avec la maladie. Elle fait peur car elle laisse intacte et vivante la forteresse extérieure en la vidant peu à peu du contenu qui en faisait toute la richesse. Elle fait peur, enfin, car elle frappe un organe mystérieux, troublant, surinvesti, qui symbolise et résume le statut de l'homme et dont l'atteinte pourrait réduire la dimension de celui qui en souffre. Il n'est pas surprenant dans ces conditions que les Français la placent aux premiers rangs des maladies qu'ils craignent. C'est du moins ce qui ressort des dernières enquêtes d'opinion, et notamment de celle réalisée par la Fondation pour la recherche sur Alzheimer (la FRA), du 23 au 25 juin 2017, auprès d'un échantillon de 1 058 personnes, selon laquelle la maladie vient au second rang des maladies les plus redoutées, après le cancer. Et cette peur est partagée par l'ensemble des pays européens. Ainsi, nombre de sujets consultent aujourd'hui, inquiets pour leur mémoire, en disant qu'ils veulent savoir le plus tôt possible ce qu'il en est pour prendre les dispositions nécessaires et pouvoir organiser leur vie en conséquence, laissant entendre qu'ils éviteront, le moment venu, d'imposer à leurs enfants de supporter le poids d'un parent dément.

Mais comment le patient réagit-il lorsqu'il prend conscience de son état ? Il faut distinguer ici le retentissement de l'annonce du diagnostic et le vécu de la maladie au long cours. Les deux impacts sont en fait variables.

Ils dépendent du patient et du stade auquel ils ont lieu. Au stade précoce, la conscience du patient peut être aiguë. Je recommande une annonce prudente, partielle, indiquant l'existence d'une affection cérébrale probable mais qui est encore à un stade relativement débutant, ne permettant pas de la définir de façon certaine. On est aidé dans cette assertion par deux éléments. L'absence de recours aux biomarqueurs du LCR. Cette recherche demeure exceptionnelle, n'étant indiquée, d'après la Haute Autorité de santé (HAS), que dans les cas complexes ou chez les patients jeunes. Elle nous prive de la certitude diagnostique et nous autorise à rester prudents dans l'annonce. En l'absence de ces fameux biomarqueurs, il est difficile d'affirmer la présence de la maladie, surtout à un stade débutant. Ce n'est qu'un diagnostic de probabilité et une annonce prudente est donc justifiée. On est également aidé par la possibilité que nous avons proposé de dénommer la phase initiale de la maladie « stade prodromal ». Cette formule est intéressante car elle permet de communiquer sur l'existence d'un stade débutant, de prodromes (signes avant-coureurs d'une maladie), mais en précisant qu'on ne peut certifier son évolution ni son devenir de façon certaine. Seule, la surveillance permettra de les préciser. « Vous avez des troubles de mémoire, plus sévères que ceux que l'on est en droit d'attendre à votre âge. Ils traduisent probablement un processus cérébral localisé. Comment cela va-t-il évoluer ? Il est trop tôt pour le dire. Cela peut rester très longtemps comme cela. Il n'est pas exclu que les troubles puissent secondairement évoluer et devenir plus diffus... » Je citerai ici le cas d'une vieille amie de ma famille, veuve depuis des années, que je suis pour des troubles de la mémoire pathologiques sans aucune discussion possible, qui est traitée par un anticholinestérasique depuis maintenant plus de dix ans, mais qui vit toujours chez elle, seule, et sans aucune aide, qui est toujours autonome et qui continue à recevoir, à voir des expositions, à organiser ses vacances d'été sur la côte normande et dont les enfants ne savent toujours pas que je la suis, même s'ils ont bien noté quelques difficultés.

Cette phase prodromale peut ainsi être longue et sa reconnaissance a modifié l'image que l'on se fait de cette maladie. Son identification autorise le médecin à offrir au patient une prise en charge active et à développer un discours proactif et de combat, en proposant alors au patient et à son entourage de participer à un essai thérapeutique concernant des médicaments en développement qui ont maintenant, presque tous, la particularité d'agir contre les lésions de maladie, permettant espérer ainsi pouvoir ralentir le processus pathologique.

Certes, cette approche prudente et graduée est en opposition avec les recommandations actuelles des éthiciens qui s'insurgent contre les pratiques des médecins qui privent les patients de l'exacte vérité concernant leur état. « C'est leur vie, c'est leur maladie : ils doivent savoir, et prendre toutes les dispositions nécessaires en connaissance de cause », nous disent-ils. Notre démarche, qu'ils définissent parfois comme paternaliste, me semble tout simplement humaine, et cet humanisme est le socle nécessaire de la relation qui lie le médecin à son patient. Si la vérité est toujours bonne à dire, elle doit être révélée avec prudence et circonspection. Et ce d'autant plus que des évolutions de la maladie particulièrement lentes sont parfois observées et que, dans ces conditions, des dispositions hâtives ou définitives seraient malvenues. D'autant que l'on ne peut prédire ou anticiper les réactions des patients, très variables d'un sujet à l'autre : il y a eu des tentatives de suicide après une annonce trop brutale.

Si le patient est plus avancé dans la maladie, l'impact de l'annonce sera généralement moindre. Lorsque la maladie est installée, ce qui domine le plus souvent est l'anosognosie, c'est-à-dire l'absence de réelle prise de conscience de la réalité de ses troubles par le patient, qui ne se sent pas lui-même malade. L'entourage a souvent du mal à accepter cette réalité, et a tendance à considérer qu'il s'agit plutôt d'un déni. Si tel était le cas, le déni serait évidemment douloureux car il sous-entendrait que le patient cherche à masquer une réalité dont il serait conscient soit pour s'en dégager, soit pour en soulager l'entourage. Pour moi, les choses sont claires : l'anosognosie existe sans aucun doute, y compris chez les patients au début de la maladie, et même s'ils ne présentent par ailleurs aucun trouble du jugement. Ils n'ont généralement pas conscience de leurs troubles, disent ne souffrir de rien et acceptent tout au plus l'existence de quelques difficultés de mémoire dont ils considèrent qu'elles sont banales pour leur âge. L'anosognosie évite la double peine, à savoir que le patient serait non seulement malade mais, qu'en plus, il en souffrirait ! C'est une réalité plutôt bienheureuse qui peut soulager l'entourage de la crainte légitime que la maladie soit une souffrance. C'est un point sur lequel j'insiste régulièrement au cours de l'interrogatoire pour circonscrire le plus précisément possible la perception réelle qu'a le patient de ses troubles, afin de soulager, si possible, l'entourage.

Il n'empêche qu'il y a, dans certains cas, des moments de lucidité ou une authentique dépression, réactionnelle à la prise de conscience des pertes successives que le patient éprouve. Même rare, il faut savoir la reconnaître pour la traiter car elle peut contribuer à aggraver les troubles de mémoire et les difficultés attentionnelles propres à la maladie. Elle se manifeste par une tristesse exprimée, des pleurs permanents et un découragement devant la difficulté à exprimer ses besoins et ses désirs de façon compréhensible.

Le retentissement sur l'entourage

Le retentissement sur l'entourage est considérable. On ne dira jamais assez l'héroïsme au quotidien et l'abnégation de ces familles qui peu à peu vont devoir s'adapter à cette situation nouvelle, découvrir l'ampleur de la dépendance, apporter une présence qui deviendra de plus en plus importante pour finir par devenir permanente et trouver, par tâtonnements, des solutions à des situations chaque fois nouvelles, imprévues et imprévisibles. Or, cela n'était pas le projet de vie que le conjoint avait envisagé pour cette retraite qui était attendue et souhaitée et qui devait être le début d'une nouvelle vie, faite de voyages lointains, de visites chez des amis ou tout simplement d'un repos mérité. Ce n'était pas, non plus, le rêve de cette jeune femme que de s'occuper de son père malade alors qu'elle doit se consacrer à ses jeunes enfants et à son mari ; ni ce qu'avait imaginé cette femme âgée, fragile, et qui se sent coupable de ne pas être capable de s'occuper de son mari malade et de voir une infirmière ou une aide-soignante venir le laver et l'habiller. Toutes ces situations, et bien d'autres, sont vécues, acceptées avec courage et abnégation, car il le faut bien. Je suis toujours frappé et ému par l'humilité unanime des accompagnants qui minimisent leur dévouement en le présentant comme un acte naturel : « il faut bien le faire » ; « je n'ai pas le choix » ; « il l'aurait fait pour moi »...

L'étude Pixel, réalisée en France (2001-2005), a étudié l'entourage familial des patients atteints de maladie d'Alzheimer, et fourni des informations intéressantes sur ces aidants et leur implication personnelle. Sur un plan démographique, les aidants naturels de patients déments sont majoritairement des femmes. L'étude a mis en évidence deux groupes différents d'aidants. Le premier groupe est constitué d'aidants relativement jeunes (50-60 ans), encore en activité professionnelle, principalement des enfants, et dans trois cas sur quatre des filles, ayant dû réaménager leur temps de travail. L'autre groupe, plus âgé, est constitué des conjoints, des épouses dans deux cas sur trois (car les femmes quand elles sont touchées par la maladie sont plus souvent veuves). La charge de travail liée à leur rôle d'aidant est estimée à plus de six heures par jour pour 70 % des conjoints et 50 % des enfants. Ainsi beaucoup d'entre eux déclarent ne plus avoir de temps libre. Cette présence physique, et surtout cette préoccupation psychique de tous les instants, qui soumet l'existence de l'aidant aux aléas de celle du patient, ont un retentissement profond sur son énergie vitale. On constate une comorbidité importante chez les aidants des patients qui se traduit par une plus grande fréquence de maladies chroniques que dans la population générale. Ils présentent un taux significativement élevé d'états anxio-dépressifs, d'épuisement moral (burn-out) et de troubles du sommeil. La consommation de psychotropes peut être importante chez les conjoints : un tiers prenant des somnifères, un autre tiers des tranquillisants. Ils présentent également des comorbidités physiques plus fréquentes (c'est le cas par exemple de l'hypertension artérielle). Il faut enfin savoir que, par manque de temps, un aidant sur cinq est obligé de différer ou de renoncer à une consultation, une hospitalisation ou un soin le concernant.

L'aidant doit se prémunir contre ce burn-out en aménageant des espaces de liberté pour lui-même, quelques heures par semaine, pour échapper à cette contrainte de la présence obligée. Il est également souhaitable de rompre la relation, parfois fusionnelle, qui lie l'aidant à l'aidé en proposant une présence extérieure (aide-soignante, auxiliaire de vie) pour permettre à l'aidant d'échapper, si possible, à cette contrainte qui est une forme de servitude, qu'on le reconnaisse ou non. Cette respiration est essentielle. Les accueils de jour dans des structures de proximité, quand ils sont possibles, représentent une solution précieuse. L'intervention extérieure est aussi une façon de préparer l'avenir car l'aidant peut être indisposé (maladie, hospitalisation, rendez-vous obligé) et ne plus pouvoir assurer sa présence. Il est essentiel d'anticiper de tels événements et la présence d'un professionnel extérieur permettra, le moment venu, de s'adapter à une situation nouvelle ou imprévue.

Le retentissement sur la société

La démence touche tous les pays et n'est pas l'apanage des pays occidentaux. La Chine est le pays le plus touché et près des deux tiers des patients vivent dans des pays à faible revenu. La prévalence, c'est-à-dire le nombre de cas recensés, augmente actuellement rapidement dans les pays en voie de développement au prorata de l'augmentation de l'espérance de vie. Le coût mondial, évalué dans le rapport de l'OMS de 2010 sur la maladie d'Alzheimer, représenterait 1 % du PIB mondial, soit environ 480 milliards d'euros chaque année, dépensés principalement en Europe et en Amérique du Nord.

La France arrive en 7e position en prévalence, pour un coût global de 10 milliards d'euros par an, la moitié étant assumée par les familles. Dans notre pays, la prise de conscience de l'enjeu de santé publique que représente la maladie d'Alzheimer est relativement récente. La première référence institutionnelle à la maladie date du rapport réalisé par Jean-François Girard et Ana Canestri en 2000, commandé par le ministère de la Santé et des Affaires sociales. Reprenant dans son avant-propos une expression que j'avais proposée lors de mon audition, ce rapport mentionne que la maladie est « encore considérée en France comme nouvelle ». Il est bien évident qu'il ne s'agissait pas d'une maladie nouvelle, mais ce propos avait pour but d'indiquer que la prise de conscience de l'importance de cette affection n'avait pas encore eu lieu. Les moyens nécessaires pour faire face à ce tsunami n'avaient pas été anticipés. Depuis, beaucoup d'efforts ont été réalisés, au prorata de l'importance qu'elle représente pour nos sociétés occidentales. Trois plans Alzheimer ont été proposés depuis 2000 (nous les verrons plus loin). Ces moyens importants, quoique encore insuffisants, ont été consacrés à la prise en charge médico-sociale, à l'amélioration des conditions du diagnostic, de la prise en charge, et aussi de la recherche. J'en veux pour preuve l'apparition au cours de ces dernières années de nombreux sigles qui traduisent, de façon froide et administrative, les efforts que la société et les pouvoirs publics ont déployés pour essayer d'apporter des solutions à la prise en charge de ces maladies :

> **MAIA** (Maison pour l'autonomie et l'intégration des malades Alzheimer) : structure destinée à coordonner la prise en

charge des personnes malades ; il y en a près de 350 en France aujourd'hui, couvrant 98 % du territoire.

CAJ (Centre d'accueil de jour) : structure qui accueille à la journée (ou à la demi-journée) des personnes âgées dépendantes ou atteintes de la maladie d'Alzheimer avec l'objectif de maintenir leur autonomie et une certaine socialisation. Il y a actuellement près de 15 000 places en France.

UP (Unité protégée) : structure qui propose, généralement au sein d'un EPHAD, un cadre adapté et sécurisé pour les patients atteints de maladie d'Alzheimer.

PASA (Pôle d'activités et de soins adaptés) : structure qui propose des activités sociales et thérapeutiques dans la journée dans un espace de vie spécialement aménagé aux résidents de l'EPHAD ayant des troubles du comportement modérés (21 400 places actuellement).

UHR (Unité d'hébergement renforcé) : structure qui propose des soins et une prise en charge en unité de soins de longue durée – USLD – aux patients ayant des troubles du comportement sévères (3 500 places en France).

UCC (Unité cognitivo-comportementale) : structure qui propose une prise en charge en soins de suite et de réadaptation – SSR – à des patients mobiles ayant des troubles du comportement productifs sévères sous la forme d'une grande agressivité, d'hallucinations ou d'agitation.

APA (Aide personnalisée autonomie) : mesure sociale en faveur des personnes âgées et dépendantes qui concerne aujourd'hui plus de 1,3 million de bénéficiaires et représente 90 % de l'ensemble des aides sociales des départements en faveur des personnes âgées.

CLIC (Centres locaux d'information et de coordination) : dispositif de proximité pour l'information des personnes âgées concernant les aides, les droits ou les ressources disponibles.

AGGIR (Autonomie Gérontologie Groupes Iso-Ressources) : grille comprenant de nombreuses variables qui permettent de déterminer le stade d'autonomie d'une personne âgée.

GIR (Groupe Iso-Ressources) : classification du niveau de perte d'autonomie de la personne âgée, calculé à partir de la grille AGGIR.

ESA (Équipe spécialisée Alzheimer) : équipe composée de professionnels – ergothérapeute, psychomotricien, assistant de soins en gérontologie – qui accompagnent les malades d'Alzheimer à leur domicile pour leur permettre d'y rester le plus longtemps possible.

SSIAD (Services de soins infirmiers à domicile) : structure gérée par une association, une fondation, une mutuelle ou par des établissements publics ayant pour mission de prodiguer des soins aux personnes en situation de dépendance souhaitant rester à leur domicile.

SAD (Services d'aide à domicile) : secteur qui regroupe les métiers liés à l'assistance des personnes dans leurs tâches quotidiennes et qui ouvre droit à une réduction d'impôts.

EPHAD (Établissement d'hébergement pour personnes âgées dépendantes) : établissements dédiés à l'accueil des personnes en perte d'autonomie physique et/ou psychique. Il y a actuellement 630 000 places en EPHAD et en Unités de soins de longue durée (USLD).

CMP (Consultations mémoire de proximité) : consultations pluridisciplinaires – neurologues, gériatres, neuropsychologues – pour le diagnostic et le suivi des troubles de mémoire, elles sont près de 500 en France.

CMRR (Centres mémoire de ressources et de recherche) : au nombre de 28 aujourd'hui en France, environ un par région, ils assurent un maillage territorial qui permet un accès aux soins de qualité, un recours pour les diagnostics difficiles et à la recherche d'excellence.

Une analyse récente des dispositifs de prise en charge et d'accompagnement de la maladie d'Alzheimer au niveau national vient d'être réalisée par la Fondation Médéric Alzheimer. Cette analyse montre une couverture nationale globalement satisfaisante, plutôt homogène, avec cependant quelques disparités notables et parfois contrintuitives : on constate ainsi un déficit en structures de diagnostic dans le sud de la France et dans la couronne parisienne et de grandes villes (Lyon, Grenoble, Toulouse) ; un déficit en structures d'hébergement pour personnes âgées en perte d'autonomie à Paris ; et une France rurale qui est en revanche bien dotée.

Le retentissement dans les médias

La présence de la maladie dans les médias et dans les arts est considérable. On peut le voir dans la façon dont elle est de plus en plus abordée au cinéma. Nombre de réalisateurs ou metteurs en scène, frappés dans leur histoire personnelle ou émus par la puissance romanesque d'un tel sujet, ont transcrit dans un film la charge émotionnelle que la maladie peut générer chez le patient, privé de son passé, ou dans son entourage qui assiste, impuissant, au délitement de la pensée renforçant encore l'attachement affectif. Parmi les films les plus connus ou les plus réussis, il faut citer *N'oublie jamais*, de Nick Cassavetes ; *Se souvenir des belles choses* de Zabou Breitman avec, notamment, Isabelle Carré ; *Loin d'elle* de Sarah Polley avec l'admirable Julie Christie ; *Cortex* de Nicolas Boukhrief avec André Dussollier, non moins admirable ; *Still Alice* de Richard Glatzer avec Julianne Moore, oscarisée en 2015 pour son rôle ; *Floride* de Philippe Le Guay avec Jean Rochefort ; *Je n'ai rien oublié* de Bruno Chiche avec Nathalie Baye. Il y a ensuite le témoignage de nombreux auteurs ou journalistes (Serge Rezvani, Christine Orban, Annie Ernaux, Giulia Salvatori, fille d'Annie Girardot, Sophie Fontanel, Colette Roumanoff, Françoise Laborde, Marie-France Billet, Béatrice Gurrey, Christelle Bardet, entre autres) qui ont voulu transcrire dans un livre leur relation avec un parent malade, parfois avec humour, le plus souvent avec douleur. Sans compter les nombreux reportages et documentaires réalisés pour la télévision, comme celui de Pierre-Olivier François et Pierre Bourgeois pour France 2, intitulé *Alzheimer : la course contre la montre*, qui se sont immergés dans mon service, pendant deux ans, pour suivre et filmer, à travers l'histoire personnelle de trois patients, la façon dont se déroulent la démarche diagnostique et les essais thérapeutiques dans cette maladie.

Mais plus important encore est le retentissement de la maladie dans les médias. Je fais référence aux multiples informations qui circulent en permanence sur la maladie. Cette réactivité excessive s'explique logiquement par l'émotion liée à la prise de conscience de l'enjeu sociétal que représente la maladie et par sa réalité qui concerne de plus en plus de familles et qui inquiète chacun d'entre nous. Comme tout phénomène nouveau et mal compris, il y a un besoin évident d'informations et d'explications. La plupart des journalistes, et notamment ceux des rubriques « santé », sont de vrais professionnels, très aguerris sur ces sujets qu'ils suivent depuis des années et leur communication est mesurée. Mais certains médias, blogs ou journalistes sur les réseaux sociaux traitent le sujet avec excès, sans prise de recul et souvent sans véritable connaissance. Or, cet excès d'informations souvent non contrôlées est à l'origine de déclarations sensationnelles qui n'ont rien de sérieux. Ainsi annonce-t-on un nouveau traitement soi-disant efficace, une nouvelle approche diagnostique révolutionnaire ou une découverte qui permettrait de comprendre enfin la cause de la maladie. Ces canaux de la connaissance véhiculent des informations, des croyances, des faits, des convictions, sans aucun contrôle ni évaluation. Dès lors, comment faire le tri entre le mensonge, l'hypothèse, la supposition ou le fait avéré ?

En effet, il ne se passe pas une semaine sans qu'on nous annonce une nouvelle piste diagnostique : réaction pupillaire au tropicamide par des chercheurs de l'université de Chicago, biopsie de muqueuse nasale, détection de la maladie par l'odeur de l'urine proposée par Bruce Kimball dans la revue *Scientific Reports*, diminution de l'odorat comme signe précoce étudiée par Marie-Elyse Lafaille-Magnan de l'université McGill, sans parler des tests biologiques (biomarqueurs sanguins), ou même des nouvelles approches de neuro-imagerie présentées à chaque fois comme des avancées considérables mais dont on ne reparle plus jamais ensuite.

Ces informations, tirées de revues plus ou moins scientifiques, sont reprises dans des médias « généralistes », et sans véritable traitement approprié. Ainsi, dans le chapitre des causes de la maladie, les médias rendent, sans le vouloir, la situation encore plus confuse et opaque. N'a-t-on pas appris récemment que l'Alzheimer serait une sorte de diabète, dénommé diabète de type 3, résultant de la résistance des neurones à l'insuline qui entraînerait une moins bonne assimilation cérébrale du glucose ? Il a même été avancé que les enfants diabétiques risqueraient aussi de développer la maladie d'Alzheimer à l'âge adulte. Rien de cela n'est observé en réalité. Dans le même ordre d'idées, l'hypertension artérielle et l'hypercholestérolémie ont été impliquées dans la genèse de la maladie, des taux élevés de cholestérol ayant été trouvés dans le cerveau des patients. Certains sites vont même jusqu'à préciser que quatre ans de cholestérol supérieur à 250 mg par décilitre augmenterait de 66 % le risque de développer la maladie d'Alzheimer. Les statines, médicaments hypocholestérolémiants, seraient alors recommandées. Mais un autre site explique que les statines sont néfastes car, passant la barrière du cerveau, elles pourraient diminuer la synthèse indispensable du cholestérol par le cerveau. Le rôle de l'alimentation et les habitudes alimentaires sont aussi régulièrement avancés : une alimentation riche en sucre et en graisse favoriserait le développement d'une démence. Il en est de même de l'obésité qui favoriserait la maladie d'Alzheimer. La consommation prolongée de médicaments psychotropes, tels que les benzodiazépines, ou des inhibiteurs de la pompe à protons pourrait augmenter de plus de 40 % le risque de survenue de la maladie. Des toxiques ont été également désignés comme responsables, comme le tabac ou la consommation excessive d'alcool, mais aussi une eau ayant une concentration élevée en aluminium ou l'exposition au DDT, dans des cas très particuliers. La toxicité avancée de l'aluminium, et son rapport supposé à la maladie d'Alzheimer, méritent qu'on s'y arrête un instant car il y a de nombreux articles grand public, mais aussi scientifiques, sur le sujet.

Cela vient du fait que l'aluminium est historiquement considéré comme responsable de tableaux de démence chez les dialysés rénaux. Cela fut établi à une époque où l'on ne contrôlait pas sa présence dans les bains d'hémodialyse. Par ailleurs, il a été trouvé en concentration élevée au sein des plaques amyloïdes. Si l'on ne peut exclure un possible rôle aggravant, aucune étude n'a permis néanmoins d'établir un lien quelconque de causalité.

L'hypothèse de facteurs infectieux a également été proposée pour essayer de rendre compte de l'augmentation importante de l'incidence de la maladie au cours de ces dernières années : n'a-t-on pas parlé d'épidémie, par un abus de langage, pour rendre compte de l'augmentation importante et récente de la fréquence de la maladie qui n'est en réalité que la conséquence d'un allongement important de l'espérance de vie au cours de ces cinquante dernières années ? Parmi les agents relevés, citons les infections fongiques, et l'infection ancienne par le virus herpès simplex. Ce virus reste toute la vie dans certaines cellules nerveuses et dans les cellules immunitaires, et peut se réactiver à l'occasion de stress ou de maladie. Il a été avancé que ces réactivations régulières pourraient favoriser l'apparition de la maladie d'Alzheimer. Une étude montrant une plus grande fréquence de souches du virus de l'herpès dans les cerveaux atteints de la maladie d'Alzheimer a récemment relancé cette piste. Mais corrélation ne veut pas dire relation. Et ce d'autant que l'on ne peut exclure qu'il peut aussi s'agir d'une conséquence de la maladie, le cerveau des malades devenant plus vulnérable aux attaques virales. Dans un autre ordre d'idées, des chercheurs de l'université du Texas ont même suggéré qu'une transmission de la maladie était possible après l'avoir constatée chez des souris transgéniques à qui ils avaient injecté des extraits de cerveau de patients, suggérant ainsi que la maladie pourrait être transmise dans certaines conditions selon un mécanisme proche de la transmission par prions (en référence à la propagation de la vache folle). Des publications récentes rapportant des dépôts amyloïdes dans le cerveau de sujets jeunes après intervention neurochirurgicale, notamment une greffe de dure-mère, conforte cette hypothèse d'une possible transmission par des produits d'origine cérébrale, tout en rappelant que cette hypothèse n'est proposée que dans le cas, rarissime, d'un geste neurochirugical avec apport de matériel humain. Il n'y a aucun argument pour avancer que la maladie d'Alzheimer serait contagieuse ou transmissible, par exemple par transmission sanguine, même si le Dr Claudio Soto évoque cette possibilité de contamination par transfusion sanguine ou par consommation excessive de viande industrielle, sans aucune preuve. D'autres sites avancent encore que la maladie résulterait d'un déficit immunitaire mais sans plus de précision. Les carences vitaminiques notamment, de vitamine B, ont été dites pouvoir être à l'origine de la maladie, sans aucune preuve convaincante, là non plus. Bien sûr, rien de cela n'a été confirmé par des études épidémiologiques sérieuses. Voilà pour les causes principales qu'un individu curieux pourrait facilement glaner sur Internet.

En matière de prévention aussi, il est des informations, annoncées comme des vérités établies, qui se voient secondairement démenties, comme le rôle préventif de l'hormonothérapie substitutive chez la femme ménopausée ou celui des traitements anti-inflammatoires. Une étude récemment publiée[1] vient encore d'infirmer le rôle du naproxène, un anti-inflammatoire, dans la prévention

---

1. Meyer P.F. et al., « INTREPAD : A randomized trial of naproxen to slow progress of presymptomatic Alzheimer disease », *Neurology*, 30 avril 2019, e2070-e2080.

de la maladie d'Alzheimer. En parallèle, les médias nous inondent de conseils diététiques, proposés pour guérir ou prévenir la maladie. Certains aliments auraient des pouvoirs extraordinaires, comme l'a rapporté récemment le journal *Néo-nutrition* (qui revendique la bagatelle de 350 000 lecteurs) : une cuillère d'huile de noix de coco peut stopper la maladie d'Alzheimer ! Et de raconter la belle histoire du Dr Mary Newport, diplômée du Cincinnati College of Medicine, qui a retracé dans un livre l'histoire de son mari Steve souffrant de maladie d'Alzheimer à un stade avancé. « Cherchant à sauver la vie de son mari, en dernier recours, elle décide de faire suivre à Steve une cure d'huile de coco à hautes doses. En quelques jours, les capacités physiques et mentales commençaient déjà à s'améliorer. Les professionnels de la santé étaient sans voix devant de telles prouesses. De triste et silencieux, Steve est redevenu souriant, bavard et même capable de plaisanter. L'huile de coco a sauvé Steve. » J'ai retrouvé la même histoire édifiante sur un blog (Santé Nature Innovation qui explique, non sans humour, comment : « trouver des informations fiables, vérifiées et objectives »), avec les mêmes résultats aussi sidérants : avec une cuillerée d'huile de coco tous les soirs pendant trois jours, Denis (Steve a changé de nom) « s'est remis à calculer comme un vrai comptable... et tenir de nouveau une conversation normale ». Comment peut-on écrire et croire de tels propos ? Ce même site, faisant le constat que « du côté des médecines conventionnelles, rien de nouveau », informe que les médecines alternatives sont en ébullition et proposent

« un protocole anti-Alzheimer complet, le protocole M, 100 % naturel, qui repose sur des années de recherche internationale et dont les résultats sont sidérants grâce au rôle d'une hormone naturelle, déterminante dans la lutte contre les murs créés par Alzheimer entre les différentes zones du cerveau… » et qui aurait permis de guérir (!) huit patients sur dix (27 octobre 2018).

Mais les conseils diététiques concernent surtout la prévention, ce qui est d'ailleurs plus habile car impossible à dénigrer… Ainsi nous dit-on que pour éviter cette maladie, nous devrions limiter notre consommation de sucre et de graisses (pour diminuer le risque vasculaire), mais aussi notre consommation de viande. Je m'interroge : que reste-t-il alors ? Il nous est également conseillé de consommer de la vitamine D (un taux sanguin de 25-hydroxy-vitamine D supérieur à 50 nanomoles par litre est recommandé), si l'on en croit une étude toulousaine qui aurait montré que les femmes âgées de 80 ans en moyenne, et ayant des apports alimentaires riches en vitamine D, auraient quatre fois moins de risque de développer la maladie d'Alzheimer, tout comme celles qui sont régulièrement exposées au soleil. Consommer des substances antioxydantes et potentiellement neuroprotectrices (aliments riches en vitamine C et en vitamine E, comme le ginkgo biloba) permettrait de lutter contre le stress oxydatif et les radicaux libres produits par le métabolisme cellulaire, qui sont toxiques pour les neurones. N'oublions pas aussi les apports en DHA (acide gras polyinsaturé), en oméga-3 bien sûr, et en particulier l'acide alpha linoléique, en suivant le conseil des chercheurs de l'université Tufs aux États-Unis, qui nous invitent à consommer du poisson trois fois par semaine, plus précisément des poissons gras, et si possible de petite taille, type maquereaux, sardines ou anchois. Quitte à consommer du poisson, choisissons le régime Mind qui s'inspire du régime méditerranéen et du régime crétois et qui est riche en acides gras oméga-3 (poissons, noix, plantes), en polyphénols et antioxydants, en légumes frais, fruits secs et huile d'olive riche en acides gras oméga-9 (mais un autre site nous demande de privilégier l'huile de foie de morue, ou l'huile de lin ou l'huile de colza en raison de leur richesse en oméga-3). Ou le régime Dash, ce dernier étant recommandé pour réduire l'hypertension artérielle et qui diminuerait, au passage, le risque de maladie d'Alzheimer de 53 % chez les personnes qui l'auraient suivi régulièrement. L'université Roche de Chicago préconise, elle, de consommer des épinards tous les jours en raison de leurs effets procognitifs. Les vertus d'une consommation modérée d'alcool ont été suffisamment soulignées pour qu'il ne soit pas besoin de trop développer cet argument ici. Et ce d'autant qu'il n'est pas exclu que cet effet, attribué à l'alcool, ne soit en réalité qu'un effet indirect, lié au style de vie et à la convivialité associés. Pour le dessert, nous recommanderons la grenade qui protégerait du vieillissement et de la maladie d'Alzheimer grâce à l'action des urolithines, composés aux propriétés anti-inflammatoires et neuroprotectrices qui auraient la capacité de réduire *in vitro* les niveaux de protéines bêta-amyloïdes. Terminons par un café dont on nous apprend qu'il diminue le risque de développer la maladie de 20 % : rien que cela ! Avec un carré de chocolat noir et un dernier verre de vin toutefois, car ils contiennent chacun du resvératrol. Mais manger bien ou manger moins ? Car la restriction calorique a également été proposée comme un facteur augmentant la résistance du cerveau aux maladies neurodégénératives. Tout cela étant affirmé avec autorité et certitude, mais hélas sans aucune preuve scientifique !

La prévention, nous dit-on, ne passe pas que par l'hygiène alimentaire et les conseils diététiques. Elle s'appuie aussi sur la lutte contre les facteurs de risque cardio-vasculaires, les fameux « bourreaux du cœur » que sont l'hypertension artérielle, les dyslipidémies et la sédentarité. C'est sur ce dernier point qu'il y a aujourd'hui une forte mobilisation médiatique. L'activité régulière, outre ses effets bénéfiques sur le système cardio-vasculaire, aurait un impact sur le risque démentiel, pourrait retarder l'entrée dans la maladie d'Alzheimer et ralentir l'atrophie de l'hippocampe. L'Académie américaine de neurologie vient de conseiller la pratique régulière d'exercices physiques, deux fois par semaine, pour les personnes présentant un déclin cognitif léger, dans une recommandation de janvier 2018. Il ne faut pas oublier non plus de maintenir, tout au long de sa vie, une activité cérébrale soutenue (lecture, jeux de mémoire, jeux de société). De nombreux sites spécialisés ont fait florès qui proposent des tests de mémoire, des exercices de logique ou de concentration, mais ces sites n'ont pas démontré l'efficacité de leurs logiciels sur la prévention du déclin cognitif en mettant en place des études de validation. En revanche, des études épidémiologiques en population générale ont cherché à définir les activités humaines les plus « rentables » : ce sont celles qui impliquent l'initiative et la planification (comme le jardinage, le bricolage) et surtout l'interaction sociale : le bénévolat, les voyages, le maintien d'un réseau amical actif sont les plus significativement associés à un retard du déclin cognitif.

Des études ont été réalisées pour comparer les différentes approches préventives. À partir d'une méta-analyse de 263 études concernant 13 différentes catégories d'interventions (incluant l'entraînement cognitif, l'activité physique, les nutriments, l'hormonothérapie, les vitamines, les AINS, le traitement antihypertenseur notamment), les auteurs concluent à des résultats peu convaincants : seule, une tendance positive est observée pour la stimulation cognitive (mais uniquement dans le domaine cognitif stimulé et pour une durée brève) chez les sujets normaux ainsi que pour l'activité physique quand elle est proposée au sein d'interventions multi-domaines[1].

Que faut-il penser de tout cela ? Il n'est pas question ici de stigmatiser uniquement les médias qui ne font que

---

1. Brasure M. et al., « Physical activity interventions in preventing cognitive decline and Alzheimer-type dementia : A systematic review », *Annals of Internal Medicine*, 2018, pp. 30-38.

rapporter des informations issues d'études scientifiques plus ou moins sérieuses et publiées dans des revues spécialisées. On peut néanmoins leur reprocher de ne pas vérifier le bien-fondé de ces résultats, souvent présentés comme des vérités qui vont susciter un espoir pour les patients et une confusion chez le public. Il faut savoir analyser de façon critique ces publications et pointer l'extrapolation excessive qui est parfois faite de données pourtant scientifiquement valides. Ces recommandations me semblent rentrer dans l'une des quatre catégories suivantes.

Le premier écueil concerne l'acceptation aveugle, sans critique, de données farfelues ou non confirmées. Des sites se sont fait écho de « guérison » de la maladie d'Alzheimer (!) obtenue grâce à des traitements instaurés tôt, dès les premiers stades de la maladie, et fondés sur le principe de la thérapie systémique et d'interventions multi-domaines associant les principaux facteurs précédemment présentés. Un exemple parmi de nombreux autres. Un ami journaliste m'a interpellé au sujet d'un article publié en 2014, dans une revue nommée *Aging*. Sous la rubrique « Research Paper », Dale Bredesen rapporte la récupération de troubles cognitifs dans la maladie d'Alzheimer (« *reversal of cognitive decline in Alzheimer disease* »). Il introduit le concept d'une approche thérapeutique, dénommée protocole MEND (amélioration métabolique pour la neurodégénérescence), fondée sur une activation métabolique et personnalisée censée participer au maintien et à la réorganisation des réseaux synaptiques (!). Sans donner plus de détails. L'étude n'a porté que sur dix cas de patients et sans recours au moindre placebo. Il faut rappeler qu'aujourd'hui une étude d'efficacité d'un nouveau produit (médicament, nutriment, approche multi-domaine...) ne peut espérer obtenir une réponse positive que si elle est testée sur des échantillons de l'ordre de mille patients, inclus et comparée à un groupe placebo en sachant que, pour se placer dans une situation d'objectivité la plus absolue, l'étude doit être conduite en double aveugle, c'est-à-dire que ni le médecin, ni le patient ne sont informés de qui reçoit le placebo et de qui reçoit le produit actif. Ici, il n'y a que dix patients traités, ils reçoivent tous le traitement, et ils le savent. Une amélioration marquée a été observée dans les dix cas (100 % d'efficacité) et qui, plus est, se maintient apparemment pour certains d'entre eux jusqu'à quatre ans. Outre les énormes biais méthodologiques déjà soulignés, l'amélioration rapportée est à l'évidence à mettre sur le compte d'un « effet practice » bien connu, observé à chaque fois que l'on fait repasser les tests cognitifs : il y a une habituation qui se fait progressivement, une mise en confiance ; stressé la première fois et inquiet de ses performances, le patient reprend confiance d'une fois sur l'autre, est plus à l'aise, comprend mieux les instructions, et peut même se rappeler des listes de mots qui lui ont déjà été présentées... Il y a toujours une amélioration des performances au cours de la répétition des épreuves. C'est même la raison pour laquelle il faut un groupe placebo pour avoir une ligne de base et vérifier si l'effet testé est supérieur à celui observé dans le groupe placebo. On voit comment un résultat apparemment très prometteur (« récupération des troubles cognitifs dans la maladie d'Alzheimer ») est en réalité une imposture, publiée à tort dans un journal scientifique sans aucune discussion sur la fiabilité des données et qui peut ensuite être reprise par des médias généraux, leur donnant, par leur publication, une diffusion excessive. Attention aux effets d'annonce, aux résultats sensationnels : ils doivent être analysés avec beaucoup de prudence et il faut toujours attendre une ou des études de confirmation. Or, la plupart des données présentées ci-dessus n'ont jamais reçu aucune confirmation !

Le deuxième écueil est celui de l'extrapolation à la maladie de données scientifiques valides mais qui ne s'appliquent pas à elle de façon établie. C'est le cas de l'annonce de résultats thérapeutiques spectaculaires sur des modèles animaux : par exemple, l'effet des ultrasons sur la disparition des plaques amyloïdes de souris transgéniques. Intéressant, voire prometteur... mais attendons de voir les résultats chez l'homme, sur les lésions, mais aussi et surtout sur les symptômes de la maladie. Ce à quoi s'est attelé, dans mon service, le Dr Stéphane Epelbaum avec le neurochirurgien Alexandre Carpentier.

De même, il ne faut pas considérer qu'un effet démontré sur la fréquence des démences peut s'appliquer automatiquement à celle de la maladie d'Alzheimer. Cette approximation est malheureusement fréquente car certains facteurs diminuent effectivement le risque de démence sans pour autant agir sur celui de la maladie d'Alzheimer. C'est le cas des facteurs de risque vasculaire (diabète, hypertension artérielle, hypercholestérolémie) dont le contrôle a permis de diminuer le risque de démence vasculaire mais sans influence significative sur la cascade biologique spécifique de la maladie d'Alzheimer. Ce que vient de confirmer un article récent[1] montrant qu'une inactivité physique, plus de dix ans avant, n'augmentait pas le risque de développer une maladie d'Alzheimer. En revanche un sur-risque était noté, bien que non significatif, pour la démence vasculaire en cas d'inactivité chez les sujets atteints de maladies cardio-vasculaires. C'est aussi le cas de tous les agents antioxydants qui interviennent efficacement sur les modèles expérimentaux de neurodégénérescence mais qui malheureusement n'ont jamais apporté la moindre preuve de leur efficacité dans les essais thérapeutiques de prévention de la maladie d'Alzheimer.

Troisième écueil, le pseudo-scientisme. On trouve ainsi sur des sites des informations pseudo-scientifiques floues et farfelues, présentées avec prudence au conditionnel : « le DHA participerait au bon fonctionnement des neurones » (?)... « La consommation de DHA pourrait prévenir le développement des maladies neurodégénératives en contrôlant l'expression de gènes protecteurs

---

1. Article de Kivimäki M. et al. (« Physical inactivity, cardiometabolic disease, and risk of dementia : an individual-participant meta-analysis », *British Medical Journal*, 2019) qui rapporte les résultats d'une méta-analyse à partir de 19 études prospectives incluant près de 400 000 adultes âgés de 54 ans en moyenne.

ou en activant les voies anti-inflammatoires » (?)... Une somme de faux arguments ne fait pas une certitude.

Quatrième difficulté : la surinterprétation. Corrélation ne veut pas dire relation. Prenons l'exemple de l'effet préventif de la consommation modérée de vin, rapporté dans plusieurs études épidémiologiques sérieuses. Est-ce à dire que c'est un effet direct de l'alcool ? Et si oui, par quels mécanismes ? Plusieurs hypothèses sont avancées mais qui sont plus des questions que des réponses : inhibition de l'agrégation plaquettaire, altération du profil lipidique sérique, voire effet direct des polyphénols. On peut aussi se demander si la corrélation observée n'est pas surtout un effet indirect, lié aux sujets choisis pour cette étude, des sujets bons vivants, amateurs éclairés, ayant une vie sociale active, peut-être un niveau socioculturel élevé, autant de facteurs dont on a montré par ailleurs qu'ils peuvent diminuer le risque à long terme de développer une maladie. La même remarque peut s'appliquer pour le régime méditerranéen.

Pour toutes ces raisons, il faut avoir un regard critique et une grande prudence face à toutes ces informations sensationnelles qui polluent régulièrement l'espace médiatique. Comment croire que consommer de la grenade pourrait empêcher la survenue de la maladie d'Alzheimer, une maladie qui résulte de l'accumulation excessive d'une protéine anormale – la protéine bêta-amyloïde – et de la dégénérescence des neurones liée à l'hyperphosphorylation des protéines tau ? Pour autant, ne jetons pas le bébé avec l'eau du bain. Une bonne hygiène de vie, la pratique d'une activité physique et cérébrale régulière, une alimentation saine, la lutte contre la sédentarité et les facteurs de risque vasculaire ont un impact certain sur la diminution de la fréquence du déclin cognitif et de la démence, ou tout au moins sur leur délai d'apparition quand ces mesures sont initiées tôt, à l'âge adulte, avant 50 ans. Cela vient d'être spectaculairement confirmé par le Dr Klodian Dhana de l'université de Chicago, dans une communication au Congrès mondial de la maladie d'Alzheimer le 15 juillet 2019, montrant l'effet positif d'un mode de vie sain (pas de tabac, peu d'alcool, activité physique deux heures et demie par semaine, bonne hygiène alimentaire, activités cognitives maintenues à un âge avancé) sur la diminution importante du risque de développer la maladie. Il est probable que ces mesures déjà en cours dans la population participent à la diminution constatée de la fréquence de la démence au cours de ces dernières décennies. C'est tout au moins ce qui ressort du suivi de l'étude Framingham parue en 2016 dans le *New England Journal of Medicine*[1]. L'influence de l'environnement et des parcours de vie sur l'évolution de la maladie a aussi été démontrée par l'étude Paquid[2]. « Nous avons mis en évidence une baisse dans le temps de l'incidence et de

---

1. Satizabal C.L. et al., « Incidence of Dementia over Three Decades in the Framingham Heart Study », *New England Journal of Medicine*, 2016, pp. 523-532.
2. Pérès K. et al., « Trends in Prevalence of Dementia in French Farmers from Two Epidemiological Cohorts », *Journal of American Geriatric Society*, 2017, pp. 415-420.

la prévalence de la maladie d'Alzheimer ! révèle le professeur Dartigues, de l'université de Bordeaux. La raison de cette baisse tient principalement à l'amélioration globale du niveau d'études des nouvelles générations. Cette découverte a révélé l'extraordinaire capacité de réserve du cerveau. » Mais cette diminution n'est en fait que relative car elle est malheureusement compensée par l'augmentation de l'espérance de vie.

Pour conclure, il s'agit d'un effet modéré voire marginal sur la prévention d'un déclin cognitif, dans lequel le niveau d'éducation, la correction des facteurs de risque vasculaire et l'amélioration globale des conditions de vie semblent avoir un effet positif. Mais cet effet n'est observé que dans le cas d'une intervention précoce, avant 50 ans, chez le sujet normal. Une fois la maladie installée, il n'est pas établi que ces mesures puissent améliorer les troubles présentés. C'est notamment la question débattue au sujet de l'intérêt de la stimulation cognitive.

Une étude française, ETNA3[1], a été réalisée sous la supervision du professeur Jean-François Dartigues pour évaluer l'impact réel des thérapies non-médicamenteuses de stimulation cognitive les plus largement utilisées en France dans la maladie d'Alzheimer, soit en institution, soit en ambulatoire, dans les hôpitaux de jour ou dans les accueils de jour : il s'agit

---

1. H. Amieva et al., « Group and individual cognitive therapies in Alzheimer's disease : the ETNA3 randomized trial », *International Psychogeriatrics*, 2016, pp. 707-717.

de la thérapie par stimulation cognitive, de la thérapie par réminiscence et d'un programme de prise en charge individualisée. D'une façon générale, les études jusque-là publiées sur ce sujet montraient plutôt des résultats encourageants avec une diminution de la symptomatologie dépressive, une préservation de l'autonomie dans certaines tâches de la vie quotidienne, et une atténuation des troubles du comportement. Mais il y a dans toutes ces études de nombreuses limitations méthodologiques qu'il faut prendre en compte : petits échantillons de sujets, absence de groupe contrôle, absence d'évaluation en aveugle. De plus, il n'est pas possible de dégager un consensus concernant la supériorité d'une technique de stimulation par rapport à une autre. Les résultats de cette étude multicentrique ETNA3 (conduite dans 38 centres français) randomisée, avec un échantillon de 800 patients ayant les critères de maladie d'Alzheimer au stade de démence légère à modérée et suivi sur deux ans ont été négatifs : aucune des trois thérapeutiques non-médicamenteuses n'a montré une efficacité supérieure à la prise en charge habituelle de référence. Ces résultats négatifs ont été obtenus chez des sujets ayant atteint le stade de démence ; cela pose la question de savoir si ces interventions ne sont pas trop tardives. Dans ce but, une étude toulousaine visant à tester l'efficacité conjointe d'une prise en charge des facteurs de risque vasculaires, de l'activité physique et de l'activité cognitive sur des sujets au stade débutant n'a pas non plus montré d'efficacité supérieure à la prise en charge classique de la maladie. Quant à l'intérêt de stimuler son cerveau avant, voire bien avant, il n'y a bien sûr aucune réserve, et même des arguments pour penser que la stimulation des fonctions cérébrales, les efforts de mémorisation, l'accroissement des connaissances sémantiques participent certainement à augmenter la réserve cognitive et permettent alors de retarder l'entrée dans la maladie.

Alors que j'étais plongé dans la rédaction de ce chapitre, je reçois un matin un coup de téléphone d'un journaliste d'une grande chaîne de radio. Spécialiste des questions de santé, sa direction lui demande de recevoir le professeur B., neurologue et chercheur de l'université de Californie, qui aurait mis au point « après plus de trente années de travaux... le premier protocole qui peut inverser les symptômes de la maladie d'Alzheimer ». Ceci, par une approche personnalisée associant des conseils diététiques (alimentation de type cétogène avec compléments alimentaires et plantes), une étude du statut hormonal et une activité physique (musculation). Les résultats seraient impressionnants : neuf patients sur dix ont connu une amélioration spectaculaire de la mémoire et de leurs capacités cognitives, comme l'indique le communiqué de presse que le journaliste me fait parvenir ultérieurement. Ce protocole, est-il indiqué, « a été étendu à des centaines de patients aux États-Unis : plus de la moitié n'auraient plus aucun symptôme » ! La demande qui m'était faite était de rencontrer ce docteur B. au cours d'une émission prochaine à l'occasion de la journée mondiale de la maladie d'Alzheimer, le 21 septembre 2018.

Comment peut-on croire qu'en modifiant simplement son alimentation ou en faisant un peu de musculation, on pourrait faire disparaître la maladie comme cela est annoncé ? Comment, à une époque où l'information circule, le niveau culturel progresse, le savoir scientifique se diffuse, peut-on être à ce point crédule et accepter de telles fadaises sans avoir le moindre esprit critique ou la moindre réserve devant des informations aussi farfelues ? Ce monde est-il devenu fou ? Nous sommes assaillis de *fake news*, de propos excessifs, d'informations mensongères propagées dans le seul but de faire fructifier sa petite entreprise et de profiter de la crédulité des gens. Or les familles ayant un proche atteint de la maladie d'Alzheimer sont malheureuses, dans un état de grande vulnérabilité et souvent prêtes à croire n'importe quoi. On peut comprendre cette crédulité de la part des patients ou des aidants. Mais cela est plus étonnant de la part de responsables de médias qui pourraient comprendre que si tel était le cas, si un seul patient avait un jour guéri de cette maladie, cette information serait en elle-même tellement importante que toutes les éditions de toutes les chaînes de radio et de télévision, toutes les rédactions de tous les journaux du monde entier, l'auraient évidemment placée en tête de leurs titres le jour même.

Je n'ai pas accepté de débattre avec ce « soi-disant » chercheur. Pourquoi, me demanderez-vous, alors que j'avais là l'occasion de dénoncer ces annonces extravagantes ? La décision n'était pas facile à prendre mais je sais que, dans le contexte actuel, j'aurais été perçu comme l'agresseur, celui qui représente l'establishment, la science académique, et qui est forcément inquiet qu'il puisse y avoir des approches nouvelles fondées sur d'autres méthodes non conventionnelles ou non scientifiques capables de résoudre les problèmes que nous avons été incapables de résoudre et qui pourraient alors fragiliser notre position. Aujourd'hui, le discours autour des plantes, des approches non-pharmacologiques a le vent en poupe même si, malheureusement, aucun fait scientifique ne vient confirmer leur efficacité. Mais il y a une réticence du public à l'égard de la biologie en général, et du médicament en particulier, en raison probablement de pratiques malencontreuses de certains laboratoires qui ont eu pour conséquence d'entraîner une suspicion compréhensible et de jeter le discrédit sur ces approches. Ce n'est pourtant que de cette façon que les progrès significatifs seront réalisés. Car les progrès dans le domaine thérapeutique ne pourront, malgré tout, ne passer que par les très grosses structures industrielles qui sont les seules, aujourd'hui, à pouvoir assurer le développement de tels médicaments. Car ce développement passe par des « figures imposées » très coûteuses : l'isolement de la molécule, l'expérimentation du produit sur l'animal avec la détermination de son spectre d'activité sur des modèles pharmacologiques précliniques et de sa tolérance en fonction des doses. Puis les essais cliniques, très encadrés sur le plan éthique et légal, d'abord chez le volontaire sain, puis chez le patient avec les premières études dites de phase 2, randomisées, en double aveugle contre placebo. Et enfin, pour confirmer les orientations précliniques, dans l'éventualité d'un signal positif, les grandes études dites de phase 3, internationales, lancées sur un grand nombre de patients (plusieurs milliers) en vue de l'enregistrement du médicament auprès des principales agences américaines (la FDA) et européenne (l'EMA) si les études ont montré une supériorité significative du médicament par rapport au placebo. Il faut ainsi environ une douzaine d'années pour conduire un médicament jusqu'à l'autorisation de mise sur le marché (AMM). Nous devrions être reconnaissants à l'industrie de se lancer dans de telles aventures. La solution ne peut passer que par là. En jouant du pipeau (musicothérapie) ou en effeuillant la marguerite (naturopathie), on améliorera peut-être la prise en charge de la maladie mais l'on ne progressera pas dans son traitement. C'est une guerre très onéreuse : pour information, on estime à 1 milliard d'euros l'investissement nécessaire pour conduire un médicament depuis les phases précliniques expérimentales jusqu'à l'étape d'autorisation de mise sur le marché. Et quand on sait que depuis 2001, 1 031 essais ont été menés dans le monde avec 244 molécules testées dans l'indication de la maladie d'Alzheimer, et qu'aucun n'a abouti à la commercialisation d'un médicament, on comprend l'importance des enjeux financiers. On ne peut malheureusement pas séparer les deux activités, forcément intriquées, qui sous-tendent tout développement industriel : la facette scientifique qui nécessite des moyens importants pour le développement et la validation des produits d'étude, et la facette commerciale qui concerne la promotion et la distribution de ces produits. Depuis quelques années, la dépendance de la recherche thérapeutique vis-à-vis de l'industrie pharmaceutique se généralise, ce qui permet aux pouvoirs publics de réduire leurs dépenses, mais ce qui induit également, de fait, des liens d'intérêt dans le système du médicament.

En attendant que la recherche aboutisse à de vrais résultats, il faut savoir raison garder et ne pas relayer toutes les annonces sensationnelles faites au sujet de la maladie. Et ne pas croire tout ce qui peut être écrit, même par des médias reconnus.

Ce que n'est pas la maladie d'Alzheimer

Il y a pour moi deux confusions notables par rapport à la maladie d'Alzheimer : considérer la plainte de mémoire banale comme le premier signe d'une maladie d'Alzheimer (erreur par excès) et, à l'inverse, considérer la maladie comme une vue de l'esprit (erreur par défaut).

1. Se plaindre de sa mémoire ne témoigne pas d'un début d'Alzheimer, loin s'en faut !

L'être humain n'a jamais vécu aussi longtemps qu'aujourd'hui. Grâce aux progrès de la médecine, et cela est fort heureux, nous vivons de plus en plus âgés : merci aux antibiotiques, qui nous ont délivrés de la peste, de la tuberculose et de la typhoïde..., merci au traitement antihypertenseur, qui nous a permis d'échapper à l'accident vasculaire…, merci aux règles d'hygiène et de diététique, merci aux consultations prénatales et à nos gouvernants qui, tout au moins en Europe, ont fait la paix des braves. Ce faisant, nous gagnons trois mois de longévité tous les ans et nous pouvons espérer vivre, bon pied bon œil, jusqu'à 90 ans pour les femmes et au moins 85 ans pour les hommes. Selon l'Institut national de la statistique et des études économiques (INSEE), si les tendances démographiques récentes se maintenaient, 26 % de la population serait âgée de plus de 65 ans à l'horizon 2050 et 16 % de plus de 75 ans. Si cet allongement de la durée de vie est une conquête majeure de l'humanité, il a aussi un prix, nous l'avons vu : le vieillissement de la population a pour effet d'augmenter de façon importante la prévalence de la maladie d'Alzheimer. L'apparition de plus en plus fréquente de cette pathologie chez nos ascendants et la médiatisation importante qui en résulte (n'entendons-nous pas partout qu'il faut se mobiliser précocement pour lutter contre les troubles de mémoire ?) expliquent l'inquiétude grandissante concernant cette maladie. Or, qui ne s'est jamais plaint de ne pas se rappeler le nom d'un collaborateur ou d'un ami, d'entrer dans une pièce sans plus savoir ce qu'il venait y chercher, d'oublier le contenu d'un livre ou d'un film, de chercher en permanence ses clés, ses lunettes ou son journal ? « C'est mon Alzheimer qui commence… », phrase fréquemment entendue qui cherche à banaliser le trouble (voire à le conjurer !) mais qui témoigne sans aucun doute d'une crainte véritable dans la population.

Je vois de plus en plus, à ma consultation, de ces patients encore en activité professionnelle qui, la cinquantaine passée, se plaignent d'une mémoire défaillante et réclament un traitement préventif. Mais préventif de quoi ? Il y a aujourd'hui une grande confusion entre la plainte de mémoire et le début d'une possible maladie d'Alzheimer. Or le fait de se plaindre de sa mémoire est un phénomène banal, partagé pratiquement par l'ensemble de la population. J'ai l'habitude de commencer les conférences grand public en posant la question suivante : « Que ceux qui ne se sont jamais plaints de leur mémoire lèvent le doigt ? » Force est de constater que, dans ces assemblées généralement grisonnantes constituées de gens inquiets, personne ne lève le doigt. Parfois si : une personne au premier rang, qui veut montrer avec fierté combien son cerveau fonctionne bien ! Mais si tout le monde se plaint, c'est que c'est la norme. En poussant l'argument, on pourrait dire que ne pas se plaindre est anormal ! Dans les années 90, nous avions travaillé avec une collaboratrice, le Dr Michon, sur la relation entre plainte subjective et performance objective de mémoire. Nous avions comparé deux groupes de sujets : un groupe de sujets déprimés et une population de sujets atteints de la maladie d'Alzheimer. Les premiers exprimaient un niveau élevé de plainte concernant leur mémoire contrastant avec des performances normales en situation de tests de mémoire. En revanche, les patients Alzheimer manifestaient peu ou pas de plainte (le signe de l'anosognosie dont nous avons déjà parlé) alors que leur performance était altérée dans les tests.

J'avais même édicté à cette époque un axiome volontairement paradoxal : « Plus on se plaint de sa mémoire, moins on a de risque de développer la maladie d'Alzheimer. » Cette assertion était excessive mais elle avait pour but de rassurer, tout au moins ceux qui étaient venus m'écouter dans ces réunions publiques. Je voyais d'ailleurs une grande partie du public se détendre à ce moment-là...

Cette plainte de mémoire est en fait une plainte « attentionnelle ». Car se plaindre de sa mémoire n'a souvent rien à voir avec une maladie de la mémoire et résulte le plus souvent d'un trouble attentionnel qui trouve pour une part son explication dans l'évolution récente de nos sociétés dites « modernes ». Nous recevons, en effet, de plus en plus d'informations en temps réel. La radio, la télévision, l'Internet nous bombardent en permanence d'actualités venant du monde entier. Ainsi avons-nous suivi d'heure en heure la campagne pour les élections présidentielles aux États-Unis ou en France. Les moindres éruptions volcaniques, tremblements de terre ou tornades en un point quelconque du monde nous parviennent instantanément et mobilisent toute notre attention. Sans compter l'accélération de notre rythme de vie personnelle, les e-mails incessants, les appels sur notre téléphone portable, messages écrits qu'il nous faut gérer le plus rapidement possible : si vous n'avez pas répondu dans l'heure, le message est de nouveau réexpédié : « L'avez-vous bien reçu ? » Sans oublier, non plus, les déplacements parfois lointains, souvent organisés dans l'urgence. Nous assistons à un raccourcissement inquiétant du temps et de l'espace. Comment notre système attentionnel pourrait-il, dans ces conditions, conserver la trace de toutes ces informations qui, à peine lues, entendues ou vécues, sont déjà remplacées par d'autres ? Notre cerveau ne peut pas (ou pas encore !) s'adapter à une évolution si rapide et si récente. Lorsque l'on sait que l'évolution darwinienne s'est faite sur des millions d'années, acceptons que notre mue cérébrale prenne quelques décennies ! Il suffit simplement de se rappeler quelle était la vie de nos grands-parents : pas d'informations hormis celles du journal quotidien local, lu avec attention ; un ou deux coups de téléphone dans la journée ; quelques visites d'amis à l'occasion ; un voyage pour passer Noël en famille. Lorsque ma grand-mère est allée rendre visite à l'un de ses fils à Edmonton, au Canada, au début des années 50, elle a fait la première page du journal local avec sa photo et un mot de bienvenue ! Cette anecdote pour rappeler qu'il y a soixante ans, un voyage transatlantique était encore un événement. Notre système attentionnel est donc sollicité de façon excessive, nous obligeant à fonctionner en attention dite « divisée » : nous devons distribuer nos ressources attentionnelles à l'ensemble des informations qui nous arrivent simultanément pour tenter de les enregistrer et d'en garder la trace. Il n'est pas surprenant, dans ces conditions, qu'une partie de ces messages ne soit pas bien enregistrée, en particulier lorsque ceux-ci ne sont pas suffisamment importants pour mobiliser notre attention de manière efficace. Ainsi en est-il de l'emplacement de nos lunettes ou de notre journal dont nous peinons souvent à nous souvenir où ils se trouvent. Nous n'avons pas porté attention à l'endroit où nous les avons posés lorsque le téléphone a sonné. C'était un acte machinal. Ne nous étonnons pas de n'en avoir pas mémorisé l'emplacement.

Lorsqu'un sujet vient consulter pour une plainte qui apparaît d'entrée de jeu comme tout à fait banale, il suffit de le soumettre à des tests de mémoire dont l'objectif sera de contourner l'étape attentionnelle pour étudier les capacités de la mémoire proprement dite. Contrairement aux circonstances de la vie quotidienne, où le sujet est confronté à des informations multiples présentées de façon parallèle (« attention divisée »), l'examen privilégiera la présentation d'informations uniques (« attention soutenue »), seule façon d'étudier les capacités de mémorisation. En s'assurant que le sujet a bien enregistré les informations dont on veut étudier sa capacité à les mémoriser, on court-circuite cette étape attentionnelle. On peut alors confirmer que les performances sont normales, témoignant d'un bon fonctionnement de la mémoire, et rassurer les patients par rapport à leur crainte de la maladie d'Alzheimer. Cela dit, ils repartent rassurés… mais avec leurs difficultés toujours présentes. Ce trouble attentionnel peut relever de nombreuses causes dont nous avons déjà parlé et qu'il faut savoir identifier : la dépression, et il est intéressant de constater qu'aujourd'hui la plainte de mémoire représente un mode d'expression socialement acceptable d'un état dépressif sous-jacent ; les états anxieux et le stress professionnel qui peuvent envahir l'espace cognitif jusqu'à le paralyser ; certains médicaments qui peuvent impacter les ressources attentionnelles comme les benzodiazépines ; les troubles du sommeil et notamment les apnées du sommeil, ces dernières méritant que l'on s'y arrête un peu. Les difficultés d'oxygénation cérébrale qu'elles induisent retentissent grandement sur les capacités attentionnelles et des améliorations spectaculaires sont parfois observées après des interventions thérapeutiques, en particulier lors de l'utilisation d'un appareil à pression positive. Enfin, pour terminer cette longue liste, il faut rappeler une fois encore qu'une diminution des ressources attentionnelles est la règle au cours du simple vieillissement cérébral, lié à l'âge, que l'on peut rapprocher d'une hypoperfusion frontale, et qui suffit à lui seul à expliquer la grande fréquence de la plainte mnésique chez nos contemporains. Une mémoire un peu défaillante est donc le prix à payer quand on a la chance de vivre plus âgé et que l'on poursuit sa vie dans une société comme la nôtre. Cela dit, la plainte de mémoire peut aussi renvoyer, bien que plus rarement, à une maladie d'Alzheimer. Car, rappelons-le, un patient atteint de maladie d'Alzheimer n'est généralement pas conscient de ses propres troubles. Ce n'est pas lui qui se plaint, mais son entourage.

2. La maladie d'Alzheimer n'est pas une vue de l'esprit

Il y a aujourd'hui un courant de pensée qui tend à remettre en cause la réalité même de la maladie d'Alzheimer. Et de bonne foi, sans aucun doute. C'est le cas de certains médecins généralistes qui considèrent la perte de mémoire de la personne âgée comme plus ou moins normale. D'ailleurs, disent-ils, n'acceptait-on pas avant cet état de fait sans en faire une maladie ? Ne parlait-on pas de gâtisme, ou en médecine, de presbyophrénie ? Ils ne voient donc pas la raison de médicaliser un état considéré comme une conséquence inéluctable et plus ou moins naturelle du grand âge. Il est vrai qu'historiquement la maladie décrite par Alzheimer n'était réservée qu'aux patients qui développaient la maladie avant 65 ans. Mais cette limite est arbitraire, d'autant plus que les troubles présentés chez les patients âgés, les anomalies neuro-radiologiques, les modifications des biomarqueurs dans le liquide céphalo-rachidien, les déficits biochimiques et les lésions histologiques observés lors de l'examen du cerveau en *post mortem*, voire l'évolution des troubles, sont en tout point comparables à ceux observés chez les patients âgés de moins de 65 ans. C'est la raison pour laquelle les deux entités ont été regroupées en une seule dans les années 90. Certains généralistes n'acceptent pas cette approximation et considèrent qu'il s'agit là d'une assimilation excessive dont le but principal serait d'augmenter de façon significative le nombre de patients pour justifier les besoins nécessaires en termes de santé publique, et obtenir plus facilement l'implication des laboratoires pharmaceutiques en rendant le marché, de fait, beaucoup plus conséquent. Il n'empêche que cette façon de refuser de médicaliser les troubles cognitifs des personnes très âgés a pour conséquence de les exclure de l'accès aux soins et aux procédures de prise en charge, et de les priver des aides que l'assurance maladie et que les plans présidentiels successifs ont octroyées aux malades et que justifie leur état. Cette indifférence à la maladie de la part de certains de mes confrères contribue, entre autres causes, à un sous-diagnostic préoccupant de la maladie d'Alzheimer en France, puisqu'on estime que 50 % seulement des patients sont aujourd'hui reconnus dans notre pays.

Tous les intermédiaires sont possibles chez les médecins, entre ceux qui cherchent à simplifier une réalité complexe et ceux qui l'obscurcissent, en ne voulant pas reconnaître la responsabilité des lésions cérébrales observées, ni leur relation avec les symptômes que présentent les patients.

La prise de position récente de Peter Whitehouse, professeur de neurologie à la Case Western Reserve University aux États-Unis et spécialiste reconnu de la maladie d'Alzheimer, n'est pas très éloignée de cette vision des choses. Ce chercheur émérite, qui a contribué par ses travaux à une meilleure connaissance des bases biologiques de la maladie, a publié un livre polémique[1] dans lequel il explique qu'il n'y a pas de possibilité d'identifier clairement les limites entre les lésions de la maladie et celles qu'on observe au cours du vieillissement, et donc qu'il n'y aurait pas de différence fondamentale entre les deux états. Dans ces conditions, il faudrait

---

1. Peter J. Whitehouse, *Le Mythe de la maladie d'Alzheimer*, De Boeck Supérieur, 2009.

accepter que la maladie soit une conséquence inéluctable de l'avancée en âge. L'approche thérapeutique ne doit pas être que médicamenteuse. Elle devrait être plus généralement inscrite dans une réflexion sociétale visant à considérer l'âge de façon différente, non pas de façon exclusive, mais au contraire en faisant en sorte que la communauté s'adapte à cette réalité en intégrant les âgés dans notre affection collective. L'ouvrage récent d'Olivier Saint-Jean et d'Éric Favereau chez Michalon, intitulé *La maladie d'Alzheimer : le grand leurre*, ne fait que reprendre ces arguments en déclarant que la maladie d'Alzheimer ne serait qu'une construction sociale pour décrire la vieillesse. J'aurai l'occasion de dire ce que je pense de tout cela dans la conclusion de ce livre.

Cette théorie « négationniste » inclut également dans ses rangs un courant apparu ces dernières années, et issu, non plus de la neurologie (Whitehouse) ou de la gériatrie (Saint-Jean), mais cette fois-ci de la psychiatrie : il est animé par Jean Maisondieu qui cherche lui aussi à remettre en cause la réalité de la maladie d'Alzheimer. Sans écarter totalement une étiologie biologique dans certains cas, les tenants de ce courant considèrent qu'il y a tout un gradient de dysfonctionnements plus ou moins liés à l'âge qui s'accompagnent de troubles cognitifs, assimilés à tort à la maladie, et qui pourraient être prévenus. Ils proposent ainsi une étiologie psychique complémentaire à l'étiologie biologique des démences. Ils questionnent le fondement même de la maladie et remettent en cause le principe de l'irréversibilité car il induit, de fait, une certaine démobilisation. Selon eux, le terme de démence n'est pas un diagnostic : c'est une condamnation. Ainsi la société isole le malade, exacerbe sa différence, fabrique des exclus dans un déni de fraternité. Cette « fabrique des exclus » est le maître mot d'une dénonciation de notre faillite contemporaine à accepter l'autre. La maladie d'Alzheimer serait le symptôme d'une société qui, par peur de la mort, rejette ceux d'entre ses membres qui ne parviennent plus à cacher leur mortalité. Plutôt que le reconnaître comme un sujet proche de la mort, la société l'enferme dans une nouvelle identité : elle en fait un malade en instrumentalisant la science. L'exclu est utile à la société car il sert de repoussoir et joue son rôle de menace. Le rejet s'accompagne de sentiments de culpabilité qui expliquent des attitudes de compassion excessive ou d'attention institutionnalisée. Voir le malade comme incurable entraîne sa mise à distance et permet au reste de la population de le considérer comme une exception et non comme un homme normal qui vieillit seulement. Une sorte de catharsis. Cela nous permettrait, de fait, d'éloigner la peur de la mort elle-même. Le statut de démence devient une réponse à l'aspect insupportable du vieillissement et de la proximité avec la mort. C'est le concept de thanatose, ou simulacre de la mort, qui désigne le comportement défensif observé chez les animaux en présence d'un danger ou d'un prédateur. À un moment où l'eugénisme devient triomphant, la vieillesse serait insupportable en soi. La thèse développée par Maisondieu propose ainsi une psychogenèse de la maladie, chez le patient, en rapport avec une angoisse de mort. D'après lui, l'angoisse de mort et les perturbations qu'elle peut induire dans la relation à autrui sont des facteurs possibles de troubles démentiels. La maladie d'Alzheimer soulage l'angoisse collective au prix d'une pathologie sévèrement invalidante chez certains. Derrière le désordre apparent des conduites démentielles, on pourrait déceler des intentions cachées : « La démence est une façon de se brûler la cervelle pour terminer sa vie sans plus penser à rien. » La démence devient une forme de suicide qui protège aussi de la peur de la mort. Ce qui permet aux proches de faire un deuil plus progressif que si le décès était survenu brutalement. Ainsi, il n'y a pas de dément, il n'y a que des souffrants, conscients à leur corps défendant de la finitude des choses et fous de peur à l'idée de perdre la vie au point de perdre la raison. Dans le même ordre d'idées, il faut citer un extrait de la préface de Louis Ploton, à l'occasion de la publication d'un nouveau livre intitulé : *Maladie d'Alzheimer : de la mystification médicale à l'indifférenciation sociale*[1]. Il y écrit : « On n'a pas Alzheimer, on EST Alzheimer. Le sujet atteint n'existe qu'au travers des différents symptômes qu'il propose. Il devient l'objet de sa pathologie. Son existence parmi nous, le choix qu'il a opéré pour préférer l'oubli à la mort qu'il redoute tant, ne sont que rarement interrogés (...) Et si

---

1. Livre écrit par Amédée-Pierre Lachal, Les Auteurs Libres, 2019.

la présupposée maladie d'Alzheimer traduisait un effondrement psychique exprimant notre indicible angoisse d'être mortel ? »

Mais que dire d'une thèse qui ignore toutes les preuves cliniques de la maladie ?

J'ai en mémoire un grand meeting organisé dans le cadre du Congrès européen de neuropharmacologie (ECNP) en 1998 à Paris. L'idée des organisateurs de ce symposium était d'intéresser les psychiatres français à ce qui apparaissait comme une nouvelle maladie. C'était la première grande manifestation scientifique sur la maladie qui soit totalement destinée à cette discipline en France. Une immense tente avait été montée accueillant plus de 2000 psychiatres installés sur des gradins en escalier. Je me rappelle très bien cet après-midi. J'étais en effet en train de consulter dans mon service à l'hôpital de la Salpêtrière, intrigué par ce sigle, « ECNP », qui était noté dans mon agenda à 16 heures ce jour-là. De quoi pouvait-il bien s'agir ? Ni moi ni mon assistante n'en avions le souvenir. Tout à coup, mais un peu tard, je pris conscience qu'il s'agissait d'un congrès qui avait lieu dans un grand centre de conférences à Paris. J'ai tout juste eu le temps de monter en voiture, de saisir au vol un rack de diapositives que j'ai réorganisé (c'était un peu avant PowerPoint...) à l'occasion des quelques feux rouges pour une fois bienvenus. Je me souviens de la première diapositive que je comptais passer : il s'agissait d'une coupe de cerveau montrant une superbe plaque amyloïde, que m'avait donnée le professeur Duyckaerts. Peut-être un peu agressive pour des psychiatres... J'arrive essoufflé avec deux à trois minutes de retard sur le lieu du symposium et suis accueilli au son de la musique de Richard Strauss, « Ainsi parlait Zarathoustra ». Quel accueil ! Je m'assois sur l'estrade avec d'autres orateurs, notamment le Dr Maisondieu, justement, le premier à intervenir. Il se lève et lit, très ému, un texte dans lequel il remet en cause la réalité de la maladie d'Alzheimer, la réalité des lésions cérébrales qui seraient plus ou moins la création des médecins neurologues qui ne peuvent pas accepter que les patients s'autodétruisent, se suicident eux-mêmes en consumant peu à peu leur cerveau, source de leurs angoisses et de leurs inquiétudes, et aillent jusqu'à inventer plus ou moins des lésions spécifiques. Et moi j'avais, bien sûr, en tête ma première diapositive. Après ces sommets discursifs d'une évidence psychiatrique subtile et éthérée, j'allais me présenter comme un matérialiste étriqué. Après avoir rappelé ma filiation psychiatrique en guise de circonstances atténuantes, j'ai donc montré ma belle image de plaque amyloïde sans trembler et sans vergogne. Quelle ne fut pas ma surprise de voir que l'accueil fut favorable et qu'en fait, le milieu psychiatrique avait déjà anticipé cette acception de la maladie d'Alzheimer comme une maladie du cerveau liée à des lésions bien identifiées, et non pas comme une maladie de l'esprit.

Cette tendance « négationniste », toujours d'actualité, n'est que la continuité d'un courant de pensée datant des années 20 qui avait considéré la maladie uniquement sous un angle psychodynamique, et qui avait eu pour conséquence fâcheuse de stopper toute recherche dans le domaine de la maladie d'Alzheimer pendant une cinquantaine d'années. C'est du moins la thèse de Ballenger, un historien des sciences qui, dans un article intitulé « Progress in the history of Alzheimer's disease : The importance of context », a attribué l'abandon des recherches sur la maladie à la mauvaise direction prise dès le départ par l'ensemble des chercheurs. Pour lui, la formule « démence sénile » aurait eu pour conséquence d'assimiler la démence à la « sénilité », mot fourre-tout appliqué à toute personne âgée de 60 ans et plus. À tel point que le mot « sénile » était vite devenu un parfait équivalent de « démence ». Cette assimilation malheureuse a dès lors bloqué toute recherche concernant la maladie, considérée à tort comme l'aboutissement inéluctable du vieillissement. Il reste à espérer que la nouvelle résurgence de thèses obscurantistes n'aura pas les mêmes effets…

Car il ne faut pas se méprendre. La reconnaissance de la maladie comme telle (c'est-à-dire, correspondant à une pathologie établie ; résultant de lésions bien réelles et aujourd'hui observables ; causant des troubles bien identifiés chez le patient et des souffrances importantes pour l'entourage ; et se révélant de plus en plus comme l'un des enjeux majeurs de santé publique) est un acquis précieux de nos sociétés. Mais il fut difficile et long à obtenir, comme nous allons le voir.

CHAPITRE II

L'aventure de la connaissance : de Aloïs Alzheimer à nos jours

Des Égyptiens à Aloïs Alzheimer

L'évolution des idées et des connaissances concernant la démence et les liens qu'elle entretient avec le cerveau et le psychisme est complexe. Elle est le fruit d'un lent cheminement de la pensée scientifique au cours des siècles, orienté dans deux directions complémentaires. Le premier, long et chaotique, a permis d'établir que c'est bien dans le cerveau que sont organisées les fonctions cognitives. Puis il a fallu intégrer et admettre que la démence peut résulter de lésions structurelles du cerveau, une connaissance récente dans laquelle la contribution d'Aloïs Alzheimer sera déterminante.

Le cerveau, siège de la pensée

On ne peut aborder le sujet sans se replonger dans l'histoire des sciences. Que le cerveau soit le siège des fonctions cognitives et le lieu où s'élaborent les comportements ou les émotions ne fait aujourd'hui de doute pour personne (à ma connaissance, le complotisme n'a pas remis en cause cette évidence), même si l'on a des difficultés à croire qu'il ait pu en être autrement. Déjà, les Égyptiens, trois mille ans avant Jésus-Christ, avaient compris que le cerveau jouait un rôle dans la commande des mouvements et dans la production du langage, comme en témoigne le papyrus trouvé par le collectionneur Edwin Smith à Thèbes en 1862, qui décrit le lien entre le cerveau et ses principales fonctions à partir de l'observation de toutes sortes de blessures, lésions, ou tumeurs. Il va pourtant falloir atteindre la fin du XIXe siècle pour que le monde occidental le redécouvre formellement. On ne peut qu'être surpris de voir qu'il ait fallu tant de temps, malgré les blessures de guerre par balle ou par arme blanche, les duels, les traumatismes crâniens et les chutes de cheval, pour repérer le rôle du cerveau dans la vie cognitive, affective, dans le langage et la pensée...

L'évolution des idées dans ce domaine a été chaotique et la connaissance a été émaillée d'errances et d'erreurs, comme celle de la théorie du cardiocentrisme. En effet, le cœur a longtemps été considéré comme le siège de l'âme et des sentiments : « C'est là en effet que bondissent l'effroi et la peur, c'est là que la joie palpite doucement, c'est donc là le siège de l'esprit et de la pensée... », écrit le poète romain Lucrèce[1], montrant ainsi la difficulté qu'il peut y avoir à interpréter un fait

---

1. *De natura rerum*, livre 3.

scientifique : l'accélération de la fréquence cardiaque, considérée ici comme liée à l'émotion, est en réalité la conséquence d'une stimulation de voies nerveuses à destinée cardiaque. Cette fonction attribuée au cœur sera reprise par les grands philosophes de l'Antiquité, et en particulier Aristote. La preuve, selon ce dernier, en est que le cerveau est insensible et ne réagit pas à la stimulation mécanique directe, alors que le cœur, lui, l'est. Le rôle du cerveau ne serait, selon lui, que de refroidir le sang chaud venu du cœur ! L'autorité d'Aristote contribuera cependant à faire prévaloir de façon officielle la thèse cardiocentriste jusqu'à la Renaissance. Cela étant dit, il faut rappeler que d'autres philosophes, comme Démocrite (Ve siècle avant notre ère) et son élève Hippocrate, affirmèrent la primauté du cerveau dans l'élaboration de la pensée. Cette thèse sera par la suite reprise par Platon, puis surtout par Galien, chirurgien romain de grande influence (130-201). La contribution de ce dernier est essentielle. Il réhabilite le rôle du cerveau en s'appuyant sur la dissection d'animaux, la loi romaine interdisant les autopsies chez l'homme. Il élabore alors une théorie de l'âme et postule que « L'âme raisonnable habite l'encéphale[1] ». Selon lui, le cerveau serait le principe des nerfs. Toutes nos sensations, comme les ordres envoyés aux organes du mouvement, en partent. Les grandes étapes ultérieures vont consister principalement

---

1. Galien, « Que les mœurs de l'âme sont la conséquence des tempéraments du corps », J.-B. Baillière, trad. Ch. Daremberg, Paris, 1854.

à essayer de relier l'activité psychique à une région particulière du cerveau. C'est ainsi que Némésius localise le centre de la pensée abstraite dans les ventricules latéraux. Par la suite, d'autres localisations seront proposées. Descartes pense que l'âme immatérielle s'unit au corps par la glande pinéale (épiphyse) ; Thomas Willis (1672) situe l'âme au sein des corps striés, Raymond Vieussens (1685) dans la substance blanche des hémisphères cérébraux. On est alors, enfin, dans la masse cérébrale, mais pas encore dans le cortex.

Le grand tournant, l'étape fondatrice, sera amorcé par Franz Joseph Gall (1758-1828) et la phrénologie, qui va introduire le concept de spécialisation hémisphérique et proposer une liste de différentes facultés mentales organisées au sein du cortex cérébral. Gall oriente ainsi définitivement la réflexion sur le cortex cérébral. Sa contribution sera double : d'une part, il développe la notion de localisations cérébrales, c'est-à-dire d'un fonctionnement du cerveau en territoires séparés et spécialisés ; d'autre part, il fait jouer au cortex cérébral un rôle clé dans ces localisations fonctionnelles. Il établit une liste *a priori* des facultés morales et intellectuelles propres à l'homme, et postule qu'il doit être possible de préciser leur siège en palpant le crâne à la recherche de proéminences chez des individus qui ont ces facultés particulièrement développées (à l'origine, par exemple, de la bosse des maths...). Tout cela n'a bien sûr aucun fondement, si ce n'est que ces travaux furent les premiers à proposer une cartographie fonctionnelle du cortex cérébral, certes fantaisiste, mais que viendront confirmer par la suite les travaux de stimulation électrique, notamment ceux de Fritz et Hitzig (1870) sur le cortex du chien et, surtout, les données de l'observation anatomo-clinique des patients aphasiques, apraxiques ou agnosiques. Il faut mentionner ici la contribution de Broca qui présenta le 18 avril 1861 l'observation d'un patient maintenant devenu célèbre, le cas Leborgne dit « tan-tan », qui avait perdu l'usage de la parole et ne pouvait prononcer que cette seule syllabe. Or l'examen de son cerveau révéla une lésion de la partie moyenne du lobe frontal de l'hémisphère gauche, et Broca conclut avec justesse que cette lésion était la cause de l'aphasie. Dans une intuition géniale, il postula alors, à partir de cette seule observation, que l'hémisphère gauche du cerveau était le siège de la fonction langagière, hypothèse qui sera ultérieurement confirmée. Il aura donc fallu attendre la fin du XIXe siècle pour que soit formellement reconnue l'importance du cortex cérébral dans les fonctions mentales supérieures, ce que les anciens Égyptiens avaient établi trois mille ans avant Jésus-Christ. La méthode anatomo-clinique, fondée sur l'analyse d'observations privilégiées, va peu à peu enrichir ces connaissances et permettre l'établissement progressif d'une cartographie fonctionnelle du cortex cérébral.

Le fait que ces fonctions dites supérieures (actuellement appelées cognitives) aient été rattachées au cortex cérébral a préparé le terrain pour faire que la démence, qui résulte de l'atteinte de ces mêmes fonctions, soit considérée comme une maladie du cortex cérébral.

Aloïs Alzheimer et le cas Auguste D.

Parallèlement à ce long chemin qui a conduit à admettre que les facultés intellectuelles étaient organisées au sein du cerveau, et plus particulièrement au sein du cortex cérébral, l'isolement de la démence hors du cadre des troubles mentaux auxquels elle s'apparente en première analyse, n'a été établi que récemment grâce à la mise en évidence des lésions cérébrales responsables. Si l'on reprend la définition de la psychiatrie que j'ai proposée au début de ce livre, la démence, qui produit des troubles de la pensée et du comportement, relèverait plutôt de cette discipline. Mais l'existence des lésions cérébrales que nous avons déjà décrites la rattache alors, et de façon définitive, dans le champ de la neurologie.

C'est ici qu'il faut souligner le rôle fondamental que va jouer Alzheimer en reliant formellement les dérèglements comportementaux observés chez sa patiente Auguste D. à des altérations des neurones du cortex cérébral. Pour bien comprendre l'importance de cette contribution, il faut se replacer dans le contexte des savoirs scientifiques de l'époque et suivre l'évolution des idées concernant la démence. Le terme de démence a longtemps été synonyme d'aliénation mentale. Philippe Pinel, célèbre médecin français de la fin du XVIIIe siècle, que l'on considère comme le précurseur de la psychiatrie, propose une classification des différents types d'aliénation mentale distinguant la manie, « où la faculté de jugement subsiste encore », de la démence,

« débilité particulière des opérations de l'entendement et des axes de la volonté où la faculté de penser est abolie ». Son successeur, Jean-Étienne Esquirol, également médecin-chef à la Salpêtrière, insista plus tard sur le caractère acquis des troubles démentiels : « Alors que l'idiot a toujours été dans l'infortune et la misère... L'homme en démence est privé des biens dont il jouissait autrefois, c'est un riche devenu pauvre. L'homme en démence montre, dans son organisation et même dans son intelligence, quelque chose de sa perfection passée, mais il est hors de sa nature[1]. » Mais il ne fait pas de discrimination entre les affaiblissements intellectuels incurables (les démences) et ceux qui sont réversibles (les confusions mentales). Le premier lien entre démence et pathologie organique du cerveau sera apporté par Bayle en 1822, lorsqu'il atteste de lésions cérébrales de méningo-encéphalite chronique au cours de la démence causée par la syphilis, que l'on appelle la paralysie générale. C'est en fait la première fois que l'on relie un état d'aliénation mentale à une affection organique du cerveau, et plus précisément à une altération des cellules cérébrales, les neurones. Cependant, ce sont les travaux ultérieurs d'Aloïs Alzheimer qui vont définitivement lier démence, organicité et cortex cérébral.

---

[1]. Article « Idiotisme », in *Dictionnaire des sciences médicales en 60 vol.* (1812-1822), sous la dir. de Panckoucke, vol. 23 (HYG – ILÉ), 1818, pp. 507-524 ; et dans *Des maladies mentales considérées sous les rapports médical, hygiénique et médico-légal*, 1838, chez J.-B. Baillière).

Alzheimer est un psychiatre allemand (on parle alors d'aliéniste), médecin de l'Asile municipal de Francfort-sur-le-Main depuis 1888. Mais il est aussi chercheur et se passionne pour les relations entre psychisme et cerveau, entre maladies mentales et lésions cérébrales, en mettant à profit les progrès récents du microscope optique (pourvu de lentilles développées par Ernst Leitz et Carl Zeiss) et les nouvelles techniques de coloration des tissus organiques.

Avec son maître, Emil Kraepelin, il pense que les troubles mentaux sont liés à des maladies du cerveau et non à des traumatismes psychiques. Ils se situent ainsi à la frontière entre la psychiatrie et la neurologie (la frontière n'est pas si nette) et s'opposent en cela à l'autre courant psychiatrique de l'époque, représenté par Sigmund Freud. Car Aloïs Alzheimer est déjà sur la piste des lésions cérébrales et cherche à distinguer les différents états démentiels. Dans la clinique d'aliénés de Francfort, il a identifié les troubles mentaux chez les malades très âgés mais il a l'intuition que ces troubles pourraient résulter d'une altération organique, structurelle, du cerveau. Dès 1898, à l'occasion d'une publication, il pose même l'hypothèse que cette démence sénile pourrait être liée à la sclérose des artères du cerveau qu'il avait observée à l'autopsie. C'est là qu'entre en jeu la fameuse Auguste D.

Auguste D.

Tout commence avec l'hospitalisation d'Auguste D., le 25 novembre 1901, dans l'asile de Francfort, pour des troubles mentaux installés depuis mars 1901. Ceux-ci sont caractérisés par un délire de jalousie à l'endroit de son mari, des idées de persécution, et une agitation anxieuse, accompagnés de troubles de mémoire de plus en plus sévères et d'une modification de son comportement, notamment des déambulations sans but. Le lendemain, le 26 novembre 1901, le Dr Alzheimer l'examine. Le dossier médical d'Auguste Deter, que l'on croyait perdu, vient d'être récemment retrouvé, et c'est ainsi que l'on peut découvrir les premiers échanges, maintenant célèbres et même historiques, entre le médecin et sa patiente, qu'ont retranscrits fidèlement Konrad et Ulrike Maurer dans leur livre[1] :

« Comment vous appelez-vous ?

— Auguste.

— Votre nom de famille ?

— Auguste.

— Comment s'appelle votre mari ?

— Auguste, je crois.

— Êtes-vous mariée ?

— À Auguste.

— Depuis combien de temps êtes-vous ici ?

— Trois semaines… »

---

1. Maurer K. et Maurer U., *Alzheimer : Vie d'un médecin, histoire d'une maladie*, Éditions Michalon, 1998.

Le lendemain, le Dr Alzheimer lui désigne divers objets : elle ne peut se rappeler que de ceux que l'on vient de lui montrer. Il lui demande d'écrire : « Frau Auguste D ». Elle n'écrit que « Frau » car elle a déjà oublié la suite. Pratiquement chaque jour, Alzheimer enrichit cette observation en recueillant précisément, et de sa propre main, les réponses de la patiente et ses réactions. Et ce jusqu'en juin 1902. À la lecture de cette observation, on comprend qu'Auguste Deter présente des troubles majeurs de la mémoire (elle ne peut se rappeler le nom de son mari ni sa propre date de naissance), de l'écriture (elle ne peut écrire son nom), des difficultés de langage (son langage est décousu voire incohérent), ainsi que des troubles de la dénomination (elle ne peut nommer correctement ce qu'elle mange) ou de calcul (elle ne peut dire combien font 7 fois 7), et qu'elle présente un comportement altéré caractérisé par une anxiété, une agitation et une opposition.

Manifestement, Auguste Deter hante l'esprit du Dr Alzheimer. Parce que cette femme est encore relativement jeune, âgée de 51 ans, qu'elle était en parfaite santé six mois auparavant, et qu'elle présente des troubles qui lui rappellent ceux que l'on rencontre au cours de la démence sénile, considérée jusque-là comme résultant d'un durcissement des artères du cerveau lié au grand âge. L'explication des troubles mentaux de cette jeune femme se trouve certainement dans une altération de son cerveau, pense alors Alzheimer.

Auguste Deter va rester à l'hôpital psychiatrique de Francfort du 25 novembre 1901 jusqu'à sa mort, le 8 avril 1906. Au cours de ce séjour, sa maladie progresse rapidement, dominée par une agitation inquiète, des hallucinations auditives, un discours de plus en plus réduit et incompréhensible. Elle vit ses derniers jours dans un état de profonde hébétude. Durant sa longue hospitalisation, elle sera traitée selon les habitudes de l'époque, avec des bains chauds ou tièdes souvent prolongés pendant plusieurs heures pour calmer l'anxiété ou l'agitation, ou le recours à des somnifères (hydrate de chloral ou paraldéhyde) en cas d'insomnies. Elle y bénéficiera des soins attentifs d'Alzheimer jusqu'au 1er mars 1903, date à laquelle il part pour Heidelberg où l'a appelé le grand Emil Kraepelin qu'il va bientôt suivre à Munich. Mais avant de quitter Francfort, il a fait promettre à son ami le Dr Sioli, directeur de l'asile, de l'informer régulièrement de l'état de santé de certains de ses malades, et en particulier de celui d'Auguste D. Il se rappelle aussi un cas de démence, cette fois-ci beaucoup plus troublant, apparu chez un sujet jeune sans anomalie notable des vaisseaux cérébraux, mais chez lequel on constatait une réduction importante de certaines cellules nerveuses. C'est pourquoi, lorsqu'il apprend le 9 avril 1906 qu'Auguste D. est décédée la veille, il demande à Sioli de mettre à sa disposition le dossier médical et le cerveau de la patiente afin de pouvoir l'examiner avec ses collaborateurs. Ils observent dès l'inspection à l'œil nu une importante atrophie cérébrale qui se caractérise par un élargissement des sillons de la surface du cerveau. Mais c'est surtout l'examen au microscope qui va révéler l'existence de deux types d'anomalies au sein du cortex cérébral : d'une part, une modification de la structure de certains neurones du cortex cérébral, révélée grâce à l'utilisation d'une nouvelle technique histologique de coloration des éléments cellulaires, l'imprégnation argentique récemment mise au point par Alfred Bielschowsky. Cette technique, obtenue grâce à la précipitation des sels d'argent, permet de révéler des modifications de la structure des neurones, sous forme de faisceaux de fibrilles intracellulaires anormalement colorées. Elle est à l'origine de la découverte des « dégénérescences neurofibrillaires » dont on a ultérieurement démontré les liens avec la maladie d'Alzheimer. La deuxième anomalie concerne l'accumulation de dépôts métaboliques formant des plaques observées dans toutes les régions du cortex cérébral. Ces plaques, dites séniles, sont constituées en leur centre par une substance colorée par le rouge Congo, coloration spécifique de la substance amyloïde, d'où leur nom de plaques amyloïdes. C'est fort de ces informations, tant du dossier clinique régulièrement enrichi pendant toute la durée de son hospitalisation que de l'examen neuropathologique, que le 4 novembre, Aloïs Alzheimer présente l'observation du cas d'Auguste D., lors de la 37ᵉ Réunion de psychiatrie à Tübingen. Elle sera publiée dans le *Allgemeine Zeitschrift für Psychiatrie und Psychisch-gerichtliche Medizin*[1].

Le 4 novembre 1906 est une des grandes dates dans l'histoire de la médecine. D'abord, parce que cette observation vient confirmer le modèle phrénologique proposé par Gall en 1808, modèle selon lequel les fonctions cognitives sont

---

1. Alzheimer A., « Über eine eigenartige Erkrankungen der Hirnrinde », 64, 1907, pp. 146-148.

principalement organisées chez l'homme au sein du cortex cérébral. *Ensuite et surtout car, pour la première fois, un état démentiel et délirant, jusque-là envisagé comme un dérèglement d'origine psychiatrique, est rattaché à des altérations des neurones et à des lésions cérébrales identifiées*[1]. En fait, cela n'a été rendu possible que grâce à la découverte par Bielschowsky, à peu près à la même période, de la nouvelle technique de coloration cérébrale précédemment citée ! L'importance de cette communication d'Alzheimer est, pour moi, considérable : ainsi montre-t-il que la « démence » est une maladie du cerveau.

En fait, la communication passera pratiquement inaperçue et Aloïs Alzheimer en sera dépité : elle ne fera l'objet d'aucune question de la part des 90 participants à ces journées et ne bénéficiera même pas d'un bref compte rendu dans le rapport de la réunion. Il faut dire que le milieu psychiatrique germanique de l'époque (les « aliénistes ») était surtout agité par le débat qui opposait alors aliénistes et disciples de Freud. Carl Jung et Eugen Bleuler eux-mêmes sont venus à la réunion. Car, lors de la précédente, au mois de mai, le professeur Gustav Aschaffenburg avait violemment critiqué la théorie de Freud concernant le rôle des traumatismes sexuels dans la formation des psycho-névroses, et en particulier de l'hystérie. Son intervention avait alors suscité une vive émotion. Pour répondre à cette critique, le Dr Frank et le Dr Bezzola présentent donc, lors de cette fameuse 37ᵉ Réunion de psychiatrie de Tübingen, plusieurs

---

1. Si l'on met à part les lésions cérébrales de la paralysie générale, au cours de la syphilis, décrites par Antoine Laurent Bayle en 1882.

cas montrant un lien entre traumatismes sexuels précoces et survenue ultérieure de troubles névrotiques. Le débat devient houleux et le président de séance, le Dr Alfred Friedrich Hoche, pourtant tenu à une certaine neutralité mais hostile aux théories freudiennes, coupe court à la polémique en concluant qu'il « n'arrive pas à comprendre comment on peut prendre au sérieux les idées exposées ». Tout cela explique pourquoi la communication d'Aloïs Alzheimer est passée complètement inaperçue ce jour-là.

Heureusement, cela ne suffira pas à décourager Alzheimer qui est conscient de l'importance de sa découverte. Il publie dès 1907 un court article rapportant les symptômes et les lésions cérébrales d'Auguste Deter. Surtout, il demande à son collaborateur Perusini de repérer des cas semblables de démence. Ce que ce dernier fait dans les années suivantes et qui lui permet de signer, sous son seul nom, un article rapportant quatre cas ayant en commun l'installation et l'aggravation rapide de troubles psychiques, de la mémoire et du comportement, chez des sujets sans antécédents psychiatriques et relativement jeunes, de moins de 65 ans dans les quatre cas, et dont l'examen du cerveau *post mortem* montre une altération spécifique des fibrilles intraneuronales et la présence de plaques inhabituelles dans le cortex cérébral[1]. Kraepelin est alors convaincu

---

1. Perusini G., « Über klinische und histopathologische eigenartige psychische Erkrankungen des späteren Lebensalters – Les maladies mentales de l'âge avancé offrant des particularités cliniques et histopathologiques » (*in* E. Nissl et A. Alzheimer).

qu'Alzheimer a bien découvert une nouvelle maladie, une démence du sujet jeune, rare et de nature dégénérative. Il faut savoir que Kraepelin était à cette époque un psychiatre mondialement connu. Clinicien hors pair, il prenait un soin particulier à la description des signes des différentes maladies psychiatriques et à leur délimitation précise, ce qui lui avait permis de rédiger un *Manuel de psychiatrie* qui faisait alors référence. C'est lors de la révision de son *Traité* et de la rédaction de son 2e volume, en 1910, qu'il va introduire, à la page 624, la première référence à la maladie d'Alzheimer (« Alzheimer a décrit un curieux ensemble de cas présentent de graves altérations cellulaires »). Il y propose une description tout à fait remarquable. Il choisit de la baptiser du nom d'Alzheimer en hommage à l'acharnement du médecin dans le suivi et l'exploitation du dossier de la première patiente, et peut-être aussi pour le remercier de sa fidélité à ses côtés à la clinique psychiatrique de Munich, d'abord comme responsable du laboratoire anatomique puis comme médecin-chef. Quant au dossier d'Auguste D., il ne sera découvert qu'en 1995 par le neuropsychiatre Konrad Maurer, professeur de l'université de Francfort, après de patientes recherches, le fameux dossier ayant été classé par erreur parmi ceux des patients admis après 1920. Dernière étape de l'aventure : des études génétiques réalisées récemment à partir des prélèvements cérébraux d'Auguste D. conservés dans le laboratoire, ont permis d'établir que la maladie qu'elle présentait correspondait à une forme génétique, liée à une mutation sur le gène codant pour la présélinine 1, anomalie fort rare mais qui explique, *a posteriori*, l'âge de survenue particulièrement précoce des troubles chez la patiente. C'est donc en 1995, soit près d'un siècle après son début, que se termine l'histoire d'Auguste D.

Cette découverte, rendue possible par la mise au point d'une nouvelle technique de coloration, illustre bien le fait que les principales étapes de la connaissance d'une maladie ou de ses causes dépendent souvent des progrès réalisés en parallèle dans le domaine des sciences et des techniques scientifiques. C'est ainsi que le savoir concernant la physiopathologie de la maladie d'Alzheimer va progresser au cours du XXe siècle en fonction des avancées dans le domaine des neurosciences.

Vers une caractérisation de la maladie d'Alzheimer

Dans les années 90, la problématique du vieillissement de la population apparaît de plus en plus cruciale. Jusque-là, les patients déments étaient pris en charge par des gériatres qui exerçaient dans des hospices avec des salles de quarante lits où atterrissaient les sans-abri, les patients handicapés mentaux chroniques, et des sujets âgés atteints de troubles cognitifs. Ces patients, qui avaient tous comme traits communs d'être âgés, présentaient souvent des pathologies associées (infections pulmonaires, dénutrition, insuffisance rénale) qui justifiaient également leurs hospitalisations et les soins prodigués. Le système sanitaire ne s'était pas encore structuré pour apporter une offre de soins adaptée à cette problématique de la démence. Elle n'était pas encore prise en compte chez les patients, et n'était découverte et gérée que dans l'urgence, à l'occasion de grandes crises venant émailler son évolution, et non de façon proactive comme cela sera fait progressivement à l'aune des plans Alzheimer successifs. Pour l'heure, le système avait surtout pour fonction d'héberger les patients dans ces hospices où ils étaient plus surveillés que soignés. De temps à autre, ils arrivaient dans les hôpitaux généraux en fanfare, souvent par l'intermédiaire des services d'urgence, où ils étaient amenés à l'occasion de crises clastiques, avec agitation et violence. Ils étaient déposés en catastrophe par les familles épuisées et totalement dépassées. À cette époque, on distinguait encore deux maladies différentes : une maladie rare qui frappait les sujets jeunes – c'était la maladie décrite par Alzheimer et qui depuis portait son nom. Et puis, il y avait les vieux qui perdaient la tête à la fin de leur vie, le plus souvent gentiment : on parlait de gâtisme dans le langage commun, de démence sénile dans le langage médical, voire de presbyophrénie dans le langage neurologique. Mais la maladie d'Alzheimer n'existait pas dans son acceptation actuelle. J'en veux pour preuve ma formation médicale. Étudiant en médecine dans les années 70 à l'hôpital de la Salpêtrière, le « temple de la neurologie », j'ai eu, au cours de mes sept années de médecine, un seul cours, et d'une heure seulement, sur les démences, dont le quart a été consacré à la maladie d'Alzheimer, alors encore définie comme une maladie rare, survenant chez les sujets de moins de 65 ans, âge proposé par Alzheimer sans aucune justification biologique précise, si ce n'est qu'il correspondait à l'âge de la retraite dans l'empire allemand (!). Quant à la démence sénile, elle était simplement mentionnée comme une complication du grand âge et de cause non univoque, une artériosclérose des artères cérébrales étant souvent invoquée à tort.

Par la suite, au cours de ma carrière neurologique, je vais voir progressivement émerger la problématique de la maladie d'Alzheimer qui va s'autonomiser et apparaître comme un problème d'une grande ampleur. Cette émergence est le résultat de plusieurs données ou révélations dans les domaines médical, scientifique ou sociétal, qui vont survenir à peu près en même temps.

Sur le plan médical

Ce sera l'apport principalement de la neurologie, qui va enfin s'intéresser aux démences et chercher à les démembrer. Jusque-là, les grands maîtres de la neurologie avaient jeté leur dévolu sur les grandes pathologies du système nerveux que sont la sclérose en plaques, l'épilepsie, les accidents vasculaires, la maladie de Parkinson (pour ne citer que les plus fréquentes). C'étaient surtout ces pathologies que l'on enseignait et que l'on soignait dans les services de neurologie des grandes villes et des Centres hospitalo-universitaires (CHU). Il faut mentionner toutefois que quelques neurologues, principalement étrangers, s'étaient intéressés, à la suite des travaux d'Alzheimer, à différencier sa maladie des autres démences.

– La démence frontale, à laquelle le nom d'Arnold Pick sera attaché en 1926. Cette maladie se caractérise, nous l'avons vu, par une atrophie frontale circonscrite très sévère, par des troubles du comportement au premier plan et frappe, elle aussi, des sujets relativement jeunes. Maladie d'Alzheimer et maladie de Pick ont d'ailleurs longtemps fait partie du même groupe des « démences préséniles ».

– La dégénérescence cortico-basale, décrite dans les années 1960, qui associe des troubles moteurs (perte de la dextérité des doigts et rigidité des membres), prédominant sur un hémicorps, à une détérioration intellectuelle d'apparition secondaire.

– La démence à corps de Lewy, à peu près à la même époque, responsable d'un syndrome parkinsonien avec des troubles cognitifs (hallucinations visuelles, troubles attentionnels, fluctuations cognitives) liés à la présence de « corps de Lewy » dans des neurones du cortex cérébral.

– Les atrophies lobaires, décrites dans les années 80, qui sont responsables, en fonction du lobe cérébral concerné, d'une aphasie progressive primaire (par atteinte périsylvienne gauche), d'une apraxie progressive (par atteinte pariétale) ou d'une atrophie corticale postérieure (par atteinte occipito-pariétale).

Cette période nosographique a eu le mérite de distinguer les différentes formes de démences dégénératives et de révéler que la maladie d'Alzheimer, certes fréquente, n'était pas la seule responsable de troubles intellectuels. Et de comprendre aussi que le cortex cérébral n'est pas la seule région du cerveau à être impliquée dans les fonctions cognitives, ce dont est convaincu aujourd'hui tout étudiant en médecine. Ces fonctions cognitives sont en effet distribuées au sein de réseaux de neurones impliquant, certes le cortex cérébral, mais aussi des noyaux sous-corticaux situés profondément dans le cerveau, appelés noyaux gris centraux : comme leur nom l'indique, ces noyaux contiennent des corps cellulaires (substance grise) d'où partent des fibres nerveuses qui vont les relier à ceux du cortex. Des lésions à leur niveau vont perturber le fonctionnement de ces réseaux et les fonctions qu'ils sous-tendent. Cela explique qu'il puisse aussi exister des troubles cognitifs, voire des démences, liés à des lésions identifiées hors du cortex, dans des structures profondes de l'encéphale. Mais la notion de « démence sous-corticale », introduite en 1974, était provocante par son titre même. Elle était même antinomique compte tenu de la pensée dominante de l'époque. Je me souviens du stress que j'ai eu lorsqu'il a fallu que je présente à la Société française de neurologie mes travaux sur les troubles cognitifs de la maladie de Parkinson, liés à l'atteinte de ces noyaux gris centraux. L'accueil en a été très réservé car les pairs de cette noble assemblée ne pouvaient considérer qu'il puisse exister des troubles cognitifs au cours d'une maladie qui épargnait le cortex cérébral. L'un de mes maîtres, pourtant signataire de ma communication, s'est levé ostensiblement et a quitté l'amphithéâtre pour bien signifier qu'il se désolidarisait de mon intervention pendant que j'en descendais les marches ! Imaginer que des lésions sous-corticales puissent provoquer des troubles intellectuels voulait donc dire que le cortex cérébral n'était pas le sommet de l'édifice, n'était pas le toit du monde ! Mais les faits sont têtus et les données étaient là. Et il est maintenant tout à fait accepté qu'un affaiblissement intellectuel puisse être induit par des lésions des structures sous-corticales (et même de la substance blanche), soulignant ainsi l'existence d'une connectivité de toutes ces régions dans la réalisation des opérations cognitives. Car toutes ces structures communiquent entre elles, chacune contribuant à l'élaboration d'une cognition normale en y apportant sa spécificité, liée à ses connexions propres et à la nature du traitement des données qu'elle y réalise.

Cet isolement progressif de la maladie d'Alzheimer des scories avec lesquelles elle était jusque-là confondue a donc montré que toutes les démences n'étaient pas dues à la maladie d'Alzheimer et qu'en retour, une maladie d'Alzheimer pouvait être évoquée en dehors de toute démence. C'est la deuxième contribution de la neurologie à laquelle je crois avoir contribué. Jusqu'à une période récente, la maladie d'Alzheimer n'était considérée qu'à un certain stade de sévérité et le diagnostic ne devait être posé que chez des patients déments car la maladie, depuis sa description initiale, était associée au concept de démence. D'ailleurs, les critères de son diagnostic, édictés en 1984 par un Américain, Guy

McKhann, et le National Institute of Aging[1], stipulaient que le diagnostic ne pouvait être envisagé que chez une personne ayant perdu son autonomie dans les actes de la vie quotidienne. Il pouvait être hasardeux de faire un diagnostic plus tôt car, à cette époque, il n'y avait aucune donnée complémentaire issue de la biologie ou de la neuro-imagerie pour aider à rattacher formellement les troubles cognitifs présentés par un patient à la maladie d'Alzheimer. La démarche diagnostique se faisait alors en deux temps : d'abord l'identification du syndrome démentiel, puis l'élimination de toutes les causes possibles et connues de démence pour aboutir, *in fine*, à retenir l'hypothèse de « démence de type Alzheimer ».

Mais les patients ne présentent pas la maladie le jour où ils deviennent déments. Dans les mois et les années qui précèdent la démence, la maladie est déjà à l'œuvre dans le cerveau et les symptômes sont bien présents. Hélas, jusqu'à récemment, cette phase prédémentielle de la maladie d'Alzheimer était incluse dans le cadre mal défini de « troubles cognitifs légers » qui englobait les troubles cognitifs que l'on peut rencontrer dans de nombreuses maladies, comme par exemple au cours d'une dépression, de troubles du sommeil, de troubles vasculaires du cerveau, aussi bien qu'au cours d'une maladie d'Alzheimer débutante n'ayant pas encore atteint le

---

1. McKhann et al., « The diagnosis of dementia due to Alzheimer's disease : recommendations from the National Institute on Aging-Alzheimer's Association workgroups on diagnostic guidelines for Alzheimer's disease », *Neurology*, 1984, pp. 939-944.

stade de démence. Ce concept « fourre-tout » (dénommé MCI, de l'anglais Mild Cognitive Impairment) ne cherchait pas à isoler spécifiquement les patients atteints de la maladie d'Alzheimer. Cette approche consistait à repérer un syndrome (les troubles cognitifs légers) mais non la cause du syndrome (dépression ou maladie d'Alzheimer débutante). Tout se passait comme si, chez un patient fébrile, on concluait à l'existence de fièvre sans chercher à savoir si la fièvre était due à une angine ou à une méningite, ce qui suppose pourtant un pronostic et des approches thérapeutiques distinctes. Il est bien évident que pour ces deux cas, l'approche thérapeutique, la prise en charge et le pronostic sont totalement différents. C'est probablement la raison pour laquelle les essais de médicaments anti-Alzheimer chez les patients au stade des troubles cognitifs légers (MCI) ont été négatifs. À mon avis, l'hétérogénéité des populations étudiées n'a fait que diluer un possible effet bénéfique sur les symptômes de la maladie. « Qui trop embrasse mal étreint. »

Je n'ai pas compris l'engouement qu'il y a eu, chez mes collègues gériatres, et *a fortiori* neurologues, pour ce concept de MCI indéfini et qui rendait encore plus floue une réalité déjà difficile à appréhender. Ma préoccupation principale a donc été de démontrer, et j'espère de convaincre, qu'il était possible et essentiel d'isoler, au sein de ces troubles cognitifs légers, ceux qui étaient spécifiquement en rapport avec une maladie d'Alzheimer débutante. Il me paraissait important de tout faire pour reconnaître et identifier la maladie d'Alzheimer à un stade prédémentiel, stade que j'ai proposé de dénommer « stade prodromal » en essayant de définir précisément la nature des symptômes présentés par les patients à ce moment-là de leur maladie. La chance a voulu qu'un chercheur, Bernard Deweer, rejoigne mon groupe de recherche au début des années 90. Il apportait dans ses bagages un nouveau test, décrit par des chercheurs américains, le test de Grober et Buschke. Ce test permettait de faire la part entre les troubles de mémoire liés à une simple difficulté de récupération des informations, comme c'est le cas dans les pathologies ou les dysfonctionnements des lobes frontaux, et ceux liés à un trouble du stockage de ces informations, comme c'est le cas dans la maladie d'Alzheimer. Cette dissociation m'intéressait au plus haut point car je travaillais, alors, sur les troubles de mémoire de la maladie de Parkinson. Grâce à ce nouveau test, nous avons pu démontrer, avec Bernard Pillon, chercheur à l'Inserm, que dans la maladie de Parkinson il ne s'agissait pas de troubles de mémoire proprement dits, mais simplement d'une difficulté à récupérer les informations présentes dans le cerveau. Nous avons ensuite montré que ce même test pouvait permettre, en miroir, d'identifier les troubles de mémoire de la maladie d'Alzheimer, liés cette fois à un défaut de stockage, et d'opposer ce profil spécifique à toutes les autres difficultés mnésiques rencontrées au cours des diverses souffrances cérébrales. Ainsi, ce test paraissait magique. Et l'expérience clinique que mon équipe en a eue à l'époque a largement confirmé son intérêt dans le diagnostic de la maladie, même au stade précoce, prodromal. Restait à en convaincre la communauté internationale.

J'en ai eu l'occasion, dans les années 90, lors d'une étude pharmacologique importante (étude « InDDEx »), proposée par le laboratoire Novartis, qui visait à étudier l'efficacité d'un nouveau médicament, la rivastigmine, chez des patients souffrant de la maladie au stade prédémentiel de MCI, et à laquelle je participais, car je faisais partie du Comité scientifique de l'essai. Je comptais bien proposer ce test pour sélectionner de façon efficace les bons sujets d'étude. Je fis donc part de mon expérience lors d'une réunion du Comité, à New York, en espérant convaincre le laboratoire de l'utiliser comme critère d'inclusion dans l'étude. Mais je n'avais pas d'autres arguments que ma bonne foi et ma conviction, et l'impression clinique n'était pas suffisante. Je n'avais pas de preuves scientifiques de ce que j'avançais. Or, dans ce contexte, seuls comptent les faits établis, vérifiés et démontrés. Cette confrontation aux méthodes américaines a été pour moi une leçon importante. Dès mon retour en France, j'ai décidé de monter une étude nationale visant à mesurer l'efficacité de ce test, en comparaison aux autres, pour prédire la présence d'une maladie d'Alzheimer. Quatorze centres français ont accepté de participer à cette étude nationale financée par le ministère de la Santé (dans le cadre d'un Programme hospitalier de recherche clinique – PHRC), qui ont recruté 351 sujets au stade MCI. Tous ces sujets ont passé, à l'entrée dans l'étude, une batterie exhaustive de tests évaluant leurs fonctions cognitives, notamment leur mémoire.

Après trois ans de suivi, 59 sujets ont évolué vers une maladie d'Alzheimer, et nous avons alors pu étudier quels tests proposés à l'entrée étaient les plus pertinents pour prédire la survenue de la maladie au terme des trois ans. Cette étude confirmait que le test de mémoire de Grober et Buschke était de très loin le plus spécifique et efficace. De tous ces travaux neurologiques, se dégageait l'évidence que la maladie d'Alzheimer n'était pas hétérogène dans son expression symptomatique, qu'elle pouvait être distinguée d'autres affections dégénératives dont la présentation clinique était pourtant proche, et qu'elle pouvait être reconnue avant le stade de démence, grâce à la mise en évidence d'un syndrome amnésique très particulier, présent dès le début de la maladie, que l'on pouvait identifier grâce à un test spécifique.

Sur le plan scientifique

Trois séries de travaux vont totalement modifier la perception et l'intérêt pour la maladie d'Alzheimer et contribuer à la placer au centre des préoccupations des chercheurs en neurosciences.

Une seule et même maladie

Il y a tout d'abord les travaux de neuropathologistes anglais, ceux de Martin Roth et de Bernard Tomlinson, qui vont établir que les lésions cérébrales décrites dans la maladie d'Alzheimer sont corrélées aux troubles cognitifs présentés par les patients de leur vivant, et que celles qui sont observées dans la démence présénile sont les mêmes que celles observées chez la personne âgée. Les lésions cérébrales étant comparables, les troubles cliniques étant superposables, il n'y a donc plus de raison de maintenir cette barrière de l'âge pour dissocier deux entités qui finalement sont communes. Robert Katzman, dans son célèbre éditorial de 1976[1], propose ainsi de ne plus limiter le terme de maladie d'Alzheimer aux seuls patients jeunes, mais de l'élargir à l'ensemble des patients, comprenant notamment ceux atteints de démence sénile. En faisant sauter cette barrière artificielle de l'âge, il fit passer la maladie d'Alzheimer de statut de maladie rare et « anecdotique » à celui de maladie répandue et mondiale. La maladie pouvait alors apparaître dans toute sa réalité : un véritable fléau qui touche une grande partie de la population. Le retentissement fut considérable et a contribué à mobiliser peu à peu chercheurs et responsables politiques. De surcroît, à la même époque, les neurochimistes ont mis en évidence des déficits biochimiques identiques dans les deux formes de maladie.

L'affaire cholinergique

Il me faut ici raconter l'un des épisodes les plus marquants de l'histoire de la maladie, celui de « l'affaire

---

1. Katzman R., « The prevalence and malignancy of Alzheimer disease. A major killer », *Archives of Neurology*, 1976, pp. 217-218.

cholinergique » et de ses nombreux rebondissements. Nous sommes à la fin des années 70, période marquée par l'effervescence scientifique qui a suivi la découverte de la cause de la maladie de Parkinson : la disparition des neurones dopaminergiques dans le cerveau et le déficit en dopamine qui en est la conséquence. Des chercheurs, notamment suédois, venaient de montrer qu'il y avait une relation directe entre la baisse de dopamine constatée dans une petite région de la base du cerveau (le locus niger) et la présence des troubles moteurs de la maladie : tremblements, rigidité musculaire, raréfaction du mouvement volontaire. Mieux, ils avaient prouvé que le rétablissement de la transmission dopaminergique par la prise d'un médicament contenant un précurseur de la dopamine entraînait une récupération complète des symptômes moteurs. Ce résultat était très spectaculaire, surtout chez les patients déjà avancés dans leur maladie qui récupéraient alors l'ensemble de leurs capacités motrices et voyaient disparaître leur handicap. L'avenir a montré que le résultat initial pouvait s'accompagner par la suite de complications conduisant à relativiser cette avancée. Quoi qu'il en soit, cette « résurrection » a eu un impact considérable car elle démontrait qu'une maladie neurodégénérative pouvait être due au déficit d'une substance précise dont la correction faisait disparaître les symptômes ! Un film a d'ailleurs raconté cela, avec Robert De Niro comme acteur principal, tiré du livre *Awakening* écrit par un neurologue devenu célèbre par la suite, Oliver Sacks. À partir de ce moment-là, les chercheurs se sont rués sur les neurotransmetteurs du cerveau avec la même fièvre que des chercheurs d'or. Ne pourrait-on pas refaire le « coup du Parkinson » ? se demandait-on. Et justement, il y avait un candidat tout trouvé dans le cas de l'Alzheimer : l'acétylcholine. Pour de nombreuses raisons, ce neurotransmetteur est considéré comme le neurotransmetteur de la mémoire. Chez l'animal, la stimulation des récepteurs de l'acétylcholine améliore les performances dans des tâches expérimentales reposant sur la capacité à garder en mémoire des informations nécessaires à leur réalisation alors que leur blocage par un antagoniste les altère. Deux chercheurs américains, David Drachman et Janet Leavitt, démontrent en 1974 que l'administration chez l'homme d'un même antagoniste, bloquant la transmission cholinergique, entraîne des troubles cognitifs assez similaires à ceux que l'on peut observer chez les sujets âgés et au cours de la démence d'Alzheimer. J'avais aussi montré l'effet indésirable des médicaments antagonistes qui pouvaient provoquer un affaiblissement mnésique pouvant aller jusqu'à la confusion mentale lorsqu'ils étaient prescrits, notamment chez les patients parkinsoniens ou chez la personne âgée, particulièrement sensibles à ces médicaments en raison d'une dénervation cholinergique cérébrale sous-jacente. Et dans ce contexte, des chercheurs anglais révélèrent l'existence d'une diminution très importante de la concentration d'acétylcholine dans le cortex des patients atteints de maladie d'Alzheimer. Une véritable bombe ! Or, comme nous l'avons dit plus tôt, l'innervation cholinergique du cortex est apportée par de longs neurones dont les corps cellulaires sont situés très à distance du cortex, au sein d'une petite structure mal connue, le noyau de Meynert. En 1982, un chercheur américain, Peter Whitehouse, rapporte, dans la célèbre revue *Science*, une perte de plus de 75 % des neurones dans le noyau de Meynert chez les patients Alzheimer. La piste cholinergique se précise ! Mais le rôle du noyau de Meynert n'est pas connu. Il reste à démontrer qu'il intervient bien dans les activités cognitives et comportementales pour pouvoir retenir son implication possible dans la maladie d'Alzheimer. C'est dans ce but que je rejoins le laboratoire du professeur Le Moal à Bordeaux en 1982 afin d'identifier cette nouvelle structure, ses propriétés anatomiques et les conséquences de sa lésion chez l'animal. Nous montrons alors, et pour la première fois, des perturbations profondes du comportement de l'animal et de ses capacités de mémoire après lésion de cette structure confirmant l'intérêt de la piste cholinergique. Ça y est ! La boucle est bouclée, pensons-nous. L'acétylcholine sera à l'Alzheimer ce que la dopamine fut pour le Parkinson ! L'hypothèse cholinergique était née.

Selon cette hypothèse, l'ensemble de troubles cognitifs de la maladie d'Alzheimer pourrait n'être lié qu'à la seule atteinte du système cholinergique. Il suffirait de rétablir un taux normal d'acétylcholine dans le cerveau des patients pour le guérir. L'hypothèse cholinergique, qui paraît ô combien réductrice aujourd'hui, a toutefois fait naître l'espoir de corriger les symptômes de la maladie par le simple rétablissement de la transmission cholinergique centrale, comme le traitement dopaminergique avait permis de soigner la maladie de Parkinson. Et tout parut favorable dans un premier temps. Le 13 novembre 1986, cet espoir s'est vu spectaculairement conforté par la publication d'un article, dans le prestigieux *New England Journal of Medicine*[1], du Dr W.K. Summers, psychiatre de la côte Ouest des États-Unis, inconnu au bataillon des chercheurs attitrés dans cette discipline. L'auteur et ses collaborateurs rapportaient l'effet de prises orales de THA (tétrahydroaminoacridine) ou tacrine, molécule qui augmente la concentration intracérébrale de l'acétylcholine en empêchant sa dégradation. À partir d'un tout petit effectif de dix-sept patients, dont douze seulement seront étudiés pendant une durée moyenne de douze mois, ils indiquaient une amélioration significative des symptômes avec une quasi-normalisation de l'état cognitif chez certains d'entre eux, tout en soulignant que des travaux ultérieurs seraient nécessaires pour mieux apprécier cette efficacité. Ce résultat nous a bien évidemment étonnés par son ampleur mais il a retenu l'attention de la presse, notamment en raison du prestige de la revue qui l'avait publié. Relayée par les médias, l'information a suscité un espoir considérable chez les patients et les familles. Certains ont même littéralement assiégé le domicile du Dr Summers pour obtenir le médicament miracle et ce dernier, malin, en a profité pour créer une entreprise de commercialisation

---

1. Summers W. K. et al., « Oral tetrahydroaminoacridine in long-term treatment of senile dementia, Alzheimer type », *New England Journal of Medicine*, 1986, pp. 1241-1245.

du médicament, société à but lucratif, la Solo Research Inc. Mais pendant ce temps, la suspicion gagne chez les spécialistes. Le nombre de sujets inclus dans l'étude est très faible, la méthodologie n'est pas rigoureuse, les critères de jugement d'efficacité sont discutables. Et d'ailleurs, peut-on espérer que le simple rétablissement d'une transmission cholinergique défaillante suffise à corriger les symptômes d'une maladie dont on sait qu'elle frappe bien au-delà des seuls neurones cholinergiques ? À la différence de la maladie de Parkinson, les lésions observées dans la maladie d'Alzheimer sont extrêmement diffuses et touchent plusieurs populations de neurones : ceux du cortex, de l'hippocampe et des régions sous-corticales. Cette suspicion s'est vue confirmée quelques mois plus tard, en avril 1987, lors du 39e Congrès annuel de l'American Academy of Neurology, à New York, au cours d'une session consacrée à la maladie d'Alzheimer à laquelle je participais. Le chairman de la session, très irrité par cet article, a demandé aux reviewers qui avaient autorisé sa publication dans cette si sérieuse revue, et qui étaient probablement présents dans la salle, d'avoir le courage d'expliquer les raisons pour lesquelles ils l'avaient accepté. Cette démarche, très inhabituelle, donne une idée des réserves que l'on avait eues à l'époque concernant ce résultat. Il y eut ensuite un bras de fer féroce entre Summers et la puissante Food and Drug Administration américaine (la FDA) qui décida de faire un audit de cette étude controversée. Celui-ci conclut à l'existence de nombreuses faiblesses ou biais méthodologiques fragilisant ainsi grandement les conclusions, mais il exclut cependant toute volonté délibérée de fraude ou de tromperie. Parallèlement, on assista à une forte mobilisation à la fois des patients, qui firent une veille devant l'immeuble de la FDA, encerclés par des policiers ; des familles, qui campèrent devant le domicile du Dr Summers ; des associations, qui intentèrent un procès à la FDA ; et des médias, qui relayaient les appels des patients. Plusieurs études vont alors être lancées, dont celle de Martin Farlow portant cette fois-ci sur plus de 460 sujets. Ce fut ainsi l'occasion de réaliser le premier essai thérapeutique bien conduit dans cette indication nouvelle de la maladie d'Alzheimer : étude randomisée, c'est-à-dire avec répartition des patients par tirage au sort dans les différents « bras » (ce sont les sous-groupes de patients) de l'étude : bras placebo et bras avec différentes doses du traitement actif ; en double aveugle, c'est-à-dire que ni le médecin et les personnels impliqués dans l'étude, ni le malade ne savaient dans quel bras ils étaient inclus ; et avec des critères d'efficacité spécifiques, une échelle composite incluant différents paramètres cognitifs (mémoire, langage, praxies...), une mesure d'activités de la vie quotidienne et une appréciation clinique globale. Cet essai thérapeutique a confirmé finalement le résultat positif de la THA mais il était modeste, bien loin de celui, triomphant, de l'étude de Summers. Mais quand même ! Cette étude donnait du crédit à l'hypothèse cholinergique, même partielle, de la maladie d'Alzheimer.

Sur la base de ce résultat, et malgré des effets secondaires sérieux et des résultats moins convaincants issus d'études publiées en même temps, la FDA va autoriser la tacrine en 1993 dans le traitement des troubles cognitifs de la maladie d'Alzheimer, mais dans des conditions de surveillance particulière en raison de ses effets secondaires, notamment hépatiques, nécessitant de mesurer régulièrement le taux des transaminases. La THA sera donc le premier médicament anticholinestérasique autorisé dans le traitement de la maladie d'Alzheimer. Entre nous, la tacrine n'était pas un bon médicament : efficacité faible, effets secondaires importants, hépatotoxicité alourdissant sa surveillance. Elle a d'ailleurs été retirée assez vite du marché (le 20 avril 2004). Mais elle a ouvert la voie à d'autres médicaments de la même classe, plus efficaces et mieux tolérés, qui verront le jour à la fin des années 90. Il s'agit du donépézil, de la rivastigmine et de la galantamine. Malheureusement, ces médicaments viennent d'être déremboursés, au grand désarroi des spécialistes, des patients et des familles.

Au printemps 2018, la ministre de la Santé, Agnès Buzin, a en effet décidé le déremboursement de ces médicaments, suite à un rapport de la Commmission de la transparence de la Haute Autorité de santé (HAS). Déjà, les recommandations de 2011 étaient un signal d'alarme inquiétant. L'HAS avait alors estimé à l'époque que le « service médical rendu (SMR) » des traitements anti-Alzheimer était faible et avait, de ce fait, rétrogradé le taux de remboursement. Mais le coup de grâce a été donné en 2016 lorsque, dans une nouvelle recommandation, l'HAS a décidé que l'intérêt médical de ces médicaments était insuffisant pour justifier leur prise en charge par la solidarité nationale. La même autorité indique cependant, dans son communiqué, que « les données nouvelles confirment que l'efficacité des médicaments du traitement symptomatique de la maladie d'Alzheimer est, au mieux, modeste. Elle est établie uniquement à court terme, essentiellement sur les troubles cognitifs, dans des études cliniques versus placebo dont la pertinence clinique et la transposabilité en vie réelle ne sont pas assurées ». Bref, l'efficacité est établie et reconnue, mais les médicaments seront toutefois déremboursés ! C'est à n'y rien comprendre. Sauf si l'on sait qu'Olivier Saint-Jean, membre permanent de cette Commission de transparence, a publié la même semaine (concordance des temps !) un livre au titre dévastateur, *Alzheimer : le grand leurre*, pamphlet dans lequel il avance avec le journaliste Éric Favereau, du journal *Libération*, que la maladie d'Alzheimer serait une construction artificielle. Ils écrivent ainsi que « l'Alzheimer est devenu, l'air de rien, un oukase de l'expert, une sorte de lubie incontournable du médecin... et qu'il s'agit surtout de la dérive d'une évolution qui a transformé la vieillesse en pathologie ». Le problème n'est pas ici d'argumenter sur le bien-fondé de ces propos polémiques (dont nous aurons l'occasion de reparler). Le vrai problème, dans la décision de l'HAS, c'est qu'aucun expert reconnu de la maladie n'a pu être convoqué à la Commission chargée de statuer sur l'intérêt de ces médicaments en raison du risque supposé de conflit d'intérêts. Et c'est là tout le paradoxe : ne peuvent être entendus (en raison du virage pris après l'affaire du Médiator) que ceux qui n'ont aucun contact avec la recherche pharmacologique. Comme l'a écrit récemment le Dr Albert W. dans *Le Quotidien du Médecin* (édition du 23 novembre 2018) : « Tout ceci me fait penser à la chasse aux "communistes" aux USA, il y a quelque trente ans et où la suspicion était féroce. La seule chose qui intéresse le médecin, c'est de traiter au mieux les patients. Le reste est dérisoire. On sait bien que les seuls qui peuvent donner un avis éclairé sont ceux qui ont travaillé le sujet... » Et c'est toute la complexité du problème. Car la mission et l'ambition des médecins spécialisés dans les centres experts est de faire avancer la connaissance, d'améliorer la prise en charge des patients, de trouver des médicaments nouveaux et efficaces contre ces maladies, notamment neurodégénératives, et de ne pas se contenter d'un statu quo déprimant où l'on ne pourrait proposer, dans le cas de la maladie d'Alzheimer, que la musicothérapie ou les mots croisés.

La mission qui nous est assignée par notre institution, dans le cadre de notre fonction hospitalo-universitaire et en tant que clinicien-chercheur, est de faire avancer la connaissance en cherchant les causes de ces maladies, les moyens de leur prévention, et bien sûr aussi leur traitement. Or, les progrès dans le domaine thérapeutique ne peuvent s'envisager sans les laboratoires pharmacologiques, du fait de la force de frappe qu'ils nécessitent, de la coordination et des moyens financiers que requiert l'ensemble des étapes nécessaires au développement des médicaments (pour rappel : la recherche préclinique et l'expérimentation animale en amont, l'évaluation de la tolérance chez l'homme puis la recherche des doses efficaces et de la preuve de concept, enfin les études d'efficacité internationales et multicentriques, très encadrées sur le plan éthique, nécessitant de recourir à des organisations internationales – CRO – pour le choix des centres, leur monitoring, le recueil et la validation des données).

Compte tenu de notre mission de progrès dans la connaissance et dans le traitement de ces maladies redoutables, qui me semble une obligation morale ou éthique, nous devons nécessairement être en contact avec les industriels et leur CRO, étudier avec eux le dessin des études, les optimiser, les valider et nous engager sur un nombre défini de patients à recruter. Un contrat est alors déterminé entre le laboratoire et la direction de recherche clinique de l'hôpital qui gérera les fonds pour le recrutement ou le dédommagement du personnel de l'hôpital participant à l'étude. Tous ces contrats passent par l'administration de l'hôpital. Et ce retour financier pour l'hôpital ou le service hospitalier n'est que justice car c'est par lui que se valide l'intérêt du médicament. Mais en raison de ce lien, la voix du spécialiste ne serait plus « audible » lorsqu'il s'agit de statuer sur l'intérêt d'un médicament au niveau national : mais alors comment le faire sans les personnes qui sont les plus compétentes ? C'est dans ce contexte de recherche que j'ai été en relation avec les laboratoires Eisai, Boehringer Ingelheim, Pfizer, Biogen et Lilly pour les essais cliniques dans mon service, les conventions et les financements étant gérés par la direction de l'hôpital. Et c'est ainsi que j'ai pu obtenir des financements pour les activités de recherche de mon service et de mes collaborateurs, venant des laboratoires Roche (financement pour la cohorte Socrate, géré par l'Inserm), de Pfizer (financement pour l'étude Insight, géré par l'ICM) et de la Fondation Merck-Avenir (financement pour le projet CERMAD, géré par la Fondation de l'AP-HP).

Comment résoudre alors la quadrature du cercle et éviter d'aboutir à cette décision de déremboursement que je trouve regrettable pour tous, pour les « experts » consultés et pour le ministère, mais surtout pour les patients et leur famille ? Ainsi composée, la Commission de la transparence de la Haute Autorité de santé a estimé que l'intérêt médical de ces médicaments était insuffisant pour justifier leur prise en charge par la solidarité nationale. Mais un médicament n'obtient pas l'autorisation de mise sur le marché par un avis rendu au doigt mouillé ou suite à un lobbying éhonté. Il faut des preuves d'efficacité indiscutables, fournies par le résultat significatif de deux études cliniques de phase 3 sur des critères primaires cognitifs, fonctionnels et/ou comportementaux selon les agences (Agence américaine FDA ; Agence européenne EMA, notamment). Et ces médicaments ont bien démontré, preuves à l'appui, leur efficacité : comparés aux patients tirés au sort dans le bras sous placebo, qui s'aggravent au fur et à mesure de l'essai, les patients dans le bras traité voient leur performance rester toujours au-dessus de la ligne de base, même après six mois de traitement. Tout le monde s'accorde pour dire que leur efficacité est modérée voire modeste. Mais pour certains, modeste signifie insuffisante pour pouvoir justifier un remboursement. Tout est une question d'appréciation, de relativité et l'on peut discuter à l'envi de la pertinence clinique de l'efficacité de ces produits. Mais ce qui n'est pas discutable, c'est qu'ils ont une efficacité démontrée. Preuve en est, et c'est peut-être l'argument le plus fort, l'arrêt du traitement à six mois (il s'agit du « *wash-out* » qui est réalisé à la fin de l'étude) a eu pour effet d'aggraver brutalement leur performance cognitive qui rejoint rapidement celle des patients sous placebo. En perdant l'effet bénéfique du traitement, ce « *wash-out* » confirme indirectement son efficacité. Un tel effet a été retrouvé pour toutes les molécules anti-Alzheimer à six mois mais aussi à un an, comme l'a montré Rachel Doody dès 2001. Dans ce contexte, il est intéressant de constater que le National Institute for Health and Care Excellence (NICE), équivalent de la HAS au Royaume-Uni, a conclu au terme de plusieurs études académiques qu'il existait un rapport coût/bénéfice en faveur des inhibiteurs de l'acétylcholinestérase et de la mémantine, affirmation renouvelée en mai 2016. Pour moi, la prescription de ces médicaments reste utile pour certains patients (patients ni trop sévères ni trop âgés). Pour être tout à fait exhaustif, un autre médicament, la mémantine, a également été victime des foudres de la HAS. Pour information, une revue Cochrane indépendante vient d'être publiée, le 1er avril 2019, montrant un bénéfice clinique, modeste mais indiscutable, de ce médicament par rapport au placebo chez les patients atteints d'une forme modérée à sévère de la maladie d'Alzheimer, à la fois sur l'évaluation clinique globale, la sévérité de l'atteinte cognitive, les activités de vie quotidienne, ainsi que sur le comportement et l'humeur !

La question pouvait se poser de savoir sur quel type de symptômes cognitifs les médicaments anticholinestérasiques étaient plus particulièrement actifs. Compte tenu des relations entre acétylcholine et mémoire sur les modèles animaux, il était logique d'espérer une régression plus ciblée sur les troubles de mémoire des patients. Cependant, les familles ont plutôt témoigné d'un effet global, d'une participation plus effective de leur proche dans les activités de la vie quotidienne. Or l'échelle d'évaluation des effets thérapeutiques (notamment l'Adas-Cog) étant une échelle composite, nous n'avions pas l'information précise. Pour essayer de répondre à cette question, j'ai donc demandé l'accès à l'ensemble des études cliniques réalisées avec la galantamine, un anticholinestérasique testé dans la maladie d'Alzheimer, et j'ai ainsi pu constater que, comparé au placebo, les patients traités présentaient un résultat positif significatif dans tous les domaines d'investigation, qu'il s'agisse de la mémoire, du rappel mnésique ou de la reconnaissance, du langage, de la compréhension des ordres, de la dénomination, des praxies, des activités visuo-constructives, de l'orientation temporelle ou spatiale. On peut en déduire que ces médicaments, qui augmentent l'activité cholinergique, avaient probablement un impact non spécifique sur le niveau d'alerte attentionnelle ou d'éveil, et agissaient plutôt sur des fonctions globales de stimulation du système cognitif que sur des modules spécifiques de traitement de l'information. Cette analyse trouve probablement confirmation dans le fait que les patients présentant une démence à corps de Lewy, chez lesquels les fluctuations attentionnelles peuvent être majeures, répondent généralement assez bien aux traitements anticholinestérasiques.

À la suite de la recommandation de la Haute Autorité de santé, le ministre de la Santé a néanmoins promulgué l'arrêté en date du 29 mai 2018 demandant le déremboursement des médicaments anti-Alzheimer, en raison, nous l'avons dit, de leur efficacité considérée comme insuffisante, mais aussi de leur dangerosité éventuelle. Il a même été précisé dans les attendus du communiqué ministériel que ces médicaments pouvaient entraîner une augmentation de la mortalité. La pharmacovigilance n'a pourtant pas montré d'effet allant dans ce sens depuis que ces médicaments ont été mis sur le marché il y a vingt ans et nous n'avons aucune preuve dûment étayée de cette assertion. Il suffit simplement de respecter les doses et les contre-indications, comme pour tout médicament. Un médicament efficace peut avoir, en contrepartie de son efficacité, quelques effets secondaires et certaines contre-indications, mais il suffit de les connaître et d'en tenir compte. Nous continuons à souhaiter que les patients puissent en bénéficier, et à considérer qu'il y a probablement une perte de chance pour le patient si nous ne pouvons plus les prescrire. Compte tenu de l'agitation médiatique qui a entouré la promulgation de l'arrêté, il me semble important de reproduire ici quelques extraits de la note interne que j'avais adressée à l'époque, à ce sujet, à l'Académie nationale de médecine et qui résume me semble-t-il la situation :

« Les 3 médicaments anticholinestérasiques (donépézil, rivastigmine et galantamine) ont été autorisés par les agences régulatrices (ANSM en France, EMA en Europe et FDA aux États-Unis) au début des années 2000, sur la base des résultats d'études d'efficacité à 6 mois, conduites en double aveugle contre placebo. (…) Depuis leur autorisation, un effet plus prolongé, au-delà de 6 mois, a été également rapporté dans une méta-analyse de 13 études jusqu'à 1 an en double aveugle contre placebo, rassemblant 3 450 patients. L'étude de Hager et al. (2014) a également montré un effet à 2 ans de la galantamine sur le critère de jugement principal sur 2 051 patients. (…) Leur prescription permet de réduire les doses de médicaments psychotropes (neuroleptiques et anxiolytiques) de façon importante, chez plus de 50 % des patients dans 2 études. (…) Il ressort de ces travaux que le bénéfice des anticholinestérasiques est réel, observé initialement dans des études à 6 mois et confirmé dans des études sur des durées plus longues, jusqu'à 2 ans. Le bénéfice est cependant modeste en amplitude, les résultats moyens cachant de grandes disparités avec des patients répondeurs et d'autres non répondeurs. Les effets secondaires de ces médicaments sont connus et sont liés à l'effet procholinergique. La fréquence des événements indésirables a été évaluée à 3,3 % dans une étude transversale réalisée en France. Ils ont été considérés comme peu graves, le plus souvent de type inconfort digestif ou réactions cutanées au patch de rivastigmine (...) Le rapport bénéfice/risque vient d'être réévalué favorablement en mai 2016, sur la base de plusieurs études indépendantes, par le NICE, équivalent de la HAS au Royaume-Uni, connu pour sa grande rigueur dans la gestion de l'argent public. Il en est de même pour le IQWiG allemand... »

En tant que président de la Société française de neurologie, et accompagné d'autres sociétés savantes, nous avons déposé un recours au Conseil d'État contre l'arrêté du 29 mai 2018 en espérant que le ministère de la Santé reconsidérera sa position.

L'hypothèse cholinergique aura donc finalement débouché sur une relative déconvenue. En comparaison des effets de la L-Dopa sur les symptômes moteurs de la maladie de Parkinson, nos attentes et nos espoirs ont été plutôt déçus. Mais il n'en est pas moins vrai qu'au cours de la maladie d'Alzheimer, les systèmes cholinergiques ascendants sont sévèrement atteints. Nous savons aujourd'hui que l'effet limité du traitement est en partie lié à une mauvaise pénétration dans le cerveau. Il s'explique surtout par le fait que l'amélioration de la transmission cholinergique chez les patients Alzheimer vient buter, en aval, sur des neurones du cortex cérébral également altérés. Pour le comprendre, imaginez une chaîne dont plusieurs chaînons sont cassés. Le rétablissement de l'un d'entre eux, en l'occurrence le chaînon cholinergique situé en amont, ne suffit malheureusement pas à rétablir la continuité de la chaîne si d'autres chaînons sont cassés.

Ce qui n'est pas le cas pour la démence de la maladie de Parkinson, que j'avais montrée, due à la destruction relativement isolée des systèmes cholinergiques cérébraux, expliquant l'effet positif d'un anticholinestérasique que nous avons testé sur les troubles cognitifs de plus de cinq cents patients parkinsoniens dans une étude internationale[1].

La piste hippocampique

Après cette déception dans la maladie d'Alzheimer, nous avons orienté notre recherche sur une région spécifique du cerveau, la formation hippocampique, dont nous pensions qu'elle devait jouer un rôle essentiel dans la maladie d'Alzheimer pour deux raisons principales : d'une part, l'hippocampe est impliqué dans le stockage des informations en traces mnésiques durables, ce qui caractérise le trouble de mémoire dans cette maladie, comme nous l'avons vu ; et d'autre part, c'est l'une des régions du cerveau les plus précocement touchées par le processus pathologique de l'Alzheimer. Heiko Braak, médecin et neuro-anatomiste allemand de l'université d'Ulm (à qui nous avons décerné le Grand Prix européen de la FRA en 2015) a montré, dès 1991, que la maladie débutait dans cette région. Au milieu des années 90, en raison du développement considérable des techniques de neuro-imagerie, et en particulier de

---

1. Dubois B. et al., « Donepezil in Parkinson's disease dementia : a randomized, double blind efficacy and safety study », *Mov. Disord.*, 2012, pp. 1230-1238.

l'imagerie par résonance magnétique nucléaire (IRM), les recherches vont se concentrer sur cette région particulière du cerveau, qui reçoit, en plus, une importante innervation cholinergique. C'est ainsi qu'en 1996, dans mon unité de recherche à la Salpêtrière, le professeur Stéphane Lehéricy met en évidence, par IRM volumique et pour la première fois, une atrophie précoce de 25 % du volume de l'hippocampe chez des patients examinés au tout début de leur affection[1]. Cette découverte d'une atteinte sévère et précoce de l'hippocampe sera à l'origine de deux développements importants :

1) elle fournira une des clés du diagnostic de la maladie avec la description du syndrome amnésique dit « hippocampique » que nous avons proposé à la même époque. D'une façon générale, le tableau clinique, c'est-à-dire les signes que présentent les patients, dépend directement du siège des lésions de la maladie dans le cerveau. Le profil des troubles est donc l'expression de la topographie des altérations neuronales. Le parcours et la progression des lésions suivent un pattern relativement stéréotypé et maintenant bien connu (à la suite des travaux d'Heiko Braak et de ceux de Charles Duyckaerts à la Salpêtrière) et qui rend compte de la progression des troubles observée chez les patients. Ce parcours débute par l'atteinte des régions hippocampiques, altération qui reste centrale et prédominante au cours de l'évolution.

---

1. Lehéricy S. et al., « Amygdalohippocampal MR volume measurements in the early stages of Alzheimer disease », *American Journal of Neuroradiology*, 1994, pp. 929-937.

Le syndrome amnésique de type hippocampique est donc un marqueur précoce et spécifique de la maladie, défini par un trouble du rappel qui n'est pas bien corrigé par les indices fournis pour faciliter la récupération des items. Une étude allemande, publiée en 2012, a d'ailleurs montré que ce profil est le plus fort prédicteur de la maladie. Il est dommage de ne pas l'imposer comme l'argument diagnostique de référence, même au stade débutant.

2) elle fournira, indirectement, un argument supplémentaire à opposer aux détracteurs de l'efficacité des anticholinestérasiques. Il faut rapporter ici le résultat inattendu d'un essai thérapeutique avec le donépézil (c'est l'étude dite « Hippocampe »), mené dans les années 2000, ayant pris pour cible, justement, l'hippocampe chez des patients au stade prodromal, débutant de la maladie[1]. Ces médicaments avaient démontré un effet sur les symptômes. Nous avons réalisé un essai clinique avec l'un d'entre eux dans l'hypothèse que ce médicament pouvait avoir un effet, non pas uniquement symptomatique, mais également physiopathologique, c'est-à-dire qu'il pourrait avoir une efficacité sur le processus pathologique lui-même et freiner ainsi son évolution. Un tel effet n'avait jamais été prouvé mais l'hypothèse était soulevée, à défaut d'être fondée, par une impression que nous, cliniciens, tirions de notre expérience quotidienne : depuis quelques années, et plus

---

1. Dubois B. et al., « Donepezil decreases annual rate of hippocampal atrophy in suspected prodromal Alzheimer's disease », *Alzheimer's & Dementia*, 2015, pp. 1041-1049.

précisément depuis l'introduction de ces médicaments, il nous semblait que l'évolution de la maladie était peut-être moins sévère. De nombreux facteurs pouvaient expliquer cette impression : une compétence accrue des centres spécialisés pour identifier les patients plus tôt, à un stade de la maladie où celle-ci évolue moins vite ; un meilleur accompagnement des malades par les aidants ; l'effet positif d'autres approches ou aides développées en parallèle... Mais cela n'excluait pas pour autant l'existence d'un effet spécifique et inexploré de ces médicaments anticholinestérasiques. Sollicité par le comptoir français du laboratoire Eisai pour tester cette hypothèse, j'ai demandé à avoir carte blanche et une liberté totale pour organiser un dessin d'étude original qui puisse répondre précisément à cette question. Comme marqueur d'efficacité, j'ai choisi le critère le plus strict et le plus objectif que l'on pouvait proposer à cette époque, à savoir les variations de volume de l'hippocampe, car il s'agit d'une structure à la fois bien délimitée avec des contours repérables et dont on avait montré qu'elle joue un rôle central dans les troubles de mémoire de la maladie d'Alzheimer. Je pensais que si un médicament était capable de ralentir l'atrophie de l'hippocampe, cela serait bien la preuve qu'il avait un effet neurotrophique. Cet essai fut le premier au monde à choisir un critère de neuro-imagerie comme critère principal d'efficacité dans la maladie d'Alzheimer. La deuxième raison qui m'a poussé à centrer l'étude sur l'hippocampe était que nous pouvions utiliser une nouvelle mesure automatique de calcul du volume de cette structure qui venait d'être mise au point par une jeune chercheuse de mon hôpital. Cette mesure était dénuée de toute intervention humaine, et ainsi des critiques liées aux mesures manuelles. Le protocole était simple. Les patients sont tirés au sort et répartis entre deux bras : les uns sous placebo, les autres sous traitement, et on mesurera, après un an, le volume de l'hippocampe de chaque patient en le comparant à celui qu'ils avaient à l'entrée dans l'essai. Quelle ne fut pas notre surprise de voir qu'un an plus tard, on constatait effectivement un ralentissement de 45 % de l'atrophie hippocampique chez les patients traités à un stade relativement précoce de la maladie. Il n'y avait en revanche pas d'effets observés sur les troubles cognitifs et les troubles de mémoire, peut-être parce que l'effectif des patients (deux cents environ) ne permettait pas de produire un effet significatif sur des performances cognitives de patients encore au tout début de leur maladie. On sait qu'il faut des effectifs beaucoup plus importants pour montrer un effet significatif sur des fonctions cognitives en raison de nombreux facteurs individuels venant parasiter les performances (horaire de passation des tests, durée de l'attente, jeûne éventuel, mauvais sommeil, état d'humeur...). Quoi qu'il en soit, le fait de ralentir de façon aussi importante l'atrophie de l'hippocampe était un résultat, certes inattendu et non encore totalement expliqué, mais qui justifierait, si besoin à lui seul, la prescription de ces médicaments.

Cette piste « hippocampique » a eu le mérite de centrer les recherches sur une région essentielle de la maladie : c'est là que tout commence, que sont observées les premières dégénérescences neurofibrillaires, que sont produites les premières difficultés de stockage en mémoire d'informations récentes ; c'est là que l'on va pouvoir mesurer pour la première fois l'atrophie d'une structure cérébrale par IRM, ce qui sera à l'origine des premiers biomarqueurs identifiés et d'une réflexion conceptuelle de la maladie conduisant à sa définition moderne.

La grande offensive : le tournant des années 2000

Redéfinir la maladie

Au début des années 2000, les choses commencent à se préciser. La maladie d'Alzheimer est de plus en plus clairement identifiée comme une maladie de la mémoire, en raison de l'atteinte précoce des régions hippocampiques. Les premières recherches sur les biomarqueurs commencent à montrer des résultats prometteurs. Il est temps de renverser la table et de revoir la définition de la maladie et de son diagnostic.

Mon objectif était de faire reconnaître la phase prédémentielle de la maladie, afin de pouvoir l'identifier précisément et qu'elle ne soit plus noyée dans le concept de Mild Cognitif Impairment (MCI) ou troubles cognitifs légers, dont nous avons déjà parlé. Ce syndrome n'avait à mes yeux aucun intérêt en soi et deux problèmes majeurs : son hétérogénéité (il englobait de nombreuses maladies) et la façon qu'on avait de le définir. Un « trouble cognitif léger » peut résulter de multiples causes. Or, pour soigner un patient, il faut identifier la cause de ses troubles. J'ai déjà illustré ce point avec l'exemple de la fièvre : est-il important de reconnaître le syndrome ? N'est-il pas préférable d'identifier la maladie qui en est responsable, sachant que le pronostic, la prise en charge et le traitement, seront radicalement différents selon l'affection identifiée ? De la même façon, lorsqu'un patient vient consulter pour des difficultés de mémoire, je trouve incongru, irrespectueux et contraire à l'éthique de lui signifier simplement qu'il présente des « troubles cognitifs légers ». Notre rôle est plutôt de chercher à en définir la cause (une dépression, un trouble du sommeil, une maladie d'Alzheimer débutante au stade prodromal, l'interaction de médicaments néfastes...) en mettant à la disposition de cette enquête toutes les ressources disponibles. La deuxième réserve tient aux modalités du diagnostic du MCI. Le professeur Ronald Petersen, à l'origine du concept de MCI, a proposé une « approche comptable » définie par un score obtenu dans n'importe quel test cognitif. Le diagnostic est posé si ce score est statistiquement inférieur à celui observé chez des sujets contrôles de même âge. Il s'agit donc d'une entité floue, au cadre mal défini et au contenu hétérogène, qui va concerner aussi bien des patients qui ont des troubles cognitifs liés à une dépression que des patients souffrant de maladie d'Alzheimer à un stade débutant.

C'est dans cet état d'esprit que j'ai réuni, en 2005, un certain nombre d'experts, amis ou collègues, européens principalement, mais aussi américains et asiatiques, qui me semblaient partager ce point de vue. L'objectif était de sortir de ces critères diagnostiques dépassés et de proposer une nouvelle définition, voire un nouveau concept pour cette maladie. Il faut savoir que les critères de 1984, alors en vigueur, avaient repris la définition proposée par Alzheimer lui-même, qui stipulait que la maladie était une démence. Cela impliquait donc que l'on ne pouvait pas évoquer le diagnostic chez un sujet non dément, alors que la maladie commence bien avant que le patient atteigne ce stade de sévérité ! De plus, une fois le syndrome démentiel reconnu, la maladie était identifiée par une démarche d'exclusion, c'est-à-dire par élimination de toute autre cause de démence grâce aux examens complémentaires.

La vision de la maladie que véhiculait cette définition sous-entendait ainsi deux grands principes sous-jacents. Tout d'abord, que le diagnostic de la maladie ne pouvait pas être affirmé cliniquement. En effet, en l'absence de biomarqueurs connus à cette époque, la certitude ou la confirmation que le patient était atteint de la maladie ne pouvait reposer que sur l'existence d'une preuve histologique, soit lors d'une biopsie cérébrale, heureusement exceptionnelle, soit lors de l'examen *post mortem*. En conséquence, le diagnostic évoqué cliniquement ne pouvait être que « probable », et il était considéré particulièrement difficile à établir au stade précoce ou débutant de la maladie. C'est pour cela que l'on ne l'envisageait que lorsque le patient était suffisamment avancé dans sa maladie, c'est-à-dire au stade de la démence. Ainsi, n'étaient considérés comme souffrant de maladie d'Alzheimer que les sujets déments. Les autres, également atteints mais au stade débutant, étaient renvoyés parmi les sujets MCI.

Ces critères avaient de nombreuses limitations. Ils ne permettaient pas de poser efficacement un diagnostic (entre 20 et 50 % d'erreurs de diagnostic en fonction des centres) parce que, justement, ils ne prenaient pas en compte les aspects spécifiques de la maladie. Même dans les essais thérapeutiques, il a été établi que plus d'un tiers des patients diagnostiqués, inclus dans les meilleurs centres internationaux sur la base de ces anciens critères, avaient un diagnostic erroné et s'avéraient ne pas souffrir de la maladie. Or, comment espérer montrer l'efficacité d'un médicament spécifiquement orienté contre une maladie si plus d'un tiers des patients inclus dans l'étude n'en souffrent pas ? La deuxième limitation était que, par définition, ces critères ne pouvaient s'appliquer que chez des patients déjà avancés dans la maladie. Pourquoi la maladie d'Alzheimer serait-elle la seule affection pour laquelle il faudrait attendre un certain stade de sévérité pour pouvoir la reconnaître ? Tout se passait comme si, observant un petit tremblement de la main, le neurologue devait attendre que le sujet soit grabataire pour poser éventuellement le diagnostic de maladie de Parkinson. Deux nécessités m'apparaissaient alors : 1) être plus spécifique 2) tout en étant, si possible, plus précoce pour pouvoir identifier la maladie dès les premiers symptômes. Une telle définition, précise et ciblée, était possible car le profil des troubles de mémoire observés dans la maladie est très spécifique, ce qui permet de les reconnaître et de les distinguer facilement de ceux qui accompagnent toute autre atteinte cérébrale, pour peu que l'on ait recours au test que je recommandais et dont nous avons déjà parlé. De plus, le syndrome amnésique de type hippocampique, que nous avons isolé et décrit dans *The Lancet Neurology* en 2004, est non seulement assez spécifique de la maladie d'Alzheimer, mais il est aussi présent au stade précoce, prodromal (article que nous publierons en 2007 avec le professeur Sarasin). Enfin, le troisième argument, et le plus important, est que l'identification de biomarqueurs de la maladie d'Alzheimer, rendue possible au cours de ces dernières années, a complètement modifié la performance diagnostique qui, de probable, est devenue maintenant quasi certaine. Le biomarqueur est un phénomène mesurable (par exemple, une anomalie biologique ou une modification en neuro-imagerie) témoignant d'un changement induit par la maladie (sécrétion d'une protéine anormale, atrophie d'une région cérébrale spécifique…). C'est donc une signature, le plus souvent biologique de la présence de la maladie, que l'on peut mettre en évidence par de multiples prélèvements, qu'il s'agisse du sang ou du liquide céphalo-rachidien, ce dernier étant particulièrement intéressant à étudier dans le cas de la maladie d'Alzheimer car il entoure le cerveau et transporte les protéines et autres composés biologiques produits et libérés par l'activité cérébrale. La découverte de ces biomarqueurs, accessibles du vivant du patient, va révolutionner l'approche diagnostique de la maladie car leur positivité permet d'inférer son existence.

Nous avons alors proposé de classer ces informations biologiques dans deux catégories différentes. Il y a d'une part des biomarqueurs que l'on a appelés physiopathologiques : ce sont les marqueurs qui nous indiquent la présence des lésions de la maladie d'Alzheimer. On peut les rechercher soit par l'analyse du liquide céphalo-rachidien (en cherchant une diminution de la concentration de la protéine bêta-amyloïde ou d'une augmentation de la protéine totale ou phosphorylée), soit en injectant dans le sang une substance qui se fixe sur les lésions amyloïdes dans le cerveau et que l'on révèle par TEP scan. Nous les avons définis comme étant des marqueurs diagnostiques car ils sont le reflet de la pathologie sous-jacente et sont présents à tous les stades de la maladie, même avant les symptômes. D'autre part, les lésions de la maladie survenant dans des régions plus ou moins spécifiques du cerveau, elles entraînent des modifications locales ou régionales que l'on peut visualiser par des examens d'imagerie structurelle (IRM) ou d'imagerie fonctionnelle (TEP au fluorodéoxyglucose) : c'est ainsi que l'on peut mettre en évidence une diminution du volume ou une atrophie de certaines structures comme l'hippocampe, ou une diminution du métabolisme régional dans la région temporo-pariétale par exemple. Nous avons défini ces changements comme des biomarqueurs topographiques. Ils sont le reflet, en aval, des conséquences des lésions de la maladie. Ils sont moins spécifiques et peuvent ne pas être présents lors des tout premiers stades de l'affection, car ils n'apparaissent qu'après un certain temps d'évolution, mais ils sont, pour cette raison, un indicateur de la sévérité clinique et de la progression de la maladie.

Deux critères permettaient donc, dès 2005, de diagnostiquer la maladie de façon quasi certaine : la présence d'un syndrome amnésique hippocampique et de biomarqueurs positifs. Cette définition clinicobiologique est la base des nouveaux critères de la maladie que nous avons proposés avec le groupe d'experts que j'avais réuni à l'occasion d'un congrès international en 2005. Quelques mois avant, avait eu lieu à New York une réunion (« Expert Conference on MCI », organisée par l'International Psychogeriatric Association) qui m'avait passablement énervé car le MCI y était encore présenté comme s'il s'agissait d'une maladie en soi, déclinée sous différents aspects (génétiques, cliniques, thérapeutiques...) et pour laquelle on cherchait à proposer une définition commune quelles que soient les entités pathologiques sous-jacentes. Absurde ! Pour réagir à cela, j'ai profité d'un congrès qui eut lieu l'année suivante à Florence, et qui réunissait la plupart des experts concernés par ces problèmes (y compris les collègues américains), pour leur demander de participer à un workshop collatéral où nous essaierions de trouver les arguments permettant d'isoler la maladie au stade prodromal. Au cours de ce meeting, et lors des discussions qui ont suivi dans des réunions téléphoniques, il m'est apparu que l'on pouvait élargir les critères de diagnostic de la phase prodromale à l'ensemble des stades évolutifs de la maladie. C'était donc une petite révolution conceptuelle que nous allions proposer, fondée sur les principes suivants : la maladie est une entité clinico-biologique et non plus clinico-pathologique ; le diagnostic repose sur la présence d'un syndrome amnésique type hippocampique ; le diagnostic peut être affirmé grâce au recours à des biomarqueurs ; enfin, il s'applique à n'importe quel stade de la maladie. Ces nouveaux critères sortaient ainsi les patients au stade prodromal du diagnostic de MCI pour le réserver aux seuls patients pour lesquels aucune maladie ne pouvait être clairement identifiée au terme d'un bilan diagnostique.

Il m'a fallu plus d'un an et demi pour écrire l'article de consensus auquel ont participé dix-neuf experts internationaux (dont neuf Européens et neuf Américains du Nord), et plusieurs mois pour le faire publier dans *The Lancet Neurology*, journal dont l'impact dans le milieu scientifique est très important. L'article a essuyé les critiques et analyses de pas moins de six rewievers avec deux relectures successives ! Au total, 44 pages de réponses. L'enjeu était important puisqu'en proposant de nouveaux critères de la maladie d'Alzheimer, nous risquions de faire perdre son leadership à l'Amérique en invitant à tourner la page de critères américains jusque-là mondialement utilisés. Après ces nombreux allers-retours, l'article est paru en août 2007, et avec son titre originel que l'un des rewievers contestait cependant. Il n'acceptait manifestement pas son intitulé volontairement provocateur : « Research criteria for the diagnosis of Alzheimer's disease : revising the NINCDS-ADRDA criteria[1]. »

La maladie y était enfin définie de façon précise : elle débute avant la démence par un syndrome amnésique prédominant, en rapport avec l'atteinte précoce des formations hippocampiques, qui peut être isolé ou associé à d'autres troubles cognitifs ou comportementaux. Elle est caractérisée par des changements biologiques ou d'imagerie que l'on peut constater du vivant du patient et qui permettent de les identifier à un stade précoce prédémentiel (prodromal) voire préclinique, avant tout symptôme.

Cet article a eu des conséquences très importantes car il a permis de faire entrer la maladie d'Alzheimer dans la médecine, en donnant une définition et un cadre précis. Tous les cinq ans, *The Lancet Neurology* fait le classement des articles les plus cités. Ce papier de 2007 est resté le premier pendant les cinq ans suivant sa parution avec plus de quatre mille citations au total.

Quatre ans après la publication, nos collègues américains – il leur fallait réagir – ont publié des critères qui intégraient, de fait, les deux principales avancées que nous avions proposées : 1) la maladie est à l'œuvre dans le cerveau bien avant la démence, et 2) les biomarqueurs pourraient être utiles au diagnostic. Malheureusement, ils maintenaient la catégorie du MCI.

---

1. Dubois B. et al., « Critères de recherche pour le diagnostic de la maladie d'Alzheimer : révision des critères du NINCDS-ADRDA », *The Lancet Neurology*, 2007, 6, pp. 734-746.

Comme l'indiquait l'intitulé de notre article, le recours aux biomarqueurs était initialement réservé à la recherche, en particulier pour l'inclusion de patients dans des essais thérapeutiques ou de sujets « porteurs sains », c'est-à-dire des sujets normaux mais qui ont déjà des lésions cérébrales, pour des protocoles de suivi évolutif. Mais nous savions que les biomarqueurs allaient aussi être progressivement utilisés dans le champ de la clinique, pour diagnostiquer les patients. D'abord, pour des cas précis et codifiés, principalement celui des malades jeunes, ou pour des situations complexes. Mais un peu plus de dix ans plus tard, les choses ont sensiblement évolué et les biomarqueurs du LCR sont entrés dans la pratique clinique dans les centres experts et de ressources et dans les Centres de mémoire de proximité (CMP) lorsqu'un diagnostic précis doit être porté.

Preuve en est, en 2018, le National Institute of Aging (NIA) des États-Unis vient même de proposer une définition de la maladie d'Alzheimer ne reposant plus que sur la seule présence des biomarqueurs, à partir d'une classification dite A/T/N[1].

Ainsi sommes-nous arrivés, avec la participation de nombreux collègues, médecins et chercheurs, à une définition de la maladie reposant aujourd'hui sur des signes précis et des arguments biologiques formels. Parallèlement à ces progrès dans la connaissance des

---

[1]. Classification A/T/N, où (A) correspond à la positivité d'un marqueur Amyloïde ; (T) à celle d'un marqueur Tau ; et (N) à celle d'un marqueur de Neurodégénérescence, c'est-à-dire d'atrophie.

mécanismes de la maladie et dans son approche clinique, une prise de conscience, certes tardive, s'est opérée au niveau des pouvoirs publics de notre nation, au début des années 2000, devant l'ampleur du problème de santé publique annoncé. Retraçons les grandes étapes de cette mobilisation.

La mobilisation des pouvoirs publics – Les plans Alzheimer

Avant les années 2000, une relative ignorance

La prise de conscience des enjeux sociétaux liés à la maladie d'Alzheimer, par une institution publique nationale, est relativement récente et remonte au début des années 2000. La problématique de la maladie d'Alzheimer n'était pas entrée dans le viseur du ministère de la Santé avant cela car le tsunami n'avait pas encore fait ses ravages. Le premier document officiel fut le rapport de mission que le Dr Jean-François Girard et le Dr Ana Canestri ont remis en décembre 2000 à la demande du ministère de l'Emploi et de la Solidarité. Il concluait que, face à la maladie d'Alzheimer, la réponse devait être de « médicaliser le diagnostic et démédicaliser la prise en charge ». Cette recommandation était importante car elle visait à prévenir une médicalisation excessive de la prise en charge de ces malades. « Aucune maladie ne peut relever d'une réponse exclusivement médicale, précisait encore le rapport. Aucune maladie ne peut justifier la médicalisation de la vieillesse au-delà de ce que la médecine peut apporter. Car le risque est bien là, en particulier à la suite d'une hospitalisation en urgence dans un établissement non averti. » Pour cela, le rapport proposait de séparer clairement le rôle des structures sanitaires (hôpital, cabinet médical) dans le diagnostic et le traitement des patients, du rôle de la société qui doit apporter des solutions nouvelles pour réorganiser la vie du malade. Celle-ci reposait alors encore principalement sur un hôpital, pourtant peu habilité à recevoir ce type de malades. En d'autres termes, il s'agissait de dire que la société ne peut se décharger de sa responsabilité en comptant exclusivement sur le système de soins et le dévouement de ses professionnels. Le rapport soulignait que la réponse apportée aux personnes âgées malades et hospitalisées devait être repensée : trop souvent ces malades quittaient la société du fait de leur seul statut de malade, ce qui était aussi, pour la société, une façon de les oublier. Cette analyse initiale a été la clé de voûte des plans qui ont été initiés par la suite.

Un peu avant la publication du rapport Girard, j'avais contacté le professeur Lyon-Caen, au cabinet du Premier ministre Lionel Jospin, pour proposer la création de « Centres Experts » dédiés à la recherche clinique dans le domaine de la maladie d'Alzheimer. La maladie était alors le parent pauvre dans le milieu médical, neurologique et neuroscientifique. Méconnue des médecins généralistes qui l'assimilaient au vieillissement et au grand âge, elle était aussi dédaignée par les neurologues qui s'intéressaient plutôt à la sclérose en plaques ou à la maladie de Parkinson et l'avaient délaissée aux gériatres. Ces derniers assuraient quand même, tant bien que mal, la prise en charge de ces patients dans des établissements de longue durée. Mais très peu d'universitaires ou de neuroscientifiques s'intéressaient à cette pathologie, et les projets de recherche académiques de l'époque, souvent à l'initiative de gériatres, abordaient plutôt les questions de prise en charge ou de comorbidité chez les grands déments. Il était important de créer quelques centres de recherche clinique dans les grands départements de neurologie afin de faire émerger un intérêt et susciter une mobilisation en faveur de ce qui allait devenir un énorme problème de santé publique et qui relevait aussi, étant une maladie du cerveau, du domaine de la neurologie. Un premier document, élaboré avec mon ami marseillais le professeur Michel Poncet, a été remis au ministère en 2000. Il définissait ce que pourraient être ces centres experts Alzheimer. Déjà, nous y soulignions : 1) que le diagnostic était porté trop tardivement, lors la phase démentielle, alors que la maladie évolue depuis plusieurs années et qu'elle inclut une phase prédémentielle et même une phase préclinique ; 2) qu'il s'agissait d'une maladie dont le diagnostic était difficile et le profil évolutif mal connu ; 3) qu'il était nécessaire de créer des centres de recherche clinique sur la maladie d'Alzheimer et les autres maladies dégénératives du cortex cérébral. Nous écrivions déjà à cette époque : « Il faut créer des centres hautement spécialisés pour développer une recherche clinique dont les objectifs fixés seront : a) de décrire l'évolution naturelle de ces maladies émergentes et leurs étapes d'aggravation pour permettre des anticipations et des prédictions en termes de santé publique ; b) d'identifier des marqueurs biologiques diagnostiques par la création de banques de DNA et de prélèvements (sang, LCR) à la disposition des chercheurs en biologie moléculaire ; c) de développer la recherche de facteurs de susceptibilité génétique dans les formes sporadiques et de nouvelles mutations géniques dans les formes familiales à début précoce ; d) d'apprécier l'intérêt diagnostique de l'étude morphométrique de l'atrophie de l'hippocampe par IRM et de techniques nouvelles d'activation cérébrale par IRM fonctionnelle et de l'évolution de ces paramètres au cours de la maladie ; e) de se doter, ainsi, d'outils multidisciplinaires pour tester l'efficacité de thérapeutiques potentiellement efficaces sur le ralentissement du processus pathologique, qui devront être initiées le plus tôt possible. » Nous ajoutions qu'un tel « programme de recherche clinique sur la maladie d'Alzheimer et autres maladies dégénératives du cortex cérébral ne peut reposer que sur des Centres neurologiques hospitalo-universitaires spécialisés associant des compétences dans le domaine de la neurologie, la neuropsychologie, la neuro-imagerie cérébrale et la génétique. Seuls quelques centres possèdent ces compétences et peuvent se porter candidats pour un tel projet : le centre de la Pitié-Salpêtrière, le centre de la Timone, de Lille, de Toulouse, de Bordeaux ou de Montpellier... Ces équipes participent déjà à un projet de recherche clinique national de grande envergure[1]. La création de ces centres aurait pour but de donner les moyens nécessaires pour le suivi régulier de cohortes de patients, la constitution de banques de DNA et de sérothèque, la réalisation d'examens neuroradiologiques réguliers. Cela suppose une dotation financière annuelle tant pour la réalisation des examens radiologiques et biologiques que pour le recrutement d'un personnel spécifiquement dédié à cet effet (vacations de neuropsychologues, d'attachés de recherche clinique, de data managers...). Cela suppose aussi de prévoir des petites unités d'hospitalisation brève (hospitalisation de jour et de semaine) pour réaliser les bilans précités afin de régler les cas de diagnostic difficile de patients référés en deuxième intention par les consultations de mémoire des centres référents. Ces unités permettraient enfin de dédier à la pathologie cognitive un personnel spécifique et de former les jeunes médecins à ces pathologies. Un gros effort de formation est en effet indispensable dans ce domaine émergent de la pathologie ». Vingt ans après, il n'y a pas grand-chose à modifier dans ce document qui, nous le reverrons, a servi de base à la création des Centres Mémoire de Ressources et de Recherche (CMRR) sur le plan national, dans le cadre du premier plan, le plan

---

1. Étude Pré-Al, que j'avais déposée auprès du ministère de la Santé dans le cadre du PHRC qui cherchait à valider « la valeur prédictive de critères neuropsychologiques, neuroradiologiques et biologiques dans le diagnostic précoce de la maladie d'Alzheimer ».

Kouchner, et à celle de l'Institut de la mémoire et de la maladie d'Alzheimer (IM2A), qui a été réalisée à la Salpêtrière en 2010.

Le premier plan national, 2001 : le plan Kouchner

Le premier plan fut initié en 2001 par Bernard Kouchner, alors ministre de la Santé, et devait s'étaler sur cinq années. Il proposait de définir une démarche globale, associant des progrès dans le domaine de la reconnaissance des patients et dans celui de la prise en charge médico-sociale. Voici quelles en étaient les grandes lignes.

On estimait à l'époque qu'il y avait de 500 à 600 000 personnes atteintes de démence (dont 350 000 Alzheimer), et que seulement la moitié des démences étaient diagnostiquées. Le premier objectif était donc de faciliter l'identification des patients : « Je souhaite même favoriser le diagnostic précoce qui permet la mise en œuvre d'un projet de soins médico-psycho-social, voire de retarder par des thérapeutiques l'évolution de certaines formes de la maladie », dira Bernard Kouchner à Bordeaux le 12 octobre 2001. À cette époque, la maladie se réduisait à la démence et son repérage passait alors par la détection de signes dits « d'alerte » qui étaient en fait les témoins d'une maladie déjà très avancée : il s'agissait de la diminution de la performance dans certains actes de la vie quotidienne, comme l'utilisation du téléphone, des transports ou la gestion du budget. La recommandation ministérielle était alors que « les personnes qui présentent ces troubles doivent pouvoir bénéficier d'explorations des fonctions cognitives adaptées. Considérant que les médecins généralistes (1er niveau) ont dans ce domaine un rôle important à jouer dans l'identification des plaintes et dans l'orientation des personnes vers une consultation mémoire (2e niveau), consultations spécialisées qui doivent mobiliser des moyens cliniques, paracliniques et des tests neuropsychologiques à travers une équipe pluridisciplinaire. Le constat fait à l'époque est celui d'une grande hétérogénéité des consultations spécialisées et d'un accès difficile aux tests neuropsychologiques du fait même du peu de neuropsychologues formés. Les délais d'attente sont longs, trop longs. La Direction de l'hospitalisation et de l'organisation des soins est alors chargée de préparer un cahier des charges précis de ces consultations qui seront dénommées "consultations mémoire". Les moyens de ces consultations seront renforcés ». Ainsi en 2002, 35 millions de francs seront destinés au recrutement de personnel médical et non médical. Le plan 2001 complète ensuite cette organisation en ajoutant un troisième niveau, celui des Centres Mémoire de Ressources et de Recherche (les CMRR), sur la base de ce que nous avions proposé antérieurement. En réalité, ces centres experts ont été transformés, par la moulinette ministérielle, en centres régionaux (passant de six à plus de vingt), chargés de structurer et d'animer, dans leur territoire, le réseau de consultations de mémoire dit de proximité, d'être un recours pour les cas complexes et difficiles, et d'avoir une activité de recherche, notamment clinique. Mission était donnée à ces centres de jouer un rôle moteur dans l'animation des réseaux de consultations mémoire régionales ou interrégionales, d'assurer des actions de formation médicale et paramédicale, et de participer à une réflexion éthique. Je dois avouer que cette vision, plus « aménagement du territoire » qu'« excellence de la recherche clinique », pouvait se justifier pleinement et a sans aucun doute été bénéfique. Elle a permis de structurer l'offre des soins dans le domaine du diagnostic et de la prise en charge des patients au niveau national. D'ailleurs, grâce à ces moyens, j'ai pu, comme d'autres, étoffer mon nouveau centre avec un demi-poste de praticien hospitalier et deux neuropsychologues. Pas de quoi rêver… mais ce fut l'amorce de mon futur Institut de la mémoire et de la maladie d'Alzheimer que j'ai pu développer, dans un deuxième temps, grâce à la labellisation Centre de référence nationale « Démences rares et précoces » en 2007, puis Centre de référence nationale « Malades Alzheimer jeunes » en 2009.

La deuxième inflexion importante de ce premier plan fut d'ordre médico-social. Vivre avec la maladie d'Alzheimer est une réalité pour une grande part de Français. Les experts estimaient à l'époque que 75 % des personnes atteintes de maladie d'Alzheimer vivaient à domicile ou chez leurs proches, témoignant de l'immense solidarité familiale qui existe dans notre pays. « Ceci permet à la personne malade de garder ses repères et de maintenir une relation affective qui contribue sans nul doute à amoindrir les perturbations dont ils sont l'objet. Mais cet investissement au quotidien auprès d'une personne atteinte de maladie d'Alzheimer est considérable et entraîne souvent un épuisement physique et psychologique », était-il encore écrit. C'est pourquoi ce premier plan souhaitait aussi offrir différentes réponses médico-sociales financières et d'hébergement en introduisant la notion de « projet de soins » et de « prise en charge globale », dans une logique de travail en réseau avec l'ensemble des acteurs, en particulier les généralistes et les professionnels du monde médico-social. Il inscrivait la nécessité de préserver la dignité de ces patients très vulnérables. Au cours de l'évolution de cette maladie surviennent en effet des situations de crise qui peuvent poser des problèmes éthiques. Il était donc demandé au corps médical de réfléchir : sur les conditions de l'annonce d'un diagnostic pour une maladie aussi grave et les conséquences que cela entraîne ; sur la signification du consentement aux soins pour les personnes arrivées à un stade évolué de la maladie ; mais aussi sur des situations de la vie quotidienne comme la conduite automobile ou la privation de liberté. Le plan prévoyait également des mesures pour soutenir et informer la personne malade et sa famille grâce à l'allocation personnalisée d'autonomie, et la création d'accueils de jour, et de Centres locaux d'information et de coordination (les CLIC).

Rappelant que la prise en charge de la maladie d'Alzheimer est éprouvante au long cours et que le coût des aides à domicile, des aides au répit et des aides techniques est lourd pour les familles quand il n'est pas inabordable, la loi du 20 juillet 2001 institua par ailleurs une allocation personnalisée d'autonomie (l'APA), réforme qui va modifier profondément la prise en charge des personnes âgées en perte d'autonomie. Elle est personnalisée en fonction du degré d'autonomie ; elle est universelle et concerne toutes les personnes de plus de 60 ans quelles que soient leurs ressources ; elle est, enfin, d'accès égal, c'est-à-dire que son montant est le même pour tous. L'APA fait appel à la solidarité nationale et à la solidarité locale. Ce dispositif sera cofinancé par les conseils généraux et l'État. Le plan proposait ensuite d'accroître les capacités en accueil de jour. Ce type d'accueil, qui permet de recevoir pour une ou plusieurs journées par semaine des personnes présentant une détérioration cognitive, constitue une aide importante pour les malades et leurs familles. En effet, la mise en œuvre au sein de ces établissements d'un projet individuel d'aide et de soins, comme les activités qui y sont proposées, vont permettre au patient de garder une vie sociale et une certaine forme d'autonomie, et à l'aidant de « souffler » pendant le temps de cet accueil. L'engagement était de créer 7 000 places d'accueil de jour en quatre ans, qui viendraient s'ajouter aux 3 160 places existantes. L'assurance maladie devait prendre en charge une partie du prix de journée par personne malade accueillie.

L'amélioration de la qualité des structures d'hébergement faisait aussi partie des mesures annoncées. Les établissements d'hébergement pour personnes âgées (les EHPAD) accueillaient déjà pour moitié des personnes souffrant de troubles démentiels à des stades souvent évolués. Les conditions d'accueil n'étaient pas adaptées et les moyens humains déjà insuffisants. Une réforme tarifaire des EHPAD fut mise en place en intégrant un volet tarifaire « Qualité » pour renforcer les centres d'hébergement en moyens humains, former les médecins coordonnateurs des EHPAD, et pour adapter l'architecture intérieure de ces établissements. L'hébergement temporaire, formule d'accueil limitée dans le temps qui peut permettre aux familles de s'absenter quelques jours, fut renforcé avec l'engagement de créer 750 places supplémentaires en 2002. Le dernier volet du programme d'actions concernait les études et la recherche clinique. Trois axes étaient annoncés comme prioritaires : l'identification des facteurs de risque qui, à terme, pourrait permettre de proposer une stratégie de prévention ; les recommandations pour un projet de soins global et de soutien des personnes atteintes de maladie d'Alzheimer ; enfin, l'élaboration d'outils de formation, d'éducation à la santé sur la maladie d'Alzheimer pour les professionnels de la santé et les aidants afin de favoriser une prise en charge de qualité.

En conclusion, ce programme d'actions, qui doit beaucoup aux professeures Sylvie Legrain et Florence Pasquier, répondait à plusieurs objectifs et notamment celui de structurer l'accès à un diagnostic de qualité, d'aider les personnes malades et leurs familles, et d'améliorer la qualité des structures d'hébergement. Ce premier plan a jeté les bases d'actions qui seront ensuite reprises et approfondies dans les plans suivants.

Le deuxième Plan national, 2004-2007,
le plan Douste-Blazy/Vautrin

Le deuxième plan (2004-2007), initié par Philippe Douste-Blazy et Catherine Vautrin, tout en reprenant l'approche du précédent, a surtout mis l'accent sur la prise en charge sanitaire. Le but était de structurer beaucoup plus clairement l'organisation de l'accès au diagnostic précoce (car il est habituellement porté lorsque les patients ont atteint un stade de démence déjà avancé) et de faciliter la résolution des situations de crise par le développement d'unités de court séjour gériatriques en lien avec les services d'urgence. Il a, par ailleurs, rendu plus aisé l'accès aux soins des malades d'Alzheimer en prévoyant leur prise en charge à 100 % par l'assurance maladie avec la reconnaissance de cette pathologie en affection de longue durée (ALD 15) en tant que telle, par un décret du 4 octobre 2004.

Que faut-il retenir et que reste-t-il de ces premiers plans ? Comme l'indique le rapport de la Cour des comptes datant de février 2013, ces deux premiers plans ont été très faiblement structurés en termes de pilotage, sans contrôle précis de leur réalisation et de leur financement. Ces plans, élaborés par les fonctionnaires de l'avenue de Ségur, n'avaient ni chiffrage prévisionnel global, ni comité de suivi régulier, ni évaluation systématique du coût des mesures. Certes, des instances de suivi au niveau central existaient (comité de suivi, groupes de travail, instance prospective Alzheimer) mais leur fonctionnement était irrégulier. Au niveau régional, les modalités de suivi des plans n'ont pas été concrètement organisées. En outre, si ces deux plans comportaient des données de situation initiale, ils ne prévoyaient pas d'indicateurs d'évaluation et ne mentionnaient pas systématiquement le coût des mesures et leur échéance. L'utilisation d'un outil global de suivi des mesures n'avait pas davantage été organisée. Finalement, derrière les ambitions affichées et les effets d'annonce, le bilan de ces deux premiers plans Alzheimer est difficile à dresser. Malgré ces réserves, des progrès ont été réalisés sur le terrain, notamment dans l'organisation du parcours de soins ou le développement des structures d'accueil.

Le troisième plan, 2007, le plan Sarkozy

Jusque-là, donc, beaucoup de bonnes intentions avaient été affichées mais peu d'effets observés. C'est dans ce contexte qu'en 2007, le candidat Sarkozy annonce un plan ambitieux concernant la maladie d'Alzheimer s'il est élu à la présidence de la République. C'était une décision importante que seul un président relativement jeune (Nicolas Sarkozy avait 52 ans à l'époque) pouvait prendre. Je me souviens de la fin de non-recevoir que nous avions essuyée dans les années 2004 lorsque, président du Comité scientifique de l'association France Alzheimer, j'avais essayé d'approcher le cabinet de la présidence de la République pour obtenir le soutien du président Chirac à cette cause. La seule chose que nous étions arrivés à obtenir fut la désignation de la maladie d'Alzheimer comme « grande cause nationale » pour l'année 2007, ce qu'annonça Dominique de Villepin lors de la 13ᵉ Journée mondiale Alzheimer en 2006.

La même année, en mai 2006, le Premier ministre avait annoncé un plan national sur le cerveau et les maladies du système nerveux, mission présidée par le neurobiologiste Jacques Glowinski, professeur au Collège de France. Ce « plan Cerveau » se voulait très structurant et proposait une véritable stratégie nationale de lutte contre les pathologies cérébrales, fondée sur deux piliers intéressants : la création de sept neuropôles régionaux en 2007 (un par grande région) chargés, chacun, d'élaborer un projet régional fédérateur pour favoriser les interactions entre recherche fondamentale, recherche clinique et recherche industrielle, et de renforcer les plateformes technologiques existantes. Le deuxième pilier consistait à mettre en place un « Institut du cerveau », structure virtuelle dont l'objectif était de conduire une stratégie nationale en matière de recherche sur le cerveau et les maladies du système nerveux en assurant une coordination transversale des différents partenaires institutionnels (ministères et EPST) et des neuropôles. Jacques Glowinski m'avait sollicité pour développer le volet concernant la maladie d'Alzheimer. J'avais alors proposé de constituer un réseau de recherche national constitué de sept centres régionaux (un par neuropôle), rassemblant chacun les équipes de recherche fondamentale sur la maladie d'Alzheimer et le Centre Mémoire de Ressources et de Recherche (CMRR) régional, assurant ainsi la continuité de la recherche fondamentale à la recherche physiopathologique, clinique et épidémiologique. Ce réseau regrouperait, *a priori*, les centres de Bordeaux, Lille, Marseille, Montpellier, Nice, Paris, Toulouse, compte tenu de la qualité de leur production scientifique en recherche fondamentale et de leur complémentarité en recherche clinique. Adossés aux structures de recherche des neuropôles, ces centres experts reposeraient sur un réseau d'appui loco-régional intervenant dans le transfert d'innovations vers les acteurs du terrain (l'objectif étant d'éviter le cloisonnement entre recherche et prise en charge des patients) : ils auraient alors pour mission de constituer des cohortes cliniques et épidémiologiques, des centres de ressources biologiques, et de valider les projets dans le domaine du diagnostic et de la thérapeutique avec des moyens spécifiques (financement de post-doctorants, de création de jeunes équipes, de praticiens hospitaliers contractuels de recherche, d'attachés de recherche clinique pour les centres de ressources biologiques, de statisticiens pour l'analyse des cohortes et le réseau d'appui). Ils contribueraient enfin à l'intégration du transfert d'innovations et de technologies, à la formation continue des médecins praticiens et à la formation universitaire.

Ce plan Cerveau avait l'intérêt d'être volontariste et de mettre toutes les forces du pays en ordre de marche en s'appuyant sur les bastions existants et déjà organisés au niveau régional. Il reposait sur une organisation pyramidale et la création des neuropôles formant un maillage du territoire national dédié aux maladies neurodégénératives, à l'image des cancéropôles proposés dans le cadre du plan cancer. Mais il n'eut pas le temps d'être mis en place, en raison du télescopage politique qui survint en 2007.

Car l'élection de Nicolas Sarkozy allait rebattre les cartes. Il était en effet conscient que tout restait à faire pour ces maladies, nouvelles par l'impact qu'elles auraient immanquablement sur la société en termes de coût financier et d'organisation des soins. Un « véritable tsunami », comme l'avait écrit Philippe Douste-Blazy, qui nous arrivait droit dessus et auquel nos sociétés, dites développées, mais insouciantes, ne s'étaient aucunement préparées. C'est dans ce contexte que survient, durant la campagne présidentielle, le 2 mai 2007, l'annonce par le candidat Sarkozy d'un plan de lutte contre la maladie d'Alzheimer. À l'occasion de la visite d'un établissement d'hébergement de personnes âgées dépendantes (EHPAD), dans le Finistère, le candidat annonce qu'il souhaite « engager puissamment les moyens de l'État dans la prévention et la lutte contre la maladie d'Alzheimer ». Il promet alors un plan de lutte contre la maladie sur le modèle du plan cancer lancé quelques années plus tôt par le président Chirac, richement doté. « Grâce à Jacques Chirac, pour le cancer, c'est 1,5 milliard d'euros. Il faut faire pour Alzheimer ce qu'on a fait pour le cancer », déclare-t-il lors d'une émission à la télévision. « Si je suis élu président de la République (...), je demanderai au gouvernement de travailler sur un plan Alzheimer comme il y a eu un plan cancer », avait-il affirmé.

La mise en place du plan Sarkozy

Dès le mois de juin 2007, les choses se mettent en place. L'élection à peine passée, un certain nombre d'entre nous se sont regroupés pour préparer les grandes lignes de ce qui devrait être un plan à présenter, le moment venu, à la personnalité politique désignée pour mener ce projet. Philippe Douste-Blazy faisait partie de ceux-ci. Il s'était autoproclamé, un peu rapidement, comme ayant été désigné par le nouveau président, et c'est ainsi que nous nous sommes retrouvés un soir de juin 2007, à trois ou quatre spécialistes, autour de lui. C'était une période de grande agitation politique. Les réunions se multipliaient. Il y avait là, pour nous tous, une opportunité intéressante de participer à la mise en avant de la maladie après toutes ces années de disette et d'agitation plutôt vaine, pour peser sur le devenir de sa prise en charge. Il faut aussi reconnaître que nous étions tous portés par l'excitation d'un projet annoncé d'emblée comme très lourdement financé. Pour moi, c'était une opportunité pour orienter enfin des moyens importants dans le domaine sanitaire et dans la recherche dite fondamentale mais aussi clinique, dans la continuité de mes réflexions antérieures. Mais ce plan avait l'ambition bien plus large d'impacter aussi l'organisation médico-sociale des patients, le soutien aux aidants et le regard de la société sur le grand âge.

J'ai alors élaboré un projet en dix points, sur la base de ce que j'avais proposé pour le plan cerveau, avec l'aide précieuse du professeur Gérard Bréart, épidémiologiste renommé qui avait déjà eu la responsabilité d'un plan de santé publique sur l'obésité. Nous avons travaillé d'arrache-pied, rencontrant de temps en temps Philippe Douste-Blazy, sans trop savoir où nous allions. En fait, la personne chargée par le nouveau président de monter le projet était son conseiller médical et scientifique, le professeur Arnold Munnich, généticien célèbre de l'hôpital Necker. Nous nous connaissions un peu, ayant eu l'occasion de nous croiser au cours de conférences communes. Je le retrouve un mardi de juillet 2007 dans le salon vert de l'Élysée où le chef de cabinet avait réuni un certain nombre d'experts pour parler de la maladie d'Alzheimer. Philippe Douste-Blazy n'était pas présent : mauvaise pioche ! Nicolas Sarkozy entre alors, nous salue, et s'assoit à la table pour aussitôt poser la question : « Que faut-il faire pour vaincre cette maladie d'Alzheimer ? » Conscient de l'importance de la réponse (on n'a pas deux fois dans sa vie l'opportunité de conseiller un président de la République sur un sujet qui vous tient à cœur), je m'apprêtais à expliquer qu'il fallait mieux identifier les lésions cérébrales pour bloquer leur développement lorsque j'entends mon voisin de gauche me prendre de vitesse et dire : « La marche, monsieur le président ! », manifestement convaincu de l'effet positif de ce message, et sur la maladie, et sur un président que l'on savait être un joggeur assidu. Je suis interloqué par ce message qui déplace la maladie hors du champ des neurosciences, là où elle devrait pourtant être. (Dix ans après, force est de constater que ce risque de n'envisager la maladie que sous l'angle prioritaire de la prévention est toujours présent, avec les recommandations autour de l'activité physique ou de l'hygiène alimentaire.) Quoi qu'il en soit, ce rendez-vous élyséen était plus une rencontre formelle, destinée à montrer la détermination et l'intérêt du nouveau président pour cette problématique de santé, qu'une réunion de travail.

Le travail va commencer quelques jours plus tard. Arnold Munnich me demande alors de venir le voir un soir dans son petit bureau à l'hôpital Necker. Il souhaitait me rencontrer car il avait eu connaissance de mes relations personnelles anciennes avec le nouveau président. Il s'avère que la mère de Nicolas Sarkozy louait tous les étés un appartement de bord de mer, à Pontaillac, en raison d'une amitié ancienne qui la liait à une famille également très proche de mes propres parents qui habitaient dans cette région. Une amitié était née entre les enfants. J'étais plutôt de la génération du frère aîné de Nicolas mais nous nous connaissions, et j'avais suivi avec amusement et intérêt sa carrière politique. Arnold Munnich souhaite alors connaître très précisément la nature de nos relations afin d'évaluer s'il pouvait y avoir un conflit d'intérêts s'il me désignait comme responsable de ce plan Alzheimer. J'avais, certes, quelques arguments à faire valoir pour briguer cette fonction, mais cette relative familiarité avec le président pouvait me nuire et lui nuire, pensait-il. Je me rappelle très bien de cette conversation tardive : Arnold Munnich essayait d'évaluer cette proximité (en réalité très ancienne, et non actuelle) et conclut cet entretien par la formule suivante : « Tu es tout à fait légitime pour diriger ce programme. Mais si tel est le cas, vous ne pourrez, toi et ton équipe, candidater à aucun des appels d'offres du futur plan. Nous ne voulons pas que l'on puisse t'accuser ou nous accuser du moindre conflit d'intérêts. En revanche, si tu n'en as pas la responsabilité, ton équipe et toi-même pourrez répondre aux appels d'offres et obtenir des moyens auxquels je sais que tu aspires pour le nouvel institut de la mémoire de maladie d'Alzheimer que tu veux créer. En d'autres termes, c'est soit les honneurs, soit les moyens ! » Présenté de cette façon, le choix était simple : j'ai bien sûr refusé les honneurs. Et à l'arrivée je peux dire avec humour (et une pointe d'amertume) que je n'ai eu ni les honneurs ni les moyens... Cela dit, je ne suis pas certain que j'aurais pu mener à bien l'énorme chantier qu'allait représenter ce plan.

Quoi qu'il en soit, cette option évacuée, nous avons alors planché, Arnold Munnich et moi-même, pour choisir celui qui serait digne de cette responsabilité. Notre premier choix fut Pierre Corvol, professeur au Collège de France, personnalité scientifique incontestée, très au fait de la réalité scientifique du milieu national et international. J'avais appris à le connaître et à l'apprécier aussi comme président du conseil scientifique de la Fondation Bettencourt-Schueller pour les sciences du vivant, auquel j'avais participé, de façon tout à fait bénévole, pendant une dizaine d'années.

Pierre Corvol déclina, trop occupé par l'administration du Collège de France et les réformes qu'il y avait entreprises. Il proposa alors son vieux compère, Joël Ménard, proposition qu'Arnold Munnich a tout de suite avalisée. De nombreux éléments plaidaient en sa faveur. Tout d'abord, sa carrière exceptionnelle. Il a tout été : chercheur brillant, il a participé à la grande école de recherche française sur les mécanismes responsables de l'hypertension artérielle et ses travaux sur l'aldostérone et le système rénine-angiotensine ont eu un impact essentiel ; médecin hospitalier, il connaissait les atouts de la fonction publique hospitalière (la permanence du soin, le dévouement des personnels soignants médicaux et paramédicaux, la performance des structures cliniques dans le diagnostic et la prise en charge des patients) mais aussi ses limites (lourdeur de l'administration, pression sur les personnels, équilibre financier fragile) ; grand serviteur de l'État, il connaissait aussi très bien l'administration scientifique (comme chercheur à l'Inserm) et hospitalière (comme directeur de la Santé, poste important qui lui a permis d'être en relation avec l'administration du ministère de la Santé) ; employé un temps dans l'industrie pharmaceutique, il avait pu établir des contacts précieux et pourrait rassurer les grands dirigeants de ces entreprises pharmaceutiques quand il leur demanderait de soutenir la Fondation de coopération scientifique du plan dont il aurait la charge. Enfin, il s'agissait d'un homme intègre, d'une grande probité intellectuelle, habité par un sens aigu du service public, conscient de sa responsabilité et de l'œuvre à accomplir pour une maladie nouvelle. Sa personnalité transparaît à chaque ligne de son livre-testament, bouillonnant et chaleureux, plein d'humanité[1].

---

1. Joël Ménard, *Médecine de la mémoire, mémoire de médecin : Le Plan Alzheimer 2008-2012*, Éditions Solal.

Cependant, le choix de Joël Ménard pouvait paraître paradoxal puisqu'il ne connaissait rien de la maladie dont il aurait la responsabilité, n'ayant jamais eu l'occasion de prendre en charge, de diagnostiquer ou de traiter un patient souffrant de cette maladie, comme il l'écrira[1] : « Est-ce vraiment sérieux de s'être penché si peu de temps sur la maladie d'Alzheimer et d'imaginer pouvoir en parler ? Pour un médecin, ne jamais avoir soigné ceux dont on veut améliorer la condition et guérir la maladie est peut-être un doux rêve. »

Mais Joël Ménard saura intelligemment s'entourer des compétences nécessaires. Il s'informera, rencontrera les experts en la matière et sa connaissance des différents milieux de la recherche ou de l'administration lui donnera alors les clés pour apporter des solutions ou explorer des voies de résolution. Il portera un regard neuf, voire naïf, sans a priori sur des sujets majeurs comme le parcours de soins ou les directions de recherche à soutenir de façon prioritaire.

C'est ainsi que je me suis retrouvé avec Joël Ménard le 31 juillet 2007, accompagnant le président Sarkozy en déplacement officiel à Dax à grand renfort de sirènes et de motards, pour visiter un centre de gériatrie. Des annonces importantes ont alors été faites, concernant le sujet, ô combien polémique, des franchises médicales mais aussi la création d'un plan contre la maladie d'Alzheimer. Le 1er août 2007, Joël Ménard reçut la lettre de mission du président de la République

---

1. *Ibid.*, p. 65.

lui demandant « de fédérer les efforts de recherche pour favoriser la découverte en France d'un diagnostic validé et d'un traitement à l'efficacité indiscutable... et améliorer la qualité de la prise en charge des malades... Quand la maladie s'installe, chaque patient, chaque famille doit pouvoir trouver un mode de prise en charge adapté ».

Le plan Alzheimer

Comme l'indique la Cour des comptes, le troisième plan a fait l'objet d'un dispositif spécifique géré directement au plus haut niveau de l'État. La particularité de ce plan, ce qui en fera le succès, tient à deux éléments : son mode de gouvernance avec un suivi assuré par un comité de pilotage directement rattaché au président de la République, et les financements importants qui lui ont été affectés. Il aura ainsi un impact certain sur le plan sanitaire et médico-social, à un moindre degré dans le domaine de la recherche.

La gouvernance a été confiée à une équipe restreinte, interministérielle, pilotée par une inspectrice des Finances, Mme Florence Lustman. Seuls un pilotage de haut niveau avec une coordination entre les différentes administrations et ministères, une vision claire à long terme, une volonté politique forte et un suivi organisé pouvaient permettre l'avancée d'un plan dont la plupart des mesures nécessitait une action conjointe de plusieurs directions ou services, et une coordination efficace entre les ministères et les agences impliquées afin d'éviter les obstacles liés à une « organisation en silos ».

Une quarantaine de mesures ont été élaborées. Chaque mesure faisait l'objet d'un dossier spécifique décrivant, notamment, le pilote institutionnel en charge de sa réalisation, le comité de pilotage impliqué dans son contrôle, le calendrier, le financement envisagé et les indicateurs d'évaluation. Tous les pilotes étaient réunis sur une base mensuelle pour présenter l'avancement de leur mesure respective, le comité de suivi tous les trois mois et le comité interministériel tous les six mois en présence du président de la République.

Le travail préparatoire du plan

Joël Ménard s'est attelé à la tâche comme un jeune étudiant, avec une passion, un engagement et une force de travail impressionnants. Cent jours seulement lui avaient été donnés dans la lettre de mission reçue du président de la République pour élaborer la totalité du plan. Il lui a fallu, en cent jours, intégrer les grands enjeux de cette maladie (qu'il s'agisse des problèmes du diagnostic, de la prise en charge, de l'accompagnement, des aides à domicile, des besoins en termes d'hospitalisations ou de structures de répit, mais aussi des orientations dans le domaine de la recherche fondamentale et clinique, du soutien aux aidants ou des aspects éthiques, de dignité ou de fin de vie), et rencontrer les principaux acteurs et spécialistes des différents domaines pour se faire conseiller, car toutes ces questions étaient nouvelles pour lui. Pour la partie recherche, nous avons beaucoup échangé cet été-là : quelles sont les personnes et les acteurs indispensables qu'il faut intégrer, et quels sont ceux qu'il faut éviter ? Quels sont les grands domaines de la recherche (biologie, génétique, neuro-imagerie, mais aussi cognition, épidémiologie, sciences humaines et sociales...) qui doivent être représentés ? Toute question qu'il avait dû évidemment poser à d'autres pour croiser et recroiser les enjeux et pour qu'il puisse ainsi se faire une conviction personnelle sur les priorités. Énorme chantier qui a été écrit par une commission de douze personnalités dans le domaine de la haute administration ou des affaires sociales. Le chantier proposait de renforcer nombre de dispositions existantes et d'en introduire de nouvelles avec la création de formations professionnelles, de dispositifs, de structures d'hospitalisations originaux, etc. Ce plan avait vraiment la volonté de changer le paysage.

Le financement annoncé était également conséquent : 1,6 milliard d'euros, dont 1,2 milliard affecté au domaine médico-social (qui engage aussi la compétence des collectivités territoriales), 200 millions au sanitaire, et la même somme à la recherche. Il s'agissait d'un chiffrage prévisionnel global, difficile à retracer dans son utilisation ; le niveau de consommation réel des crédits prévisionnels sera assez hétérogène entre les trois volets. Si les volets recherche et sanitaire ont largement consommé les crédits qui leur étaient octroyés, il n'en est pas de même pour le volet médico-social qui représentait le plus gros volume financier. Mais il faut noter que plusieurs des dernières mesures impliquaient la création de nouvelles structures dont l'ouverture a été décalée dans le temps par la force des choses.

Au total, il s'agissait d'un plan très ambitieux. Citons-en les principales mesures. À côté du renforcement de structures ou de dispositifs déjà existants, comme les consultations de mémoire, les CMRR ou les places d'accueil de jour, il faut surtout insister sur la création de nombreuses mesures originales :

– de nouveaux dispositifs : création d'un dispositif d'annonce du diagnostic de la maladie et de son accompagnement dans le cadre de consultations dédiées ; création d'une « banque nationale Alzheimer », registre vers lequel chaque consultation mémoire a pour mission d'exporter régulièrement un corpus minimum d'informations concernant chaque patient pris en charge, après anonymisation ; création d'équipes spécialisées Alzheimer (ESA) venant à domicile pour faciliter l'apprentissage par le patient de stratégies de compensation afin de prolonger son maintien à domicile ; création d'un centre national de référence pour les malades Alzheimer jeunes ; et d'un centre national référent, capable de faire la synthèse de toutes les réflexions éthiques sur la maladie d'Alzheimer (EREMA) :

– de nouveaux métiers : comme celui de « gestionnaire de cas complexes », la complexité résultant de l'isolement, des conflits familiaux ou des polypathologies ; ou celui d'« assistant de soins en gérontologie » (plus de deux mille postes) ;

– de nouvelles structures : les Maia (maisons pour l'autonomie et l'intégration des malades Alzheimer), structures qui n'ont de maison que le nom et qui ont pour but une meilleure articulation entre les différentes structures de soins, d'informations et d'accompagnement dans un territoire donné ; les PASA, offrant dans les établissements pour personnes âgées dépendantes des activités sociales et thérapeutiques pour les patients ayant des troubles du comportement modérés ; les UHR, unités d'hébergement renforcées pour les patients présentant des troubles sévères du comportement ; des unités spécialisées dans les services de soins de suite et de réadaptation (SSR) ; de places d'hébergement temporaire en EHPAD pour une durée limitée destinées aux personnes dépendantes dont le maintien au domicile est momentanément compromis.

Dans le domaine de la recherche, les principales avancées furent la création d'un centre d'acquisition et de traitement des images en neuroradiologie (le CATI), plateforme nationale dédiée aux études de neuro-imagerie multicentriques ; et celle d'une cohorte nationale de patients présentant des troubles débutants, recrutés dans les CMRR, nommée cohorte Memento. Il faut mentionner encore le financement temporaire de postes d'attachés de recherche clinique et de chefs de clinique-assistants dédiés aux CMRR en réponse à des appels d'offres spécifiques ; le soutien financier à l'équipe de génétique de Lille du professeur Amouyel pour le développement de la génomique à haut débit ; et différents programmes de soutien à des groupes de recherche sous la responsabilité d'une fondation de coopération scientifique, dirigée par le professeur Amouyel, dans le cadre d'un partenariat public-privé regroupant l'Institut national de la santé et de la recherche médicale

(Inserm) et cinq laboratoires pharmaceutiques (Sanofi, Servier, MSD, Ipsen et AstraZeneca).

Quel bilan ?

Même si l'objectif principal (« trouver un médicament pour la maladie d'Alzheimer ») n'a pas été atteint (mais il n'était pas vraiment attendu), le plan 2008-2012 fut globalement un succès. Ceci, notamment, grâce à la structure de gouvernance, à l'efficacité du comité de suivi et aux moyens importants qui lui ont été alloués, même si le mode du financement de ce troisième plan est difficile à retracer (la Cour des comptes allant jusqu'à parler d'un « chiffrage prévisionnel approximatif »). Quoi qu'il en soit, sur les 1 657 millions de crédits prévus, 64 % auraient été consommés au 31 décembre 2012. Avec les plans précédents, il a contribué à la médicalisation de la maladie tout en développant les aides et des structures nouvelles, ce qui a modifié de façon extrêmement positive la qualité de la prise en charge de la maladie.

Sur le plan sanitaire, le renforcement du maillage du territoire en structures de diagnostic a amélioré l'accessibilité de tous à ces moyens. Sur le plan médico-social, l'intégration des services d'aide et de soins a permis une coordination efficace et souple des services. La création de nombreuses structures nouvelles adaptées a facilité la prise en charge des situations difficiles et le maintien à domicile en favorisant l'intervention de personnels spécialisés.

Compte tenu de l'effet cumulé des trois plans successifs, la France est ainsi devenue la figure de proue des pays industrialisés dans le domaine des démences pour les structures et l'organisation de la prise en charge des patients. Depuis, plusieurs pays se sont d'ailleurs engagés dans la lutte contre la démence. C'est le cas, en Europe, de la Grande-Bretagne, de l'Irlande, et des pays scandinaves. Au niveau mondial, il faut citer les États-Unis, le Japon, l'Australie, la Corée du Sud. D'une façon générale, les grandes lignes de ces politiques de santé publique ciblent toutes une meilleure qualité de vie pour les malades et les aidants, à travers l'amélioration du diagnostic précoce et l'augmentation des ressources médicales et médico-sociales.

Cela étant, comme pour toute réalisation ambitieuse et de grande envergure, tous les objectifs n'ont pas été atteints et certains acteurs de terrain en ont souligné le caractère inabouti, tout au moins pour certaines des mesures annoncées. Les structures de répit, les hébergements temporaires, la formation des aidants n'ont pas réellement « pris » sur le terrain. Le projet de numéro de téléphone unique d'information et d'orientation locale ou de carte nationale Alzheimer a également été abandonné. Enfin, sur le plan médical, l'implication des médecins généralistes et la part dévolue à la psychiatrie dans la problématique de la maladie restent faibles.

Dans le domaine de la recherche, le bilan est encore discuté aujourd'hui. S'il y a eu une dynamique sans aucun doute positive avec une mobilisation des acteurs de la recherche dans le domaine, si les projets du CATI ou de la cohorte Memento ont eu un effet structurant pour la recherche clinique pendant le plan, l'effet n'a pas perduré à l'arrêt de leur financement et l'attraction de jeunes chercheurs dans le domaine clinique reste fragile. Quant à la recherche plus fondamentale, la politique ciblée de contrats doctoraux, financés par le ministère de la Recherche, a été interrompue assez rapidement, et la recherche en sciences humaines et sociales, malgré des appels à projets répétés, n'a pas été à la hauteur des attentes.

En fait, le point intéressant à discuter est celui de l'orientation qu'il fallait donner au soutien à la recherche dans le domaine de la maladie d'Alzheimer. Le choix pouvait se faire dans trois directions différentes. La première était la désignation d'un centre phare où tous les moyens seraient concentrés sur un seul site alliant toutes les compétences. Un tel choix a été réalisé par l'Allemagne avec le German Center for Neurodegenerative Diseases (le DZNE). Mais en France, c'eût été se confronter au problème délicat du choix du site et des ego, qu'il n'est pas besoin de développer ici. La deuxième possibilité était d'espérer faire émerger, au niveau national, par un volontarisme puissant, un réseau multidisciplinaire de recherche de novo dans le domaine de la maladie d'Alzheimer, au cours des cinq années du plan, et orienté sur des objectifs scientifiques définis *a priori* : c'est le choix qui a été fait par Joël Ménard et qu'il justifie dans son livre (pages 327 et 328). Il avait déterminé trois axes de recherche (la mort neuronale, les possibilités de compensation et le risque vasculaire) et imaginé une mobilisation commune des différents acteurs de la recherche : « Sur chaque axe, et si possible sur deux à la fois, tous, biologistes de multiples disciplines, soignants de multiples formations, sociologues, psychologues et économistes peuvent trouver une place... Dans chacun des trois axes ainsi choisis, les professionnels doivent pouvoir se parler en permanence. L'attractivité de ces trois approches peut séduire des personnes qui initialement ne pensaient pas tourner leurs activités de soins ou leurs recherches vers les personnes souffrant de la maladie d'Alzheimer. » Le projet était donc très ambitieux et rêvait d'un maillage et d'une interaction entre toutes les disciplines, dans le cadre d'un nouveau réseau créé presque *ex nihilo*. Mais le nombre important de projets envisagés pour ensemencer et fertiliser durablement ce réseau, la lourdeur de l'organisation choisie, le dogmatisme et l'absence d'utilisation des ressources existantes n'ont pas permis de réaliser de façon efficace ce maillage et de créer une culture scientifique générale dans le domaine souhaité de la gériatrie. Faute de relais, tout est resté en friche et le soufflé a tendance à retomber.

La troisième possibilité eût été de partir de l'existant, de s'appuyer sur des compétences clairement identifiées dans les différents domaines de la recherche (génétique, moléculaire, cellulaire, épidémiologique, biologique, en neuro-imagerie et neuropsychologie) et réparties dans les neuropôles déjà identifiés, afin de les renforcer en leur donnant des moyens financiers et humains. En bref, soutenir le petit nombre de centres d'excellence déjà existants dans le domaine de la recherche fondamentale, translationnelle et clinique, et leur permettre d'émerger au niveau international, d'acquérir une forte visibilité pour devenir des locomotives entraînant des centres moins matures. Éviter l'émiettement des forces. Une approche pragmatique, certes élitiste, mais qui peut sembler plus efficace. Ce n'est pas le choix qui a été fait, preuve en est la décision de créer, en 2011, une nouvelle cohorte, *ex nihilo*, qui a mis plusieurs années à se mettre en place, alors qu'il eût été possible de mettre à profit des cohortes déjà existantes, comme par exemple notre cohorte Multi-MA, opérationnelles immédiatement au prix de modifications légères, et pour lesquelles nous avions toutes les autorisations officielles. C'est ce choix du pragmatisme que nous avons fait, en dehors du plan, dans le cadre du centre de référence « malades Alzheimer jeunes », en utilisant une de nos cohortes existantes pour créer, sans moyens supplémentaires, la cohorte « malades Alzheimer jeunes », maintenant une des plus intéressantes au monde avec plus de quatre cents sujets ayant débuté leur maladie avant 60 ans. Ceci sans budget spécifique et en court-circuitant toutes les interminables étapes juridico-administratives nécessitées par toute nouvelle recherche sur le vivant.

Un nouveau plan a été programmé dans la suite du plan 2008-2013. Avec un budget très réduit, il a été élargi à l'ensemble des maladies neurodégénératives, notamment la maladie de Parkinson, la sclérose en plaques et la maladie de Huntington pour lesquelles des centres experts ont été créés sur le modèle des CMRR. Il a labellisé, à la suite d'un appel d'offres compétitif avec un jury composé d'experts étrangers, sept centres d'excellence français pour les maladies neurodégénératives (centres CoEN – Center of Excellence for Neurodegeneration), dont celui de Paris dont j'ai la charge.

La lente mobilisation du milieu médical

Si avant les années 2000, l'importance de la problématique de la maladie d'Alzheimer n'avait pas été perçue par les pouvoirs publics, il en était de même dans le milieu médical. Nous l'avons dit, cette maladie intéressait peu les médecins, qu'ils soient libéraux ou hospitaliers. Pour illustrer ce point, j'ai en mémoire d'avoir été invité à faire une présentation de la maladie dans un grand service de médecine interne, qui prenait en charge des patients de tous âges venant notamment des urgences. J'ai alors eu la surprise d'entendre le chef de service me dire à la fin de mon intervention : « C'est étonnant ! Je pense n'avoir jamais eu d'Alzheimer dans mon service ! » Affirmation sans fondement (car il en avait bien sûr eu plusieurs centaines), mais non sans importance car elle traduisait le manque d'intérêt de certains médecins pour ce qui n'était pas considéré comme une véritable maladie. La maladie était envisagée plutôt comme une fatalité accompagnant le grand âge, raison pour laquelle cette affection avait d'emblée été incluse dans le champ de la gériatrie. Certes, les patients jeunes venaient consulter en neurologie, mais ils étaient relativement peu fréquents et n'étaient généralement pas pris en charge au long cours dans les services de neurologie.

Il n'y avait pas de services ou d'unités spécialisées dans les départements de neurologie pour le diagnostic et, *a fortiori*, pour la prise en charge de ces patients. Si bien que les grandes institutions comme la Salpêtrière avaient peu d'implication et de visibilité dans le domaine des démences dégénératives. Le centre de neuropsychologie et du langage, dont j'avais la charge depuis le départ de François Lhermitte, était d'ailleurs encore une structure quasi clandestine, dotée de peu de moyens. La neurologie, à cette époque, était impliquée surtout dans la prise en charge de patients souffrant de la maladie de Parkinson, de la sclérose en plaques ou d'accidents vasculaires cérébraux. Mais pas de démence ni de maladie d'Alzheimer. Ne m'avait-on pas prévenu à la fin des années 90 : « Il n'y a pas d'avenir pour l'Alzheimer à la Salpêtrière » ? Mais ce n'était pas le seul fait de cet hôpital : il en était de même dans tous les grands services de neurologie des principaux CHU de France : l'Alzheimer en était le parent pauvre. J'enrageais de constater qu'il n'y avait pas un seul service de neurologie de l'Assistance publique-Hôpitaux de Paris dédié à l'étude des démences.

Le milieu neurologique n'avait pas encore pris la mesure de sa responsabilité dans le domaine des démences neurodégénératives. Pour deux raisons principales : d'une part, la maladie d'Alzheimer n'avait pas été officiellement fondue dans la démence sénile ; d'autre part, le vieillissement de la population n'était pas aussi notable qu'aujourd'hui. Ainsi, jusqu'au début des années 2000, la maladie d'Alzheimer n'existait pratiquement pas en neurologie. Or il était essentiel de préparer l'avenir et d'impliquer la discipline dans la problématique des démences, et cela dans les trois champs hospitalo-universitaires dévolus à toute spécialité médicale : l'enseignement, la clinique et la recherche. La mission d'enseignement tout d'abord : il fallait former les jeunes médecins à la problématique nouvelle des troubles cognitifs, comportementaux et des démences. Et les préparer à répondre aux situations de diagnostic et de prise en charge de patients atteints de ces maladies qui allaient devenir de plus en plus fréquents en médecine générale ou en neurologie. La clinique ensuite : ces maladies étant nouvelles (pas tant la maladie d'Alzheimer que les démences à corps de Lewy, les aphasies progressives primaires, les dégénérescences corticobasales, etc.), il y avait tout à découvrir et il fallait notamment décrire ces phénotypes nouveaux. Et même pour l'Alzheimer, il était nécessaire de la reconsidérer dans sa présentation clinique. Il était alors habituel de dire qu'elle était hétérogène, qu'il y avait autant de formes de la maladie qu'il y avait de patients, que tout pouvait se voir et qu'il n'y avait pas de tableau spécifique. Or nous avions montré, grâce à l'examen de patients aux stades précoces et l'utilisation de tests particuliers, qu'il y avait en fait un tableau assez univoque dans l'immense majorité des cas. Il était temps que toutes ces notions nouvelles soient connues, établies, confirmées et enseignées. La recherche clinique enfin : les progrès dans le domaine de ces maladies nouvelles ne peuvent venir que de l'observation des patients et des investigations biologiques ou complémentaires réalisées pour percer le secret de leur maladie. Il était donc nécessaire de mettre en place des structures de recherche clinique où pourraient être pratiqués des prélèvements multiples et un suivi au long cours pour progresser dans la connaissance de leur affection permettant de jeter les bases d'un repérage par des biomarqueurs et le développement de nouveaux traitements orientés. Cette prise de conscience a conduit la communauté médicale de l'hôpital de la Salpêtrière à réfléchir, à partir des années 2005, à la création de la première structure neurologique totalement dédiée au diagnostic et à la prise en charge des maladies cognitives et comportementales qui verra le jour en septembre 2010, et dont nous reparlerons plus loin. Mais la mobilisation ne devait pas être que politique et médicale. Il fallait aussi, parallèlement, changer l'image de cette affection redoutable et obtenir l'implication de la société civile pour un soutien à la recherche. Pour rappel, la collecte privée (pour la recherche et les aides) est remarquablement efficace pour le cancer (231 millions d'euros en 2015), et c'est tant mieux ! Elle l'est beaucoup moins pour la maladie d'Alzheimer : seulement 18 millions d'euros cette même année…

La mobilisation de la société civile et la Fondation pour
la recherche sur Alzheimer

La mobilisation du milieu médical et des pouvoirs publics étant lente (tout au moins avant le plan Sarkozy), je me suis tourné, tôt, vers la société civile. Revenons quelques années en arrière.

En 2003, alors que je participe avec le Dr de Ladoucette à un dîner de levée de fonds à l'atelier Louis Vuitton à Asnières pour l'achat d'un scanner cérébral destiné à l'université de Tel-Aviv, nous faisons ensemble le constat qu'une telle mobilisation n'existait pas en France pour soutenir la recherche sur la maladie d'Alzheimer. Nous décidons alors, ce soir-là, de nous engager dans la création d'une fondation de recherche avec deux objectifs : soutenir la recherche clinique sur les maladies neurodégénératives en France, et participer au changement de l'image de la maladie d'Alzheimer dans les médias. La recherche clinique, nous le reverrons, était le parent pauvre de la recherche institutionnelle en France, alors que les signaux venus des équipes européennes et américaines indiquaient que la maladie d'Alzheimer était le champ de recherche par excellence dans le domaine de la recherche clinique et des biomarqueurs. Il y avait urgence à financer des cohortes de patients et à doter les principaux centres cliniques en moyens humains, notamment en attachés de recherche clinique. Seuls des fonds privés pouvaient être mobilisés rapidement et combler un peu l'important retard déjà pris.

Nous avons d'abord créé, en mars 2003, une simple association, appelée IFRAD (International Fund Raising for Alzheimer Disease), qui a réuni des bonnes volontés amies et motivées. Elles ont permis les premières levées de fonds grâce à des actions ponctuelles et ciblées. La première décision fut de mettre en place, dès 2004, une base de données nationale en regroupant les données des principaux centres en pointe sur la maladie d'Alzheimer : les centres de Paris, Toulouse, Bordeaux, Marseille, Montpellier et Nice. Les centres choisis partageaient la même vision, la même approche, mais aussi les mêmes outils de mesure. Ceux-ci avaient été définis dans le cadre d'une association 1901, le GRECO, que j'avais créée dans les années 80 avec trois autres amis neurologues (les docteurs Bernard Laurent, Jean-François Demonet et Bernard Michel). Elle réunissait déjà les principaux cliniciens impliqués dans l'évaluation cognitive et la prise en charge de patients atteints de maladies dégénératives. C'est ainsi qu'a été mise en place, dès 2005, la première cohorte multicentrique de patients souffrant de démence dégénérative reposant sur un cahier d'observation commun et partagé, les mêmes tests cognitifs, les mêmes séquences d'IRM réalisées, et sur le consentement éclairé des patients qui acceptaient alors un suivi longitudinal pendant toute la durée d'évolution de leur maladie, et la perspective d'un prélèvement cérébral à leur décès. Ce don *post mortem* supposait toute une organisation au niveau national, mise au point par le professeur Charles Duyckaerts, pour transférer le défunt dans un centre hospitalier avec la participation active de la famille afin que le prélèvement puisse être réalisé rapidement. Celui-ci avait une forte valeur ajoutée pour l'étude car il représentait la seule façon de valider l'ensemble des données acquises tout au long du suivi du patient. En l'absence de cette information, tout le travail réalisé en amont devenait caduc, car sans validation possible. En échange de la participation à cette étude, chaque centre recevait une contribution financière de la part de l'IFRAD qui permettait de recruter le personnel de recherche clinique nécessaire à l'étude. L'association a ainsi assuré le recrutement des premiers attachés de recherche clinique dédiés à la constitution d'une cohorte de recherche clinique. Ces fonds ont permis aux centres participants de se structurer et de développer, parallèlement au recrutement et au suivi des patients dans l'étude, des participations dans d'autres projets de recherche ou dans des essais cliniques. Une recherche clinique dans le domaine de démence a dès lors pu émerger en France. Il est bien évident que le plan Alzheimer présidentiel 2008-2012, et les moyens importants qu'il a distribués, notamment pour la participation à la cohorte Memento du plan Alzheimer dont nous avons déjà parlé, ont eu pour effet de réorienter les centres vers cette nouvelle manne.

Devenue fondation abritée par la FRM en avril 2005, l'IFRAD s'est également mobilisée pour un autre projet qui me tenait particulièrement à cœur : obtenir des examens de neuro-imagerie, et notamment d'IRM, standardisés, superposables d'un patient à l'autre, faute d'avoir jusque-là une machine totalement dédiée aux patients du service. En effet, les paramètres d'IRM réalisées en clinique varient souvent d'un patient à l'autre, selon le statut du patient précédent et le bon vouloir des appariteurs en charge de la réalisation de l'examen. Il était donc impossible d'exploiter les données obtenues, ce qui est dommage dans la mesure où le service accueille le Centre de référence national des maladies cognitives rares et précoces, et que nous avons pour mission, dans ce cadre, de faire progresser la connaissance. J'avais un temps espéré que le plan présidentiel Alzheimer (2008-2013) donnerait la possibilité d'acquérir une IRM dédiée. Cela aurait été au moins un des intérêts de ce plan que d'équiper quelques centres très actifs de machines pérennes et réservées pour ces patients. Malheureusement, alors que cette mesure était initialement prévue dans le programme du plan, elle a été secondairement supprimée, à mon grand dam. Pour éviter le décrochage de la France au niveau international, il restait la solution des donateurs privés, ce qui rentrait clairement dans l'objet de notre fondation. Sur le conseil de mon ami le professeur Stéphane Lehéricy, neuroradiologue à la Salpêtrière, nous avons considéré que, quitte à se mobiliser pour l'acquisition d'une machine de neuro-imagerie, mieux valait essayer d'acheter un TEP-IRM, un appareil de dernière génération permettant de réaliser, sur un même patient, et au cours du même examen, une investigation structurelle, fonctionnelle, métabolique et lésionnelle du cerveau. Je profite alors de la tribune du gala annuel de la fondation en septembre 2012 pour expliquer que j'ai un rêve un peu fou : celui de doter la Salpêtrière, et donc la France, du premier TEP-IRM totalement dédié aux maladies du cerveau. Après cette annonce, à la fin du gala, un homme est venu me donner sa carte en me disant de prendre contact avec lui : c'était Serge Dassault. Quinze jours après, il me recevait au rond-point des Champs-Élysées et me proposait, à la fin d'un déjeuner studieux au cours duquel je lui expliquais l'intérêt de cette machine pour la France, une somme de 2 millions d'euros comme participation à son achat. Cet extraordinaire élan de générosité, préparé en sous-main par l'activisme discret de sa belle-fille Catherine, acquise à la cause, fut suffisant pour obtenir la mobilisation et la participation d'autres donateurs. Si bien que, en moins de six mois, le tour de table était bouclé. Toutefois, s'il fut relativement facile d'obtenir les fonds nécessaires à l'achat de cet appareil, cela fut beaucoup plus long et compliqué pour qu'il soit installé à la Salpêtrière car nous avions sous-estimé, et je peux même dire négligé, voire occulté, tous les problèmes annexes que génère ce type de machine : les préoccupations administratives, parmi lesquelles la nécessité de respecter les offres du marché ; les travaux d'aménagement indispensables, dont le renforcement du sol pour accueillir l'équipement (compte tenu de son poids), et l'établissement d'une circulation contrôlée pour les patients avec un circuit froid et un circuit chaud (après l'injection du traceur radioactif) ; le financement des personnels (médecins et manipulateurs) pour faire tourner la machine ; les frais d'amortissement et de maintenance ; l'ensemble nécessitant la réalisation d'un business plan finalement positif. Mais, grâce à la mobilisation de l'équipe de la direction de l'hôpital et à la bonne volonté de tous, la machine a enfin pu être installée et inaugurée en présence de la ministre de la Santé de l'époque et du directeur général de l'Assistance publique-Hôpitaux de Paris le 21 septembre 2015. L'histoire ne s'arrête cependant pas là, car cette machine n'est malheureusement pas utilisée comme elle pourrait et devrait l'être. Nous avions souhaité l'acquérir car nos collègues américains de l'université de Pittsburgh avaient mis au point un test diagnostique de la maladie d'Alzheimer fondé sur la visualisation directe des lésions cérébrales de la maladie grâce à ce type de machine. Hélas, le ministère de la Santé, craignant un usage abusif, n'autorise pas l'utilisation de ce marqueur en France, utilisé par ailleurs dans la plupart des pays du monde ! Il est dommage que les centres experts, à qui sont souvent référencés les cas de diagnostic difficile, les cas complexes ou les malades jeunes, c'est-à-dire toutes les situations où la preuve formelle de la maladie est hautement souhaitable, soient privés de l'utilisation de ce marqueur souverain. Comprenant que les réserves du ministère étaient liées à la crainte d'une prescription incontrôlée de l'examen, nous avons même proposé d'en limiter le recours par un nombre fixe et préétabli, charge aux centres experts demandeurs de justifier alors l'intérêt de la demande à un comité d'évaluation dans une démarche compétitive. Rien n'y a fait. Et nous ne pouvons malheureusement pas offrir cette ressource à nos patients jeunes ou qui posent des problèmes diagnostiques complexes nécessitant pourtant ce type d'investigation, utilisé dans le monde entier !

Après quinze ans d'existence, notre fondation a atteint son rythme de croisière : reconnue d'utilité publique en septembre 2016, grâce notamment aux efforts de Bruno Soulié, elle s'est dotée d'un conseil scientifique international indépendant, qui évalue annuellement les projets scientifiques qui lui sont soumis, et qui désigne le lauréat du Grand Prix européen de la recherche sur la maladie d'Alzheimer.

La deuxième mission de notre fondation était de changer l'image de la maladie d'Alzheimer auprès du grand public. Il y en avait assez de cette représentation de la maladie, toujours associée au grand âge : à cette époque, les campagnes de sensibilisation reprenaient les mêmes images assez déprimantes et peu représentatives de la réalité de cette maladie. Nous avions le choix entre la photo d'un visage décharné et profondément ridé par la vieillesse, celle d'une main squelettique crispée sur une canne, ou encore celle d'un vieil homme, vu de dos, et assis sur son banc face à la mer. Pour attirer l'attention du public et l'apitoyer sur la situation des patients atteints de la maladie, nous connûmes aussi de malheureux spots publicitaires montrant un homme en train de manger une boulette de chien, une femme urinant alors qu'elle fait ses courses dans un grand magasin ou une vieille dame chantonnant en dodelinant de la tête, le regard perdu dans le vide... Il nous fallait à tout prix sortir de ces clichés qui ne montraient de la maladie que la rupture sociale et l'isolement qu'elle induit, comme si cette réalité la résumait intégralement. Ces images étaient et restent dévalorisantes et stigmatisantes pour les patients et pour les familles. C'est pourquoi nous avons voulu associer à cette maladie les images plus festives d'un gala de charité qui serait accompagné d'un spectacle joyeux. Le premier gala eut lieu en 2004, monté au pas de course au palais Brongniart, dans l'excitation et avec l'émotion des premières fois. J'avais obtenu la participation du ministre Philippe Douste-Blazy, et j'avais également eu l'idée d'obtenir une lettre de soutien de Nancy Reagan, lettre que je rédigerais pour elle et qu'elle n'aurait qu'à signer. Son engagement dans la maladie était très connu et médiatisé à l'époque : elle a accompagné son mari, Ronald Reagan, dans sa maladie d'Alzheimer et a largement contribué à la faire connaître en créant notamment le Ronald and Nancy Reagan Research Institute en 1995, soit juste un an après que le diagnostic de sa maladie a été posé et qu'il en a fait courageusement l'annonce au peuple américain. Je lui ai donc adressé, par l'intermédiaire de mon ami le professeur Zaven Khachaturian, directeur de la Fondation Reagan, un projet de lettre en lui demandant d'y apporter les modifications nécessaires afin d'obtenir la signature de l'ancienne première dame. Je m'y étais pris longtemps à l'avance mais le gala approchant, je n'avais toujours pas de réponse malgré mes relances régulières. J'en informe Olivier de Ladoucette : « Si je n'ai pas de retour, il faut bien sûr annuler le projet, lui dis-je. — Mais tu n'y penses pas, c'est impossible : j'en ai parlé à Henri Salvador qui est excité à l'idée de lire cette lettre que je lui ai déjà fait parvenir. Il le raconte à tout le monde ! » Il me fallait donc avoir, et vite, l'approbation de la première dame. Ce que je n'ai pas obtenu ! Et c'est ainsi que le jour J, Olivier de Ladoucette annonce avec une certaine emphase le clou de la soirée : la lettre de soutien de Nancy Reagan. Notre premier gala prenait d'un seul coup une dimension internationale ! Et Henri

Salvador, ému, monte sur l'estrade pour lire la lettre... que j'avais écrite moi-même ! Je m'en suis cependant ouvert, à demi-mot, à mon ministre de tutelle, afin de désamorcer tout incident diplomatique éventuel...

Le gala de la Fondation pour la recherche sur Alzheimer est maintenant un rendez-vous annuel, s'appuyant sur un comité d'organisation et des bénévoles très investis. Il est articulé autour d'un spectacle, le plus souvent musical, parfois théâtral, dans une grande salle parisienne (Olympia, Pleyel, Cirque d'hiver, Opéra-Comique, Comédie-Française...), avec entrée payante qui constitue sa source principale de revenus. Il a son public et ses partenaires fidèles, au premier rang desquels la société Oddo BHF ou la Scor. Il a bénéficié, dès les premières années, du soutien actif de personnalités à forte visibilité médiatique comme son président d'honneur, Alain Delon, mais aussi Mireille Darc, Bernadette Chirac, l'impératrice Palhavi, Jean-Pierre Marielle et Agathe Natanson entre autres, qui ont été toujours très fidèles à cet événement. Nous avons même compté Johnny Hallyday, Jean-Paul Belmondo, et parmi nos chanteurs réguliers, nous avons la chance de compter sur Alain Souchon et son fils Pierre, Nolwenn Leroy, Laurent Voulzy, Carla Bruni, Vincent Delerm, Sandrine Kiberlain et de façon plus épisodique, Julien Clerc, Thomas Dutronc, « M », Eddy Mitchell, Robert Charlebois, ou encore Maxime Le Forestier.

Cela a été pour moi l'occasion de rencontrer des personnalités attachantes. J'en veux pour preuve un souvenir précis d'Alain Delon qui m'avait invité dans sa propriété à Douchy, à l'issue d'un gala qu'il avait présidé avec beaucoup de gentillesse, n'hésitant pas à associer son image à une cause peu glamour, et cela par amitié pour Véronique de Villèle très investie dans notre fondation. Me voilà donc parti un 1er mai, sur l'autoroute du Sud. Arrivé au péage de Courtenay, je m'informe auprès de la personne du péage de la direction à prendre pour aller à Douchy, situé à une quarantaine de kilomètres.

« Vous voulez aller à Douchy ? Chez monsieur Delon peut-être ?

— Oui, c'est cela. Mais pourquoi me le demandez-vous ?

— Parce qu'il est là. Il m'a annoncé votre venue et il vous attend. »

Effectivement, l'ami Delon était là, sur l'aire d'autoroute située après le péage, guettant toutes les voitures qui arrivaient. Connaissez-vous beaucoup d'hôtes qui auraient la délicatesse de venir vous attendre pour vous indiquer la route à travers la campagne ? Après m'avoir fait visiter l'ensemble de la propriété, il m'invite à m'asseoir dans la cuisine pour déguster le déjeuner qu'il avait lui-même préparé.

Grâce à ses différentes actions, la fondation bénéficie de fonds conséquents, issus du mailing direct, de grands donateurs ou d'opérations de prestige : ainsi, l'action « une orchidée pour la mémoire », initiée par Nolwenn Leroy et soutenue par Michel-Édouard Leclerc et tous les magasins franchisés Leclerc, et qui rapporte plus de 500 000 euros chaque année ; la généreuse participation de la société Jean-Claude Decaux et WNP qui offrent à la fondation, tous les ans, une campagne d'affichage exceptionnelle ; le soutien de Marie-Christine Coisne-Roquette, de Colam Entreprendre, ou celui du groupe Dassault. Ces sommes ont été fort utiles pour aider à la structuration des principaux centres de recherche clinique français dans le domaine de la maladie d'Alzheimer, à une époque où il n'y avait pas encore eu le financement du plan présidentiel Sarkozy. Et depuis, plusieurs grands projets aussi ont été soutenus, notamment sur les biomarqueurs ou la neuro-imagerie.

Le gala et les autres manifestations grand public que nous organisons tous les ans (comme les « Entretiens de la FRA ») sont aussi l'occasion d'informer le public sur l'actualité de la recherche, de faire intervenir des chercheurs soutenus par la fondation sur leurs travaux en cours, de faire le point sur des aspects nouveaux, ou moins connus, de la prise en charge, et de privilégier des témoignages positifs d'aidants qui ont raconté dans des livres leur parcours auprès de leur malade. Ces actions répondaient à l'objectif de contribuer à modifier la perception de la maladie par le grand public.

J'ai par ailleurs pu juger de l'évolution positive des connaissances concernant cette maladie lors d'un récent sondage que nous avons fait réaliser par la société Odoxa en 2018, à l'occasion de la journée mondiale de la maladie d'Alzheimer, qui a lieu tous les ans le 21 septembre. Cette enquête, réalisée auprès d'un échantillon de 1 001 Français de 18 ans et plus, et d'un sur-échantillon de 791 Français âgés de 60 ans et plus, montrait : 1) que la plainte concernant la mémoire est un phénomène fréquent (qui toucherait, par extrapolation, près de 6 millions de Français) ; 2) que les personnes interrogées considèrent ces troubles de mémoire comme étant surtout liés à un problème de fatigue (pour 50 % des Français), à des défauts d'attention (pour 42 %), à un stress professionnel (pour 30 %) ou à un problème dû au vieillissement (pour 24 %), etc. ; 3) qu'en revanche, ils considèrent, à plus de 88 %, que la maladie d'Alzheimer est bien une vraie maladie, et pas simplement un vieillissement cérébral ; 4) que pour 87 % des Français, on ne peut pas en guérir, mais que certains médicaments peuvent en atténuer les symptômes (pour 64 %) ; 5) enfin, que 80 % des Français regrettent la décision du ministère de la Santé de dérembourser les médicaments avec une opposition très ferme et marquée puisqu'ils n'approuvent pas du tout cette décision de dérembourser à 60 % !

Il ressort de cette enquête que les quinze dernières années de communications et d'informations sur la maladie d'Alzheimer (conjointement aux actions d'autres associations, en particulier de France Alzheimer) n'ont pas été vaines, car les Français ont aujourd'hui une vision finalement très exacte de sa réalité : c'est une maladie qui ne touche pas que les personnes âgées, et dont on ne peut pas encore guérir aujourd'hui.

Depuis Auguste D. et sa description par Aloïs Alzheimer, la maladie d'Alzheimer est ainsi sortie du no man's land de la vieillesse dans lequel elle était jusque-là incluse, pour être prise en compte, et exister aux yeux de tous, du public, des politiques, mais aussi des médecins et notamment des médecins généralistes et des médecins gériatres. Mais il nous reste tant à faire... Car malgré ces progrès importants, la maladie résiste encore à l'extraordinaire mobilisation des chercheurs de tous les pays pour lui trouver enfin un traitement efficace. L'aventure moderne a commencé et elle sera cruciale.

CHAPITRE III

L'aventure moderne :
Alzheimer ou le défi du siècle

Il y a urgence. Les données de l'Alzheimer Disease International Report 2018 évaluent à 50 millions le nombre de patients atteints de démence dans le monde aujourd'hui, et à 152 millions ce nombre en 2050. La majorité de cet accroissement sera observée dans les pays en voie de développement. L'explication en est fournie par l'examen des pays dont la population, âgée de plus de 60 ans, représente plus de 20 % de la population générale : en 2012, il s'agissait de l'Amérique du Nord, de l'Europe, du Japon et de l'Australie. Mais ni la Russie, ni la Chine, ni aucun des pays d'Amérique du Sud ou d'Afrique noire ne font partie de ce groupe restreint. En 2050, en revanche, tous ces pays, sauf l'Afrique, verront leur population âgée de plus de 60 ans passer cette barre de 20 %. Enfin, il faut savoir que le coût global de la prise en charge des patients dans le monde est estimé aujourd'hui à 818 milliards de dollars. Face à ce défi, et aux enjeux sociétaux et économiques qui l'accompagnent, les grands groupes industriels se sont fortement mobilisés, au premier rang desquels

Pfizer, Bristol-Myers Squibb, Lilly, Merck, Janssen, Biogen et Novartis.

Hélas, malgré tous ces efforts de l'industrie, malgré l'implication des grandes institutions de recherche, qu'elles soient nationales, européennes ou américaines, malgré les avancées dans la connaissance de la maladie et de ses causes, nous ne voyons toujours rien venir du côté thérapeutique. Pourtant, force est de constater que des progrès substantiels ont été réalisés au cours de ces vingt dernières années car la maladie d'Alzheimer est l'affection cérébrale qui tire le plus la recherche thérapeutique sur les maladies neurodégénératives vers l'avant.

Nous connaissons maintenant tous les éléments de l'équation : les lésions ont été identifiées et nous avons des médicaments qui ont montré leur efficacité sur ces lésions. Mais pas encore sur les symptômes de la maladie. Ce constat d'échec est préoccupant et il nous faut comprendre les raisons pour lesquelles nous avons échoué. Tout se passe comme si nous étions confrontés à un plafond de verre contre lequel nous butons sans arriver à le franchir. Ce plafond de verre, ne serait-ce pas tout simplement celui de la maladie ? Pour le dire de façon plus directe : n'est-il pas illusoire d'espérer guérir la maladie lorsqu'elle est déjà déclarée ? C'est la question à laquelle nous sommes aujourd'hui confrontés pour envisager ce qu'il nous est possible de faire. Si tel est le cas, il nous faut peut-être modifier notre schéma de pensée, et admettre que la solution ne passera pas par le traitement de sujets déjà malades, mais par la prévention de la maladie chez des sujets apparemment sains, mais risquant de la développer. Nous sommes confrontés, avec la maladie d'Alzheimer, à une affection cérébrale complexe, désorganisant de façon massive l'architecture neuronale du cortex et déstructurant l'ensemble des réseaux neuronaux. Les enjeux scientifiques qu'elle soulève imposent donc une réflexion critique des modalités de la recherche, telles qu'elles sont en cours dans notre pays, et nous poussent à chercher une stratégie inédite pour la combattre efficacement.

Si la perspective la plus probable n'est plus la guérison mais la prévention, il va falloir reconsidérer de fond en comble notre conception de la stratégie thérapeutique, remonter au plus près des lésions, intervenir au tout début des symptômes, voire avant même leur survenue. Ce qui aura pour conséquence d'orienter la recherche sur l'identification de biomarqueurs facilement accessibles et suffisamment fiables pour repérer des sujets à risque, définir et maîtriser la connaissance de leur risque de développer la maladie. Cela suppose de suivre des cohortes de sujets sains âgés, d'établir, à partir de leur suivi, des bases de données multimodales, analysées par des équipes de bio-statisticiens et de bio-informaticiens pour dégager des algorithmes prédictifs et déterminer les facteurs modulateurs du risque. À terme, il s'agit de développer la recherche clinique sur les états précliniques de la maladie et de modifier radicalement l'organisation des structures de soins en séparant, d'un côté des cliniques de risque pour les sujets se plaignant de troubles de la mémoire, et de l'autre, des structures de soins pour les patients déclarés. La perspective de la prévention, moins réjouissante que celle de la guérison, n'obère pas la possibilité de trouver dans l'avenir un remède efficace. Surtout, elle pourrait permettre de faire face à la vague de malades qui bientôt va se lever en agissant sur la maladie avant qu'elle ne se déclare. C'est donc toute une réorganisation, une refonte complète des structures hospitalières et de recherche à laquelle il faut s'atteler et que nous allons tenter d'expliquer dans ce dernier chapitre.

Guérir ? Entre espoir et réalité

La guérison reste le but vers lequel tendent médecins et chercheurs. Néanmoins, force est de reconnaître qu'aujourd'hui toutes les pistes que nous avons suivies ont débouché sur des impasses. Revenons un peu en arrière. Le modèle que nous avions en tête était celui de la maladie de Parkinson, impressionnés que nous avons été par les résultats thérapeutiques dans une maladie jusque-là sans solution, et marquée par une évolution inéluctable et sans répit. La découverte de la dopamine et la guérison des symptômes de la maladie, par le rétablissement de la transmission dopaminergique, ont fait espérer une possible maîtrise des maladies neurodégénératives. En réalité, ce résultat, aussi spectaculaire soit-il, reste sans effet sur les lésions mêmes de la maladie. Comme pour une rage de dents, lorsqu'on soigne la douleur mais pas la dent elle-même. Ici, on remplace la molécule qui manque dans le cerveau, à la suite de la défaillance des neurones malades, en l'occurrence les neurones dopaminergiques, mais on ne soigne pas ces derniers qui continuent de dépérir. La maladie continue à évoluer, même si en apparence les symptômes sont maîtrisés. Jusqu'à un certain point, malheureusement. Car il arrive un moment, dans l'évolution de la maladie de Parkinson, où les symptômes nous échappent, où des complications du traitement apparaissent, et où d'autres lésions non dopaminergiques surviennent dans le cerveau, responsables de nouveaux symptômes réfractaires à la dopamine. Cette approche symptomatique, nous l'avons vu, avait été testée dans l'Alzheimer avec les médicaments procholinergiques sans grande efficacité, en raison notamment de la diffusion des lésions cérébrales. Comme je l'avais écrit en 2015, pour le 20e anniversaire de l'Agence européenne des médicaments (European Medicines Agency), la « chance » de la recherche thérapeutique dans la maladie d'Alzheimer fut que, à la différence de la maladie de Parkinson, les traitements symptomatiques n'ont pas apporté les résultats espérés, conduisant alors l'industrie pharmaceutique à développer des médicaments agissant, non sur les symptômes, mais au niveau de la cascade amyloïde elle-même.

L'hypothèse amyloïde et le premier vaccin

À partir des années 90, changement de cap : la recherche sur la maladie d'Alzheimer vise à agir directement contre la dégénérescence des neurones, c'est-à-dire contre la cascade biologique qui aboutit progressivement à leur mort. C'est donc une approche nouvelle qui voit le jour, physiopathologique, dont la cible n'est plus la correction des symptômes mais l'arrêt du processus pathologique. Ces médicaments sont appelés par les Anglo-Saxons des « *disease modifier* ».

Cette nouvelle voie de recherche thérapeutique s'est appuyée sur l'hypothèse de la cascade amyloïde, proposée par John Hardy, un généticien britannique. Sous le terme de cascade amyloïde, il décrivait l'enchaînement des étapes biologiques qui, partant d'une grosse protéine mère, l'APP, présente naturellement dans le cerveau, aboutissaient à l'apparition des symptômes. Nous avons vu que l'on ne pouvait définitivement trancher qui de la pathologie tau ou de la pathologie amyloïde est au départ de la maladie, mais on privilégie l'hypothèse selon laquelle ce serait l'apparition des plaques amyloïdes dans le cerveau qui déclencherait l'embrasement et la propagation des lésions tau en dehors des régions du lobe temporal où elles sont naturellement confinées.

La force de cette hypothèse vient du fait que, dans les formes génétiques de la maladie d'Alzheimer, les mutations pathologiques interfèrent toutes dans le métabolisme de la cascade amyloïde. Dans les deux cas, la forme génétique exceptionnelle ou la forme habituelle, la maladie est causée par la présence excessive de plaques amyloïdes dans le cerveau, soit par hyperproduction du peptide amyloïde (dans les formes génétiques), soit par élimination insuffisante (dans les formes usuelles dites sporadiques de la maladie). Si cette hypothèse est juste, le traitement consistera à diminuer la charge amyloïde dans le cerveau des patients. Elle a l'avantage de proposer un modèle biologique qui rattache les premières lésions observées dans le cerveau des patients aux symptômes qu'ils présentent. Pour schématiser, l'approche est la suivante : si l'on ne connaît pas la ou les causes (A) responsable(s) de la maladie, on connaît (B) qui entraîne (C), qui entraîne (D)… jusqu'à (Z) : les symptômes. Dans ce modèle, on peut espérer bloquer cette cascade dramatique en intervenant avec des médicaments agissant en ses différents points (C) ou… (P), par exemple : en empêchant la libération du peptide amyloïde par l'inactivation des enzymes responsables de sa production (il s'agit des inhibiteurs de sécrétases, bêta ou gamma-sécrétase) ; en empêchant l'agrégation des oligomères ; ou en agissant un peu plus en aval dans la cascade, en dégradant les peptides assemblés sous forme d'oligomères, de fibrilles ou de plaques par des anticorps monoclonaux dirigés contre la substance amyloïde. On a appelé cette dernière solution, de façon un peu simpliste, « le vaccin ». En réalité, le terme est impropre puisqu'il ne s'agissait pas de prévenir la maladie chez des sujets sains, comme c'est le cas avec un vaccin, mais de contrôler son évolution chez des patients exprimant déjà la maladie. Cette hypothèse a toutefois stimulé la recherche thérapeutique dirigée contre la piste amyloïde et a bénéficié des progrès réalisés dans l'élaboration des modèles animaux permettant d'en tester l'efficacité.

Cette approche a porté de grands espoirs, car le miracle a eu lieu… tout au moins sur les souris, dites « Alzheimer ».

En effet, le traitement s'avéra efficace sur les souris transgéniques qui surexpriment les lésions de la maladie dans leur cerveau. Le principe, imaginé par le chercheur américain Dale Schenk en 1999, était très simple : injecter, chez ces souris transgéniques, le fameux peptide amyloïde pathologique dans leur sang périphérique. Cette protéine anormale n'étant pas reconnue, le système immunitaire de l'animal produisait alors des anticorps dirigés contre l'antigène nouvellement injecté, mais aussi contre les peptides amyloïdes présents dans le cerveau. Cette immunothérapie anti-amyloïde entraînait alors une diminution impressionnante du nombre des plaques cérébrales et empêchait même totalement leur survenue si elle était réalisée avant leur apparition[1]. Qui plus est, chez les souris « Alzheimer », l'immunothérapie entraînait une récupération fonctionnelle avec une forte atténuation du déficit cognitif. Si le mécanisme de cette action spectaculaire n'est toujours pas complètement élucidé, les images étaient extrêmement impressionnantes : à gauche, la coupe du cerveau d'une souris non traitée, bourrée de plaques amyloïdes ; à droite, la coupe du cerveau d'une souris traitée de façon prophylactique, sans aucune plaque amyloïde. C'était presque trop beau. Lorsque nous avons vu ces images en 2000, nous avons immédiatement cru que la solution était là. On ne pouvait s'empêcher de transposer l'image d'un cerveau humain sur celui des souris traitées. Ce d'autant plus que

---

1. Schenk D. et al., « Immunization with amyloid-beta attenuates Alzheimer-disease-like pathology in the PDAPP mouse », *Nature*, 1999, pp.173-177.

ces essais vaccinaux avaient également trouvé une validation chez d'autres espèces animales, comme chez le chien âgé, ou chez certains primates. Il suffisait donc d'injecter chez l'homme le peptide amyloïde pour espérer déclencher une réaction immunitaire entraînant la disparition des lésions cérébrales des patients. Les choses vont alors aller très vite.

Après avoir annoncé avoir réussi à prévenir l'apparition ou à freiner la progression des lésions pathologiques caractéristiques de la maladie d'Alzheimer chez des souris transgéniques, la société Elan Pharmaceuticals de San Francisco monte la première étude d'un vaccin chez l'homme visant à induire la production d'anticorps dirigés contre le peptide amyloïde. La Food and Drug Administration américaine (FDA) donne son accord pour un essai de phase 1 pour 24 patients volontaires afin d'en apprécier l'innocuité. Les résultats, présentés dès 2001 au congrès de Washington, sont prometteurs. Près d'un quart des patients ont développé des anticorps contre la substance amyloïde sans effet secondaire notable. À partir de là, un essai clinique multicentrique est mis en place aux États-Unis ainsi que dans cinq pays européens, dont la France, dans un état de grande excitation et d'enthousiasme. Le recrutement des sujets était dit « compétitif », c'est-à-dire que les possibilités de recrutement réservées à chaque centre dépendaient de leur réactivité. Les Espagnols furent très réactifs : il nous fallait donc faire vite. Je me rappelle de la pression exercée par la branche française du laboratoire pour obtenir le maximum de patients pour notre pays. Le responsable m'avait même suggéré de signer par avance l'inclusion d'un patient la veille de sa venue programmée à l'hôpital pour être sûr qu'il puisse être inclus. Je lui avais répondu par téléphone : « Mais ce n'est quand même pas une course de formule 1 ! » Trois cent soixante patients au niveau mondial, dont 87 en France, ont ainsi été recrutés.

Très vite, malheureusement, l'essai a dû être interrompu en raison de la survenue de signes d'inflammation du système nerveux (une encéphalite) chez 18 patients (soit dans 6 % des cas) après avoir reçu, pour la majorité d'entre eux, la deuxième injection sur les six initialement prévues. C'est en France qu'est apparu le premier cas d'encéphalite, dans l'incrédulité des responsables américains : aucun signal de la sorte n'était en effet apparu jusque-là. Et je revois encore l'arrivée des hommes en noir de la société Elan Pharmaceuticals, avec leurs grosses mallettes tout aussi noires, venus faire l'audit de ces premiers cas décrits en France, persuadés qu'ils résultaient d'une erreur diagnostique. Malheureusement tel n'était pas le cas. Il s'agissait bien d'encéphalites, confirmées aussi à Saint-Étienne et à Bordeaux notamment (il y en a eu dix-sept en tout), ce qui a eu pour conséquence immédiate l'arrêt de l'étude, en janvier 2002, et une chute considérable de notre enthousiasme... Le mécanisme intime de cette réaction inflammatoire n'a jamais été totalement élucidé, mais il était lié à une réaction immunitaire trop intense déclenchée par le peptide amyloïde. Il est vrai que le peptide injecté était une molécule de grosse taille et les efforts se sont ultérieurement portés sur des peptides de taille plus réduite capables d'induire la formation d'anticorps sans entraîner de réaction inflammatoire. C'est l'immunothérapie dite active, par injection d'une protéine étrangère (l'antigène) censée déclencher la production d'anticorps. Parallèlement, va alors se développer une approche alternative : l'immunothérapie passive, qui consiste à injecter directement des anticorps monoclonaux anti-amyloïdes. Cette dernière approche a actuellement pris le dessus car elle n'expose pas à la survenue de réaction inflammatoire à type d'encéphalite.

À partir des années 2007, plusieurs essais d'immunothérapie, le plus souvent passive, ont été réalisés. Ce fut là aussi une course à l'échalote et au gigantisme. Le laboratoire Pfizer, par exemple, a mené plusieurs études en parallèle avec un anticorps amyloïde, le bapineuzumab. Il en fut de même avec le gantenerumab des laboratoires Roche et le solanezumab des laboratoires Lilly. Chacun de ces « vaccins » avait des propriétés légèrement différentes, mais il ne faisait pas de doute, sur la base de résultats préliminaires, que les grandes études de phase 3 allaient enfin démontrer leur efficacité. Hélas, l'année 2012 sonne encore le glas de tous ces espoirs, une nouvelle fois déçus ! Les conclusions de ces études révèlent que les anticorps monoclonaux diminuent bien la charge amyloïde dans le cerveau des patients traités, par rapport aux patients sous placebo ou par rapport au taux de lésions qu'ils présentaient à l'entrée dans les études (résultat observé avec le bapineuzumab, le gantenerumab), mais les symptômes cliniques restent inchangés : aucune différence n'est observée dans les scores cognitifs ou de mémoire, pas plus que dans les échelles comportementales en comparaison des patients sous placebo. Le laboratoire Pfizer, premier laboratoire mondial à l'époque, décide alors de jeter l'éponge et de sortir de la course du traitement contre la maladie d'Alzheimer. Le relais est pris par le laboratoire Biogen, en 2016, qui développe un anticorps anti-amyloïde extrêmement prometteur (l'aducanumab) sur la base d'études préliminaires avec des patients recrutés au stade prodromal : le médicament montre un effet significatif, non seulement sur les lésions amyloïdes, mais surtout, pour la première fois, sur les symptômes des patients traités. Énorme déception une fois encore, en mars de cette année 2019, avec les résultats négatifs de l'étude de phase 3 qui a signé la fin de l'espoir pour ce médicament, mais aussi pour nous, pour nos patients et pour tous les membres de l'équipe du laboratoire qui travaillaient sur ce produit depuis de nombreuses années et dont certains préparaient déjà la mise sur le marché, persuadés qu'ils étaient de son succès.

Même déception avec les résultats de l'autre piste médicamenteuse, celle des inhibiteurs enzymatiques (les inhibiteurs de sécrétases) empêchant la production du peptide amyloïde. Dans ce dernier cas, l'explication vient peut-être du fait qu'en dépit de la forte inhibition dans la production nouvelle de peptide amyloïde, ces médicaments n'agissent pas ou peu sur les plaques amyloïdes déjà présentes dans le cerveau des patients (seul 4 % des plaques amyloïdes du cerveau ont disparu chez les patients traités par l'inhibiteur enzymatique). C'est là tout le problème de cette approche, pourtant prometteuse, des inhibiteurs de la bêta-sécrétase : il faut les introduire très tôt, avant que les plaques amyloïdes soient déjà trop nombreuses. C'est l'orientation actuelle concernant ces inhibiteurs de sécrétase[1].

Les causes de l'échec

Ainsi, au terme de plusieurs années de recherche, d'essais thérapeutiques et d'espoir, aucun résultat significatif n'a été observé. Tout au moins sur les symptômes cliniques. Et pourtant, ces médicaments sont actifs sur les lésions de la maladie. Tel est le paradoxe : ces médicaments sont efficaces sur les lésions de la maladie, mais ne modifient pas les symptômes !

Pourquoi, donc, avons-nous échoué ? « Pourquoi jusqu'à présent autant de choses marchent-elles chez la souris, mais si peu chez l'homme ? » s'interrogeait le chercheur John Hardy, déjà en 2006, lors du centenaire de la première description de la maladie par Aloïs Alzheimer. Interrogation amusante de la part de celui qui a orienté pendant près de trente ans la recherche thérapeutique sur la piste de l'amyloïde et qui nous a amenés jusque-là.

Plusieurs hypothèses peuvent être avancées :

1) L'hypothèse amyloïde n'est pas la bonne : les lésions contre lesquelles nous nous battons ne jouent pas

---

1. Malheureusement, ce 12 juillet 2019, le laboratoire Novartis vient d'annoncer l'arrêt d'un essai avec un inhibiteur de bêta-sécrétase chez des sujets normaux à risque, en raison de l'apparition de troubles cognitifs.

un rôle central, fondamental dans la genèse des symptômes. Diminuer ces lésions dans le cerveau n'aurait pas d'effet puisque celles-ci ne sont pas liées aux symptômes. Cette hypothèse est sérieusement défendue par les pourfendeurs de la théorie amyloïde. Ils privilégient la piste de la pathologie tau (on les appelle pour cela les « taoïstes ») et s'opposent aux tenants du peptide bêta (dénommés les « baptistes »). D'ailleurs, de nombreux protocoles « anti-tau » sont actuellement à l'essai.

2) Ce n'est pas l'hypothèse qui est en cause, mais la réalisation des essais thérapeutiques. L'inefficacité observée sur les symptômes serait la résultante de protocoles mal calibrés pour ce type de produit. Les premiers essais de médicaments « *disease modifier* » concernaient des durées de douze à dix-huit mois. Ce sont peut-être des durées beaucoup plus longues, de cinq ans voire plus (!) qui seront nécessaires pour espérer observer un effet significativement visible. C'est d'ailleurs le choix qu'a fait le laboratoire Novartis, qui vient de démarrer un essai d'immunothérapie active dont l'efficacité sera évaluée au terme d'un suivi de cinq ans.

3) Les patients choisis ne sont pas les bons. Jusqu'en 2012, les patients étaient recrutés sur la base de critères anciens, sans certitude du diagnostic en l'absence de recours aux biomarqueurs : le diagnostic ne reposait alors que sur des critères cliniques, et l'on n'avait aucune preuve biologique de la présence formelle de la maladie. Le risque était alors celui du faux diagnostic : les patients inclus avaient certes une démence, mais on ne pouvait affirmer qu'elle était liée à une maladie

d'Alzheimer. À titre d'exemple, en 2012, le laboratoire Pfizer, cherchant à comprendre les résultats négatifs de l'essai avec le bapineuzumab, a montré *a posteriori* qu'il y avait un pourcentage important, supérieur à 30 %, de faux diagnostics même dans des centres considérés comme experts. Heureusement, depuis 2012, les patients sont maintenant tous recrutés dans les essais sur la base des nouveaux critères qui incluent la positivité des biomarqueurs.

4) Les patients inclus sont trop âgés. L'éventail d'âge des patients inclus dans les essais thérapeutiques est en général assez large, de 60 à 85 ans. Mais à 85 ans, même si le diagnostic de maladie d'Alzheimer est confirmé par des biomarqueurs, il est possible, voire probable, que les patients présentent en outre des comorbidités qui amoindrissent la responsabilité de la maladie dans leurs troubles cognitifs. Il s'agit notamment des facteurs de risque vasculaires, responsables d'accidents cérébraux, de défaillance d'organes multiples, ou des traitements associés, qui retentissent sur les fonctions cognitives. D'où la proposition de tester l'efficacité des médicaments sur des populations plus jeunes, donc plus « pures », chez lesquelles la composante dégénérative est prépondérante, voire isolée. Cette approche permettrait de répondre de façon claire à la question de l'efficacité des médicaments en cours de développement. Mais elle présenterait l'inconvénient majeur de démontrer leur efficacité éventuelle sur une population sélectionnée qui ne correspond pas à celle qui serait, en définitive, la cible thérapeutique, c'est-à-dire celle des personnes âgées, qui restent les plus touchées.

5) Les patients sont trop avancés dans la maladie. Il s'agit de l'hypothèse la plus sérieuse. Elle concerne le stade de sévérité auquel les patients sont inclus dans les essais : le stade de démence serait trop avancé pour que l'on puisse espérer observer un quelconque effet positif. Les lésions sont si développées, sous la forme de plaques amyloïdes très diffuses, d'enchevêtrement de neurites altérés, de dégénérescences neuronales rétrogrades, et d'une désorganisation majeure de la connectivité neuronale, qu'il est illusoire d'espérer rétablir ces connexions et de pouvoir améliorer, voire simplement stabiliser, le fonctionnement cognitif du patient. C'est la raison pour laquelle les essais thérapeutiques concernant ces nouveaux « *disease modifier* » ciblent maintenant des patients recrutés avant le stade de la démence, c'est-à-dire le stade prodromal que nous avons défini. Mais il est hélas possible qu'il en soit de même chez des patients dans la phase prodromale. En effet, les dépôts amyloïdes sont extrêmement diffus et très abondants dès le début de la maladie : ils ont déjà atteint un plateau d'intensité maximale lorsque les patients deviennent symptomatiques, comme l'a montré l'étude australienne « Australian Imaging, Biomarker & Lifestyle Study of Ageing » (AIBL). Mais alors, intervenir quand la maladie est présente, n'est-ce pas déjà trop tard ? Ne faudrait-il pas « traiter la maladie avant la maladie » ? Des essais sont en cours chez des patients au stade prodromal, et notamment celui du BAN 1204, qui devraient nous éclairer. Mais l'échec récent de l'aducanumab, testé chez ces patients, nous conduit à penser qu'il faut peut-être aller encore « plus à gauche », être encore

plus précoce et remonter vers les lésions avant la survenue des premiers symptômes.

La solution : traiter le plus tôt possible !

La piste préclinique

La question se pose aujourd'hui de développer les thérapeutiques au stade préclinique. Mais cette approche nouvelle pose de nombreux problèmes, que nous avons anticipés en organisant à Boston, dès 2016, une réunion de consensus internationale sur la définition des états précliniques[1] : peut-on – et comment – définir une maladie avant qu'elle ne soit présente ? Peut-on considérer comme malade un sujet qui ne présente aucun signe ou symptôme ? Certes, cela se fait déjà pour certains cancers, comme pour celui de la prostate que l'on peut repérer *in situ*, grâce à la seule présence de marqueurs biologiques, les PSA. Et certes, il y a maintenant des biomarqueurs lésionnels de l'Alzheimer qui sont des indices fiables attestant de la présence des lésions de la maladie indépendamment de la présence des symptômes. Mais on sait aujourd'hui que les biomarqueurs peuvent être positifs plusieurs années avant la survenue des symptômes (quinze ans au moins). Que peut-on dire dans ces

---

1. Dubois B. et al., « Preclinical Alzheimer's disease : Definition, natural history, and diagnostic criteria », *Alzheimer's & Dementia*, 2016, pp. 292-323.

conditions à ces sujets ? Comment définir leur condition ? Sont-ils malades ? Le seront-ils ? Est-il éthique de proposer un traitement curatif par immunothérapie à quelqu'un pour une maladie dont on ne peut affirmer qu'il la développera bien un jour ? Cela, alors que ces médicaments ont des effets secondaires dont certains ne sont pas négligeables (œdème cérébral localisé généralement résolutif, micro-hémorragies cérébrales) et que l'évaluation du rapport bénéfice/risque doit être sérieusement réalisée. Le débat sur cette nouvelle approche thérapeutique vient d'être ouvert et il n'est pas près d'être clos. Certains collègues, notamment américains, n'hésitent pas à considérer ces sujets dont les biomarqueurs sont positifs comme déjà malades, par référence au cancer *in situ*, et proposent une approche purement biologique de la maladie pour les identifier. La tentative récente de définir la maladie sur la seule présence de biomarqueurs, et la classification A/T/N proposée il y a quelques mois par un groupe d'experts principalement américains participe de cette volonté, déjà exprimée par le bon docteur Knock, de considérer tout sujet bien portant comme un malade qui s'ignore. Cette orientation est préoccupante car elle revient à considérer tout sujet porteur de lésions Alzheimer, même cliniquement normal, comme relevant de la médecine.

Définir la maladie d'Alzheimer par son profil lésionnel, sur des biomarqueurs uniquement, en dehors de toute présentation symptomatique, me semble préoccupant car rien ne dit aujourd'hui que ces sujets normaux vont formellement développer la maladie : le neuro-anatomiste allemand Heiko Braak, de l'université d'Ulm, a d'ailleurs souligné la grande fréquence de lésions Alzheimer trouvées au cours d'autopsies du cerveau de sujets normaux, qui étaient décédés d'une tout autre cause que d'Alzheimer. Ne court-on pas le risque, de nouveau, de confondre Alzheimer et vieillissement ? Et celui de donner crédit aux négationistes qui s'appuient sur cette confusion pour remettre en cause l'existence même de la maladie ?

C'est la grande question actuelle. Savoir si la présence de biomarqueurs positifs suffit pour affirmer qu'une maladie d'Alzheimer surviendra un jour. Cela n'est pas établi car d'autres facteurs associés pourraient être déterminants pour son éclosion. La meilleure connaissance du stade préclinique de la maladie d'Alzheimer devient ainsi un enjeu d'avenir, dans la mesure où il est clair qu'il faudra initier les traitements le plus tôt possible, peut-être même avant la survenue des premiers symptômes. Quelle est l'histoire naturelle des lésions de la maladie d'Alzheimer au stade préclinique ? Peut-on définir le risque, pour un individu donné, ne présentant aucun trouble cognitif, de développer un jour la maladie d'Alzheimer ? Existe-t-il des facteurs aggravants ? Comment identifier les sujets à risque ?

Pour répondre à ces questions, nous avons mis en place, en 2013, l'étude Insight-preAD. Cette étude a bien failli ne jamais voir le jour car les responsables de l'Institut hospitalo-universitaire de l'ICM étaient réservés sur les capacités de mon service à recruter, sur un seul site à la Salpêtrière, les 350 sujets nécessaires. Il est vrai qu'en se fondant sur le taux d'inclusion dans nos protocoles thérapeutiques usuels (quelques dizaines par an), on pouvait penser qu'il me faudrait plusieurs années pour les recruter. Mais c'était sans compter sur l'énergie de mon équipe, celle de Francis Nyasse en particulier, et sur notre volonté de monter cette première étude européenne. Hélas, cette hésitation nous a fait partir avec plus de deux ans de retard.

L'étude Insight

Le but de cette étude était de recruter plusieurs centaines de sujets âgés sans aucun trouble cognitif qui accepteraient d'être suivis pendant plusieurs années avec des examens réguliers. Parmi ceux-ci figurait un examen TEP-amyloïde, car nous avions besoin de savoir, au départ, si un certain nombre d'entre eux avaient, déjà, dans leur cerveau, des lésions amyloïdes. Pour que l'étude puisse donner des résultats statistiquement valides, nous avions calculé qu'il était nécessaire de recruter au moins 88 sujets amyloïde positif. Ayant expliqué l'enjeu et l'intérêt de cette étude lors d'une émission du magazine de la santé de France 5, de très nombreuses demandes de sujets volontaires ont afflué. C'est ainsi que nous avons recruté 318 sujets âgés, cognitivement normaux, dont 88 étaient cependant porteurs des lésions amyloïdes cérébrales à une concentration supérieure au seuil définissant la positivité. Ni eux, ni nous, n'étions au courant de l'identité des patients « positifs ». Ces volontaires ont accepté de passer tous les six mois des tests cognitifs, tous les ans des prélèvements sanguins, avec un encéphalogramme et une mesure de leur activité motrice par actigraphie, et tous les deux ans une IRM complète, un TEP-FDG, pour mesurer l'activité métabolique de leur cerveau, et un TEP-amyloïde pour évaluer l'évolution des lésions cérébrales. Comment ne pas être reconnaissant à ces sujets, retraités pour la plupart, qui ont accepté de subir ces examens, de donner de leur sang et de leur temps, afin de nous permettre d'avancer dans la recherche ! Plus précisément, de savoir si la présence de lésions amyloïdes dans le cerveau modifiait le fonctionnement cérébral et augmentait le risque de développer la maladie d'Alzheimer dans les années suivantes. Grâce à leur participation, nous avons pu montrer que la présence de lésions au départ de l'étude ne modifiait en fait aucun des paramètres, qu'ils soient cognitifs, métaboliques ou structurels, comparés à ceux des patients dont le cerveau était exempt de lésions. Qui plus est, après cinq ans de suivi, seulement six sujets ont décliné et présenté les premiers symptômes de la maladie d'Alzheimer. Les 82 autres ne présentaient toujours aucune différence par rapport aux sujets sans lésion. Seulement six, après cinq ans ! Le chiffre est faible, heureusement bien sûr, mais il surprend un peu chez des sujets dont la moyenne d'âge était de 76 ans au départ. Cela nous a permis de conclure que la présence de lésions amyloïdes n'a pas une influence significative sur le risque de développer la maladie, tout du moins trois ans après. Une autre raison permet d'expliquer ce fait : les sujets qui ont souhaité participer à l'étude avaient un niveau socio-culturel élevé. Ils avaient une activité intellectuelle importante et soutenue. Preuve en est, leur implication dans cette étude : ils avaient compris l'intérêt de la recherche, ils se sont informés, se sont mobilisés, et ont accepté de donner un peu de leur temps et d'eux-mêmes pour faire avancer la connaissance sur une maladie importante. Or, comme nous l'avons exposé précédemment, la pratique d'une activité intellectuelle continue participe au phénomène de compensation par lequel le cerveau retarde certaines défaillances et l'apparition de la maladie. Hélas, il est cependant à craindre que cette réserve cognitive ne fasse précisément que retarder l'entrée dans la maladie sans empêcher sa survenue et que, au fil du temps et des visites successives, le nombre de « conversions » n'augmente significativement, sans que l'on puisse toutefois affirmer que tous les porteurs de lésions amyloïdes soient inéluctablement condamnés à développer la maladie un jour. Ce résultat, après trois ans de suivi, est d'une très grande importance dans la perspective des recherches thérapeutiques au stade préclinique de la maladie. Il ne fait pas de doute que ces essais attireront sûrement des sujets volontaires, d'un certain niveau culturel, comparables à ceux qui participent à l'étude Insight. Ce qui sous-entend que, lors de ces essais thérapeutiques, le nombre de « conversions » vers une maladie déclarée sera initialement faible et qu'il faudra probablement attendre longtemps pour que ce nombre autorise des conclusions pertinentes en raison de la « réserve cognitive » de ces sujets. C'est d'ailleurs le problème que rencontre actuellement l'étude américaine A4 (A4 study – Anti-Amyloid Treatment in Asymptomatic Alzheimer's Disease) chez les gens normaux porteurs de lésions amyloïdes. Je n'ai pas été surpris lorsque son responsable m'a contacté il y a deux ans pour me faire part des difficultés rencontrées dans cette étude en raison du faible nombre de sujets « progresseurs » dans le groupe placebo.

L'hypothèse de compensation préclinique, que nous avons formulée à partir de nos résultats, d'après laquelle des mécanismes de compensation neuronale permettent le maintien d'un fonctionnement cérébral optimal pendant la période préclinique de la maladie, s'oppose à celle d'une détérioration préclinique proposée par des collègues américains. Au-delà de la querelle d'experts, il y a un enjeu pharmaco-économique et commercial sous-jacent. Considérer qu'une détérioration cognitive même discrète serait déjà présente dans la phase préclinique, et dont témoignerait l'existence d'une plainte cognitive, revient à considérer tous les sujets précliniques comme déjà malades.

Le modèle que nous proposons est différent : il part du principe que seul un petit nombre de sujets est à fort risque de développer rapidement la maladie. Et affirme que c'est cette population qu'il faudra traiter. Il faudra donc définir les algorithmes permettant d'identifier ces « progresseurs rapides », à partir d'une intégration multimodale de données cognitives, biologiques, génomiques et de neuro-imagerie. Quant à la grande majorité des sujets, ils compensent efficacement la présence des lésions. Ils sont à faible risque et il n'est pas établi qu'ils vont développer la maladie ultérieurement. Rien n'empêche cependant de leur proposer des approches préventives multi-domaines, visant à préserver la réserve cérébrale en contrôlant les risques d'agression des vaisseaux cérébraux par la lutte contre les facteurs de risque vasculaires ou en pratiquant une activité physique régulière, à développer les connexions neuronales par la stimulation cognitive, les interactions sociales et les activités culturelles et de loisir, voire d'essayer, dans certains cas bien choisis, des traitements préventifs.

Plus de soixante projets de recherche sont en cours sur les données de l'étude Insight. Les premiers résultats sont particulièrement intéressants dans la mesure où ils apportent un éclairage nouveau et indispensable sur l'histoire naturelle de la maladie avant son éclosion. Ils sont présentés régulièrement à ces valeureux participants, pour les remercier et leur rendre hommage, lors d'une réunion organisée à la Fondation Louis Vuitton, située dans le bois de Boulogne, grâce à l'intercession de Mme Hélène Arnault.

Si nous progressons efficacement grâce à l'étude de cohortes choisies, nous sommes encore incapables de définir formellement la meilleure cible à traiter, le meilleur moment d'intervention et le meilleur stade de patients à étudier. Seule la recherche clinique, au plus près des patients et des sujets sains à risque, nous livrera la connaissance de l'histoire naturelle des lésions, indispensable pour agir. C'est l'enjeu de l'avenir.

Plaidoyer pour la recherche clinique dans les maladies neurodégénératives

Le triangle de la recherche fondamentale, clinique et thérapeutique

Les maladies neurodégénératives représentent un modèle pathologique nouveau qui nécessite une lecture scientifique innovante. Cela s'applique à la maladie d'Alzheimer, mais aussi à la maladie de Parkinson, à la maladie de Huntington, aux démences frontotemporales ou aux atrophies cérébelleuses. À côté de la recherche fondamentale, qui reste essentielle pour définir les voies biologiques responsables et orienter ainsi les pistes thérapeutiques, il va falloir également développer la recherche clinique pour évaluer, à partir de l'observation des patients et des sujets précliniques, les biomarqueurs et les algorithmes prédictifs. Ceci suppose de créer des centres de recherche dédiés à ces maladies neurodégénératives.

La recherche fondamentale

D'une façon générale, les progrès les plus notables dans le domaine de la santé et des affections médicales sont issus de la recherche scientifique, et en particulier de la recherche fondamentale : c'est la recherche noble, expérimentale par nature, réalisée dans des laboratoires de recherche sur des modèles moléculaires, cellulaires ou animaux. Elle doit être soutenue pour que la curiosité des chercheurs puisse s'exercer dans tous les domaines, ceci sans a priori et sans perspective d'application immédiate. Mais il faut comprendre que la recherche fondamentale participe plus à la connaissance du vivant qu'à celle de la maladie. Ainsi, les chercheurs se réfèrent souvent à la maladie d'Azheimer (c'est plus facile à « vendre ») pour justifier des financements destinés en réalité à des recherches très à distance de cette pathologie (par exemple la régulation d'un gène du ver C. elegans ou de la drosophile, qui sont alors présentés de façon artificielle comme des modèles d'étude pour l'Alzheimer). Quoi qu'il en soit, cette recherche dite fondamentale est privilégiée en France. Elle est soutenue financièrement, même si cela reste dans des proportions et à des niveaux insuffisants. Dans une logique vertueuse du « ruissellement », la recherche dite translationnelle est l'application au patient de la recherche fondamentale. Avec parfois des succès éclatants. Ce fut le cas par exemple des découvertes récentes du traitement du cancer par immunothérapie.

La recherche clinique

Il ne faut pas pour autant négliger ou sous-estimer la valeur ajoutée et complémentaire de la recherche clinique, souvent déconsidérée en France et ne bénéficiant pas de moyens lui permettant de se développer au niveau international.

Les efforts de soutien de la recherche clinique par les institutions publiques, en particulier dans le domaine de la maladie d'Alzheimer, ne sont pas à la hauteur des enjeux auxquels nous allons devoir faire face. Pourtant, le patient détient une partie de la clé du problème : le secret de sa maladie, qu'il nous faut approcher, découvrir et comprendre. Ce secret est à la fois dans sa biologie et dans ses fluides ; il est inscrit dans ses cellules, dans ses gènes et son génome, mais aussi dans son environnement et son exposition à des risques éventuels, dans son histoire personnelle et son développement affectif. La maladie qu'il présente est le résultat de la « convergence des luttes », la somme des forces qui cherchent à déséquilibrer son métabolisme et son homéostasie et de celles qui, inversement, lui permettent de résister à ces agressions multiples. Les maladies neurodégénératives, et la maladie d'Alzheimer en particulier, sont le résultat de cette lutte : elle est certainement multifactorielle dans sa genèse et dans son expression et c'est pour cela qu'il sera nécessaire d'intégrer l'ensemble de ces facteurs dans les bases de données en très grand nombre, que seuls pourront analyser des outils informatiques extrêmement performants.

Nous avons à notre disposition de nombreux outils d'investigation qui permettent de faire l'inventaire de ces facteurs. À commencer par le recueil des données cliniques, cognitives et comportementales. C'est l'observation clinique qui a notamment permis de dissocier les troubles de mémoire épisodiques liés à des lésions frontales (qui perturbent principalement le rappel des informations), de ceux liés à des lésions hippocampiques, (qui entravent les capacités de stockage de ces mêmes informations ou des troubles de la mémoire sémantique observés dans le cas de lésions du cortex temporal latéral). Une deuxième source d'information est fournie par les examens multiples dont le patient peut être le sujet. Leur analyse permet la découverte de biomarqueurs qui est devenue depuis quelques années un objet de recherche en plein développement. De nombreux laboratoires et start-up cherchent actuellement à identifier directement dans le sang des anomalies biologiques associées à l'Alzheimer : panels de protéines de signalisation, dérivés sanguins de la protéine amyloïde, de protéines tau, chaînes légères et neurofilaments... Ces recherches visent moins à découvrir un marqueur diagnostique de certitude – qu'il est illusoire d'espérer trouver dans le sang, compte tenu du facteur de dilution – qu'à identifier un signal augmentant fortement la probabilité diagnostique. D'autres informations utiles sont obtenues par le recueil de l'activité électrique des neurones du cortex cérébral par électro-encéphalographie (EEG) ou par magnéto-encéphalographie, cette dernière mesurant les champs magnétiques induits par cette activité. L'activité neuronale peut être étudiée au repos ou en réponse à des stimuli (qui induisent des potentiels évoqués) avec une très bonne résolution temporelle, de l'ordre de la milliseconde. Nous venons de montrer, par exemple, l'existence de réorganisations fonctionnelles de l'activité électrique du cerveau chez des sujets normaux mais porteurs de lésions cérébrales de type Alzheimer. Ceci permet de comprendre que ces sujets maintiennent un fonctionnement normal en dépit des altérations neuronales qu'ils présentent. La neuro-imagerie par IRM structurelle offre, elle, une résolution spatiale remarquable autorisant de mesurer le volume de certaines structures cérébrales d'intérêt. C'est ainsi que nous avons montré l'existence d'une atrophie précoce de l'hippocampe ou d'un élargissement de certains sillons du cerveau dans l'Alzheimer. L'IRM fonctionnelle permet d'étudier la connectivité entre les différentes aires cérébrales et de proposer des schémas de progression des lésions de la maladie. L'imagerie nucléaire par TEP montre l'activité métabolique des différentes régions du cerveau par l'étude de la consommation du glucose (qui se trouve diminuée dans les régions pariéto-temporales au cours de la maladie d'Alzheimer). Intéressantes encore sont les recherches réalisées sur les protéines, les constituants biologiques et génétiques ou les éléments cellulaires recueillis à partir de prélèvements de peau ou, dans l'idéal, à partir de prélèvement *post mortem* de cerveau de patients permettant leur mise en culture ou leur observation au microscope électronique ou à la spectrométrie de masse. Il y a donc aujourd'hui, tout au moins dans le cas de la maladie d'Alzheimer, toute une efflorescence de recherches, que ce soit dans le domaine de la neuro-imagerie, de la dynamique neuronale ou de la biologie, permettant d'étudier directement chez le patient les mécanismes et les conséquences de sa pathologie. Il est même possible de visualiser les lésions dans le cerveau des patients par un TEP-amyloïde, c'est-à-dire par l'injection intraveineuse d'un ligand qui vient se fixer de façon élective sur les amas amyloïdes du cerveau.

L'usage du TEP-amyloïde à des fins cliniques étant refusé par les autorités de santé de notre pays, nous recourons, quand cela est nécessaire, à la ponction lombaire, le seul examen qui nous soit autorisé. Combiné aux données cliniques, les résultats de cet examen permettent d'approcher la certitude du diagnostic avec un taux de garantie supérieur à 90 %. La maladie d'Alzheimer est ainsi devenue la première affection neurodégénérative dans laquelle les biomarqueurs et la recherche clinique ont pris une place centrale, et ce alors même qu'il y a quinze ans, le diagnostic de la maladie ne pouvait pas être établi cliniquement mais seulement après l'examen *post mortem* du cerveau !

Comment s'articulent ces trois composantes de la recherche ?

C'est ce que j'appelle le triangle magique de la recherche :
– Tout doit partir du patient. Les investigations et analyses sont possibles chez le patient qui est hospitalisé pour la prise en charge de la maladie dont il souffre. Elles sont réalisées dans le cadre du soin ou de la recherche, mais dans ce dernier cas, elles ne peuvent être entreprises qu'après avoir exposé précisément le cadre de cette recherche au patient et à son entourage, et obtenu sa signature dans un document de consentement éclairé autorisant la recherche et l'exploitation des résultats dans une garantie d'anonymisation des données et le respect des règles de la Commission nationale d'informatique et des libertés (CNIL). Ces recherches

sont essentielles pour progresser dans la connaissance des maladies nouvelles, qu'il s'agisse de données ponctuelles ou qu'elles s'inscrivent dans le cadre d'un suivi longitudinal offrant alors des informations importantes sur le potentiel évolutif de ces maladies. Des cohortes de suivi de patients ayant des affections rares, complexes ou nouvelles, investiguées de façon exhaustive, sont nécessaires avec, si possible, un grand nombre de participants afin de gommer les particularités individuelles (niveau culturel différent, sexe, habitudes de vie, comportement alimentaire, origine ethnique) qui peuvent impacter l'interprétation des données. Les patients doivent participer à ces recherches sans réserve. C'est un exercice de solidarité en même temps qu'une chance possible pour eux quand il s'agit de participer à l'essai clinique d'un nouveau médicament en développement. C'est presque un devoir, afin que leur souffrance ne soit pas inutile et qu'elle contribue à améliorer notre connaissance sur ces maladies.

– L'ensemble des investigations réalisées directement sur le patient offre ainsi des informations essentielles qui sont ensuite transférées vers le deuxième pôle de ce triangle : celui de la recherche fondamentale, qui s'exerce en laboratoire.

Le chercheur utilise là les indications issues de l'observation du patient pour essayer de créer, sur la paillasse, un modèle réduit de la pathologie à étudier. Il peut s'agir de modèles animaux – souris, rats ou singes le plus souvent – visant à reproduire, en laboratoire, une réalité présentant des éléments plus ou moins partagés avec la pathologie humaine. Ces modèles peuvent alors être étudiés ou modulés par des interventions de nature génétique, en recourant soit à la transgénèse (par ajout de gènes au patrimoine génétique), soit à l'invalidation (par suppression d'un gène) ; de nature pharmacologique (par l'injection de substances agonistes ou antagonistes), ou de nature électro-physiologique (stimulations activatrices ou inhibitrices). C'est ainsi que nous avons aujourd'hui à notre disposition des modèles animaux performants qui reproduisent assez bien les lésions et les symptômes d'une maladie dégénérative comme la maladie de Parkinson, caractérisée, chez l'homme, par l'atteinte des neurones dopaminergiques du cerveau. La destruction de cette même voie chez l'animal induit des troubles qui rappellent tout à fait ceux de la maladie chez l'homme. Ce modèle, chez le singe, a révélé que la lésion de cette voie dopaminergique s'accompagnait d'une hyperactivité, jusque-là inconnue, d'un noyau appelé noyau sous-thalamique, et situé en aval de la voie dopaminergique impliquée dans la maladie. Or, cette découverte inattendue est à l'origine d'un développement thérapeutique récent qui a révolutionné la prise en charge thérapeutique de cette maladie : l'inhibition de cette hyperactivité neuronale du noyau sous-thalamique par l'implantation d'électrodes intra-cérébrales, dont l'efficacité avait, auparavant, été vérifiée sur le modèle animal. Le passage du modèle animal à l'homme est toujours une étape à haut risque qui doit être entourée d'un maximum de précautions pour que les premiers patients volontaires puissent bénéficier, sans danger, de l'avancée thérapeutique espérée. Je me souviens que l'Inserm avait autorisé l'équipe de Grenoble des professeurs Louis Benabid et Pierre Pollak à réaliser le premier essai mondial de stimulation du noyau sous-thalamique sur cinq patients, dans le cadre d'un protocole très encadré. Désigné avec le professeur Xavier Bertagna pour constituer le comité de surveillance de l'étude, nous avons été sollicités dès la première patiente en raison d'une petite hémorragie cérébrale : s'agissait-il d'un risque majeur ou d'un avatar malheureux non lié à l'étude ? Décision difficile à prendre, mais après consultation du dossier, examen de la patiente, interrogatoire des expérimentateurs et analyse de l'ensemble des éléments mis à notre disposition, il nous est apparu que la balance penchait plutôt du côté de l'aléa imprévisible. L'expérimentation a ainsi pu suivre son cours sans nouvel accident. Bien nous en a pris, quand on sait que cette technique mondialement répandue, inventée et développée à Grenoble, soulage aujourd'hui des milliers de patients.

Hélas, les lésions de la maladie d'Alzheimer sont trop diffuses pour pouvoir proposer un modèle lésionnel aussi fiable – même si une équipe de neurochirurgie de Toronto, dirigée par le professeur Andres Lozano, dit avoir obtenu quelques résultats intéressants après stimulation du fornix, une région connectée aux formations hippocampiques. De plus, il n'y a malheureusement pas de bon modèle animal « naturel » de cette maladie, qui reste spécifiquement humaine. Les animaux âgés, comme les lémuriens, ont des plaques amyloïdes cérébrales, mais pas de dégénérescences neurofibrillaires. Il a donc fallu en créer. Le fait que les formes génétiques humaines, liées à des mutations identifiées, ne modifient pas le schéma global de la pathologie et induisent une maladie en tout point comparable à la maladie habituelle (dite « sporadique »), a stimulé la création de modèles Alzheimer « génétiques » de souris. Cet avatar s'obtient par transgénèse, c'est-à-dire par greffe de gènes codants pour le peptide amyloïde. Les souris transgéniques, après inclusion dans leur génome d'un gène humain muté, se mettent à produire le peptide amyloïde pathologique qui s'accumule dans leur cerveau pour former des plaques bien visibles au microscope. Elles en produisent généralement un nombre très important et de façon très rapide. Ces souris transgéniques reproduisent ainsi certaines lésions de la maladie d'Alzheimer, comme l'amyloïdose cérébrale et l'angiopathie amyloïde, et certains signes cliniques, comme le déficit d'apprentissage. Le modèle n'est cependant pas parfait car, là aussi, il n'induit pas ou peu de lésions tau. C'est la raison pour laquelle il a fallu, secondairement, mettre au point les modèles doublement transgéniques : amyloïde et tau. Ces doubles transgènes, appelés APP/Tau, développent chez la souris des lésions cérébrales comparables à celles observées dans le cerveau des patients et qui servent de cibles pour des manipulations biologiques et/ou pharmacologiques. Ce modèle animal a ainsi permis d'étudier les mécanismes de la synthèse de l'amyloïdose cérébrale et toutes les étapes de la cascade amyloïde que l'on suppose responsable de l'apparition des symptômes. Et de tester des approches thérapeutiques originales sur ce modèle réduit de la pathologie humaine.

– C'est à partir de modèles développés en laboratoire par les biologistes et les neuroscientifiques que va pouvoir être déduite, inférée ou supputée l'efficacité d'agents pharmacologiques qui seront développés par l'industrie de la pharma. Les médicaments en développement sont parfois aussi issus de la recherche industrielle préclinique, mais celle-ci s'effectue à partir de modèles animaux souvent simplistes et selon des paramètres parfois très éloignés de la pathologie humaine. Il s'agit là du troisième pôle de cette triade de recherche appliquée aux maladies humaines : la recherche thérapeutique. Les médicaments en développement, après avoir franchi les étapes obligées du développement préclinique, des études de tolérance chez le volontaire sain et de recherche de doses (phase 1), vont devoir être évalués selon leur profil d'efficacité et des effets secondaires observés chez le patient. C'est ainsi que l'on revient au patient dans le cadre de l'essai clinique, pour valider ou invalider le médicament à l'étape ultime de son développement. La recherche thérapeutique doit être respectée car sa contribution est essentielle. Elle prend un risque financier important – et elle seule peut le prendre –, de l'ordre de plusieurs centaines de millions d'euros, pour le développement d'un médicament qui peut être stoppé d'une seconde à l'autre en raison de la survenue d'un événement indésirable grave. Je me rappelle avoir été, avec le professeur Ian McKeith de l'université de Newcastle, le coordinateur mondial d'un essai clinique concernant un anticholinestérasique en développement, le métrifonate, et qui avait montré une efficacité certaine, au moins comparable, voire supérieure, au médicament de référence. L'article scientifique rapportant son efficacité avait déjà été écrit lorsque j'appris, un vendredi soir, par un simple fax, l'arrêt immédiat de l'essai et de toute prescription du médicament, sur décision des administrateurs de ce grand laboratoire international. Ces derniers avaient été informés de la survenue d'une crise myasthénique. Le développement du médicament a été définitivement arrêté le 24 septembre 1998 sans que l'on soit sûr de sa responsabilité dans la genèse de la complication.

Dans le cas de la maladie d'Alzheimer, la recherche thérapeutique est également intimement liée à la recherche académique dans le domaine des biomarqueurs, qui doit se développer en parallèle pour permettre de repérer avec plus de certitude les patients, même aux stades les plus précoces de leur maladie, mais aussi pour élaborer les mesures les plus pertinentes de l'efficacité de ces molécules.

La recherche clinique aujourd'hui en France

De nombreuses structures existantes

Des efforts ont été réalisés dans le domaine de la recherche clinique au cours de ces dernières années en France. Les structures sont maintenant nombreuses, même si leur efficacité mériterait d'être évaluée et leur organisation très simplifiée. Qu'on en juge, par ce catalogue à la Prévert un peu ahurissant : il y a tout d'abord les délégations interrégionales à la recherche clinique (**DIRC**), au nombre de sept, qui regroupent dans chaque région les directions de recherche clinique des Centres hospitaliers afin de coordonner les activités de recherche clinique. Ces DIRC seront secondairement intégrées dans les groupements interrégionaux pour la recherche clinique et l'innovation (**GIRCI**). Il y a ensuite, à l'Assistance Publique-Hôpitaux de Paris (AP-HP), le Département de la recherche clinique et du développement (**DRCD**), chargé de suivre l'ensemble des activités de recherche se déroulant au sein de l'institution. Le DRCD s'appuie sur les Unités de recherche clinique (**URC**), créées au sein des Centres hospitaliers afin de déconcentrer les moyens d'organisation de la recherche clinique. Les centres d'investigation clinique (**CIC**), créés en 1992 à l'initiative conjuguée de l'Inserm et du ministère de la Santé, offrent aux investigateurs (chercheurs, cliniciens, etc.) des ressources pour promouvoir les applications des résultats de la recherche fondamentale au profit des patients hospitalisés dans ces structures. Les centres de recherche clinique (**CRC**), créés plus récemment, sont des plateformes de soutien destinées à faciliter l'inclusion des patients et des volontaires sains dans les essais cliniques, à faciliter l'acquisition des données et la collecte des échantillons biologiques. Il faut mentionner également la création des collections d'échantillons biologiques humains (**CRB**) qui offrent aux chercheurs des échantillons biologiques de différentes pathologies.

À côté de ces structures gestionnaires, des réseaux thématiques ou de soutien existent : le **CENGEPS** (Centre national de gestion des essais des produits de santé), créé en 2007 dans le but de faciliter le recrutement des patients dans les essais cliniques ; les **RTRA**, Réseaux thématiques de recherches avancées, et les **RTRS**, Réseaux thématiques de recherche et de soins, qui sont des réseaux de coopération dans le domaine de la recherche biomédicale. Les Instituts hospitalo-universitaires (**IHU**), créés au nombre de cinq en 2010, reposent sur un partenariat étroit entre l'hôpital, les universités et les organismes de recherche, et ont été financés dans le cadre des investissements d'avenir. Les Départements hospitalo-universitaires (**DHU**) ont également été créés pour favoriser la recherche de transfert. Les Pôles hospitalo-universitaires (**PHU**) ont des missions de recherche au niveau de regroupement de services hospitaliers. Les **UTCG**, Unités de production de traitement en thérapie cellulaire et génique, sont des structures hospitalières ayant des activités de production des produits thérapeutiques (immunothérapie, médecine régénérative, greffes). Le centre **Cochrane**

France, créé en 2010, évalue de manière systématique les informations concernant la recherche médicale. Les centres de **pharmaco-épidémiologie**, enfin, cherchent à promouvoir une recherche pharmaco-épidémiologique indépendante permettant d'évaluer les modalités d'utilisation des produits de santé en situation réelle et leur impact populationnel.

Des programmes multiples

En aval de ces structures et de ces réseaux, il faut mentionner les différents programmes de financement dédiés aux projets de recherche clinique. Les principaux sont les programmes hospitaliers de recherche clinique (**PHRC**) créés en 1993, divisés en deux volets : le PHRC national et le PHRC régional, qui permettent de financer des projets sur trois ans en fonction des thématiques de santé publique prioritaires. Dans l'ensemble, ces programmes de financement nationaux octroient des sommes non négligeables mais par des procédures de sélection souvent opaques, à des projets de faible niveau scientifique et qui n'aboutissent que rarement à des travaux publiés. Le Programme national de soutien en faveur des innovations diagnostiques et thérapeutiques coûteuses (**STIC**) est un programme ministériel de financement d'études médico-économiques multicentriques sur des innovations, hors médicament. Le Programme de recherche en qualité hospitalière (**PREQHOS**) a pour objectif de promouvoir la recherche sur la qualité des établissements de santé. Le Programme hospitalier de recherche infirmière et paramédicale (**PHRIP**) vise à financer la recherche portée par les infirmiers et les autres auxiliaires de soins. Les **PRT** (Programme de recherche translationnelle) et les **CHRT** (Contrats hospitaliers de recherche translationnelle) financent des projets collaboratifs entre les laboratoires de recherche et les CIC pour favoriser les interactions entre chercheurs et cliniciens. En fait, les financements les plus importants sont proposés par les appels à projet européens, comme le programme Horizon 2020 (**H2020**), ou le programme Innovative Medecine Initiative (**IMI**), le plus grand partenariat public-privé (PPP) au monde dans le domaine des sciences de la vie.

D'autres types de financements (partenariats et « *grants* ») peuvent être conclus entre les établissements publics et diverses industries de santé (laboratoires pharmaceutiques et industries du dispositif médical) dans le cadre de projets spécifiques.

Quel bilan ?

Hélas, malgré ou à cause de cette organisation complexe, le niveau de la recherche clinique en France reste décevant. Un des critères de jugement de son influence est la performance des équipes françaises dans les essais thérapeutiques : celle-ci ne cesse de se détériorer. Le registre international de référence – clinicaltrials.gov – montre que la France a participé à seulement 11,9 % des nouveaux essais cliniques lancés dans le monde en 2017 contre 14,2 % en 2015. Le nombre d'essais cliniques chute de 13 % par an selon une enquête réalisée par les Entreprises du Médicament (*Le Quotidien du Médecin* du 11 mars 2019). Et les délais d'obtention des autorisations d'essais cliniques se sont allongés : il faut 133 jours aujourd'hui pour recevoir les autorisations de l'agence nationale de sécurité du médicament et du comité de protection des personnes, puis contractualiser avec le centre coordinateur pour un essai clinique. Soit près de sept mois qui sont nécessaires entre la première demande d'autorisation et l'inclusion du premier patient. Alors que le délai réglementaire est de 105 jours !

Au final, la seule avancée notable a été la création des trente-six CIC et des cinq IHU (Instituts hospitalo-universitaires), avec le choix délibéré de concentrer l'effort sur quelques domaines pathologiques et sur quelques Centres hospitalo-universitaires d'excellence labellisés. L'ambition ne doit pas être de donner à tous les hôpitaux impliqués dans le soin des moyens pour faire de la recherche, un peu comme monsieur Jourdain fait de la prose, mais plutôt de concentrer les efforts et les moyens sur les services hospitaliers qui ont déjà des équipes motivées et formées à la recherche, et qui affichent collectivement la volonté de s'engager dans la recherche clinique. Le temps où l'on pouvait espérer être compétitif dans le domaine de la recherche sans formation spécifique de haut niveau est révolu.

Il faut comprendre l'ambivalence, voire l'antinomie qui peut exister au sein du monde hospitalier entre soin et recherche. Nombre de soignants sont réticents à se plier aux procédures standardisées et non personnalisées que requiert la recherche pour examiner leurs patients. Ils souhaitent garder une liberté dans la conduite de l'examen ou le choix des investigations complémentaires. Ces choix tiennent compte de leurs habitudes et de leur connaissance des examens qui leur semblent les plus adaptés à la maladie, mais aussi de la personnalité du patient qu'ils prennent en charge. Ils peinent à recourir à une observation standardisée et partagée. La conséquence en est une hétérogénéité des données, une absence d'exhaustivité des informations recueillies et une variabilité des examens prescrits d'un patient à l'autre, qui ne permettent pas de les regrouper dans une base de données exploitable. Dès lors, les données médicales colligées dans le cadre de l'activité de soin ne peuvent pas servir à réaliser des analyses de groupe et à améliorer les connaissances sur les pathologies. Je voudrais à cette occasion rapporter une anecdote parlante. Dans les années 2000, une de nos brillantes chercheuses en imagerie médicale, le Dr Marie Chupin, avait mis au point un logiciel remarquable permettant de mesurer le volume de l'hippocampe à partir d'une simple IRM. Jusque-là, le calcul du volume d'un hippocampe se faisait de façon manuelle, en le contourant sur des coupes successives, puis en mesurant sa surface sur chaque coupe, et en additionnant ces valeurs pour une intégration volumique. Cela prenait plus d'une demi-heure par hippocampe, or il y a deux hippocampes, et ceci pour un seul patient. Avec sa découverte, il était désormais possible de mesurer le volume de cette structure en quelques minutes, de façon automatique, reproductible et pratiquement sans intervention humaine. Ayant eu vent de cette recherche, et comprenant l'intérêt qu'elle pourrait avoir dans le cadre de la maladie d'Alzheimer, je propose de vérifier l'intérêt de ce nouveau logiciel pour la mesure du volume hippocampique à partir des IRM disponibles de la file active de patients Alzheimer que nous suivions à l'époque au centre de neuropsychologie. Mais en y regardant de plus près, nous avons eu la grande déception de constater que, sur les centaines de patients suivis dans mon service à l'époque, on comptait sur les doigts d'une seule main les patients ayant bénéficié d'une IRM identique, avec les mêmes séquences et les mêmes paramètres de recueil. J'ai pris conscience ce jour-là qu'il fallait non seulement renseigner les informations médicales de façon homogène, mais aussi veiller à l'uniformité des examens réalisés, et notamment des examens de neuro-imagerie. Car ces examens étant généralement réalisés dans le cadre du soin, on ne pouvait exiger qu'ils le soient selon des séquences et des paramètres spécifiques propres à chaque pathologie. C'est la raison pour laquelle je me suis battu pour avoir, à la Salpêtrière, un appareil IRM dédié pour les patients atteints de maladie neurodégénérative. C'était d'ailleurs une des mesures incluses initialement dans le plan Sarkozy, mais qui a malheureusement été supprimée pour des raisons obscures. Elle aurait pourtant permis à la France d'avoir, dans quelques centres, des cohortes de patients homogènes dans le cadre du soin clinique. Problème que nous avons pu résoudre à la Salpêtrière en achetant directement un PET-IRM avec l'aide de la Fondation pour la recherche sur Alzheimer.

On peut comprendre que la conduite de l'examen et le choix des tests puissent varier en fonction des patients que l'on est amené à prendre en charge. Le choix d'une stratégie d'examens commune est pourtant la garantie d'une meilleure prise en charge des patients dans la mesure où le suivi pourra être réalisé avec les mêmes outils que ceux qui avaient été utilisés initialement, permettant ainsi une analyse plus fine de l'évolution de leur état. Il est hélas difficile de faire accepter cette perspective orientée vers la recherche dans le cadre de l'activité clinique au quotidien. Or, nous prenons en charge des patients complexes (surtout dans le cadre de « Centres de référence nationale maladie rare ») et nous avons la mission, dans le cadre de la labellisation de ces structures, de produire des registres d'informations sur ces affections afin de les mieux connaître.

Éviter l'éparpillement grâce aux centres dédiés

Pour progresser encore, il faudrait également éviter l'éparpillement des moyens et privilégier le regroupement de la recherche et de la clinique dans un même lieu, au sein même de la structure hospitalière où sont accueillis les patients et où l'équipe de recherche peut réaliser directement les investigations nécessaires. Privilégier la proximité pour rendre la recherche efficace. C'est pourquoi je pense souhaitable de labelliser des structures hospitalières d'excellence, hautement spécialisées, dont la mission serait de participer à la recherche thérapeutique et de produire de la connaissance sur les pathologies d'intérêt, en renseignant des bases de données multimodales (cliniques, cognitives, biologiques, en neuro-imagerie structurale, fonctionnelle et moléculaire, en dynamique neuronale, en génétique, génomique, transcriptomique et métabolomique), permettant, grâce à l'analyse de ces données multiples (datamining), de définir les profils à risque et les trajectoires d'évolution. Ces investigations sont nécessaires dans le cadre du soin, il suffit qu'elles soient alors pratiquées de façon standardisée, reproductible, en vue de leur exploitation. Les patients le comprennent, et même, l'attendent. Victimes d'une maladie relevant d'une prise en charge dans un centre spécialisé ou dans un service universitaire, leur souhait est que cette situation serve au moins à quelque chose.

Cela est d'autant plus nécessaire qu'une nouvelle approche émergente va bientôt révolutionner la recherche médicale, notamment dans le domaine des maladies neurodégénératives : l'exploitation de données multiples grâce à l'intelligence artificielle. Les données, issues des patients que nous prenons en charge dans les centres hospitalo-universitaires et dans les centres nationaux de références pour maladies rares, vont pouvoir être traitées par des machines dotées d'intelligence artificielle, permettant d'exploiter une quantité phénoménale d'informations en leur appliquant des méthodes de raisonnement qu'elles ont acquises. La puissance de calcul de ces machines autorise un « datamining » à grande échelle qui permet d'extraire des connaissances nouvelles et de produire des algorithmes servant au diagnostic, à la prédiction de réponse thérapeutique personnalisée, à l'anticipation d'interactions médicamenteuses néfastes ou à la prévision pronostique. Ces méthodes dites de « *deep learning* » ont été développées avec succès par la solution « IBM Watson for Oncology », solution déployée dans 55 établissements dispersés dans le monde entier et permettant de définir, dans ce cas précis, le protocole thérapeutique le plus adapté à partir de l'analyse de 45 000 patients. Les applications ont déjà bouleversé le diagnostic dans d'autres domaines comme la dermatologie (permettant de distinguer de façon automatique des lésions cancéreuses de lésions bénignes) ; l'imagerie médicale (pour la lecture automatique des images, par exemple des mammographies) ; l'ophtalmologie (pour détecter les rétinopathies diabétiques), ou l'anatomopathologie (pour l'analyse multiparamétrique des tissus pathologiques à partir de la digitalisation des lames histologiques). À titre d'exemple, un algorithme d'apprentissage automatique vient d'être présenté en octobre 2018 par le Dr Alamuri, pour aider à repérer des patients au stade prodromal de la maladie d'Alzheimer. À partir de bases de données américaines portant sur 88 millions de personnes âgées de 50 à 85 ans, l'algorithme a permis d'identifier 223 000 patients et indiquait que 81 % étaient suivis en médecine générale, et seulement 19 % par un spécialiste. Très récemment, des chercheurs de l'université de Californie à San Francisco ont développé un algorithme par *deep learning* à partir d'images cérébrales de TEP-FDG permettant de prédire le diagnostic de la démence six ans avant sa survenue. Mais à côté d'une utilisation à des fins cliniques (qui peuvent être diagnostiques, pronostiques ou thérapeutiques), l'intelligence artificielle va également profiter à la recherche dans les maladies, notamment neurodégénératives. Ainsi, leur genèse, leur expression clinique et la réponse thérapeutique de chaque patient sont la résultante de facteurs multiples et complexes qu'il nous faut connaître. Les facteurs génétiques tout d'abord, qui incluent les mutations germinales, les profils génomiques, voire les modifications du matériel génétique secondaires acquises au cours de la vie et induites par l'exposition à des facteurs environnementaux. Ils peuvent être, pour chacun d'entre eux, associés à une prédisposition ou à une augmentation du risque de développer telle ou telle maladie ou, au contraire, à des mécanismes de protection. La connaissance de ces relations intimes entre facteurs de risque, facteurs de protection, et pathologie, est un domaine de recherche en plein développement. Elle se fait par l'étude du séquençage génomique et par la collecte de très grandes quantités de données génomiques (le génome est constitué par un ensemble de plusieurs milliards de nucléotides) dont l'exploitation fait appel aux méthodes d'intelligence artificielle. La croissance rapide, depuis une dizaine d'années, du nombre de génomes humains séquencés laisse penser que ce nombre atteindra plusieurs centaines de millions d'ici 2025. Mais depuis le premier déchiffrage du génome humain en 2000, force est de constater qu'il n'y a pas eu encore, dans le domaine de la médecine, de résultats révolutionnaires au terme de plusieurs centaines d'étude GWAS. La raison principale en est que les facteurs expliquant la survenue des maladies ne sont pas que génétiques, et font intervenir aussi des facteurs environnementaux, qu'ils soient subis ou choisis (pollution, climat, tabac, etc.), autant de paramètres qu'il faudra nécessairement renseigner et intégrer dans les algorithmes diagnostiques. L'« environnementome » devient ainsi un élément de plus en plus important à prendre en compte, ce qui va encore augmenter la complexité des analyses de ces « données massives ».

Quoi qu'il en soit, c'est une évolution sans retour qui est prise dans certains domaines de la pathologie, et qui va concerner, sans nul doute, celui des maladies neurodégénératives. Elle ouvre la perspective d'une médecine prédictive personnalisée, c'est-à-dire une médecine plus scientifique qui va extraire et analyser les données fondamentales des patients en étudiant leur génome dans le but, notamment, de prédire des réponses thérapeutiques différenciées.

Il est donc grand temps que la France s'engage dans cette recherche, centrée sur le patient, à l'intérieur même de l'hôpital. Elle doit être réalisée dans des centres hospitalo-universitaires (c'est leur mission, parallèlement à celle du soin) et nécessite des personnels formés pour cela (cliniciens-chercheurs, attachés de recherche clinique pour superviser les projets, infirmières de recherche pour la gestion des prélèvements et leur technicage, data managers pour l'élaboration, le maintien des bases de données et l'export des données, techniciens de recherche, biostatisticiens, etc.) et des moyens propres pour l'achat de machines dédiées. Pour cela, des moyens nouveaux doivent leur être octroyés car ils ne sont fournis aujourd'hui ni par l'hôpital (qui ne recrute que des personnels soignants qui n'ont pas de formation ni de vocation particulière pour la recherche clinique), ni par les établissements publics de recherche scientifique – les EPST – (qui ne recrutent que des personnels pour la recherche fondamentale). C'est le prix à payer pour exploiter au mieux les informations que nous délivrent nos patients et pour que notre pays puisse concurrencer les grands centres européens et américains.

De la théorie à la pratique : bâtir le premier centre français de recherche clinique sur la maladie d'Alzheimer

J'ai compris très tôt la nécessité d'avoir une approche systématisée de ces affections dégénératives. Plus précisément en 1985, après un séjour passé aux États-Unis, à l'université Columbia de New York, dans le service du professeur Richard Mayeux. À cette époque déjà, des équipes aux États-Unis s'étaient structurées et mises en ordre de marche comme des armées déterminées à vaincre ces pathologies nouvelles. Nous en étions bien loin en France et prenions un retard coupable. Pour moi, la maladie d'Alzheimer était et allait devenir de plus en plus un problème neurologique, parce qu'elle ne touchait pas que les personnes âgées – je rappelle que l'on estime à 30 000 le nombre de cas débutant avant 65 ans, prévalence cinq fois supérieure à celle du sida – mais surtout parce qu'elle posait des problèmes de nature neuroscientifique complexes. À mon retour en France, j'ai créé alors la première consultation de mémoire du pays, regroupant en un même temps et en un même lieu toutes les étapes du diagnostic, permettant un gain de temps considérable pour les patients. Parallèlement, et grâce à des interventions incessantes (et certainement lassantes pour ceux qui en ont été les destinataires ou les cibles), j'ai obtenu, d'abord de la part de la communauté médicale de l'hôpital, puis de celle de la neurologie, l'accord de principe pour créer une structure indépendante, totalement dédiée aux pathologies neuro-cognitives, à l'hôpital de la Salpêtrière[1]. Il s'agissait de créer un centre de recherche clinique pour ces maladies nouvelles, au sein du site hospitalier. Un peu sur le modèle des Centres d'investigation clinique (CIC) mais qui, eux, sont des plateformes généralistes, non liées à une pathologie spécifique.

C'est à mes yeux la mission même de tout service clinique d'hôpital universitaire que de s'inscrire dans cette orientation et cette ambition. Parallèlement à la prise en charge des patients du secteur géographique rattaché à l'hôpital, les grands services hospitalo-universitaires ont aussi le devoir de faire progresser la connaissance sur les maladies et de mettre au point de nouvelles stratégies diagnostiques ou thérapeutiques. L'évolution des techniques, le développement de l'outil informatique, les

---

1. Il faudra plus de vingt ans pour la réaliser.

processus de certification des pratiques, la nécessité de collecter des données, de les sanctuariser, de les analyser pour en extraire des informations nouvelles, des règles ou des lois, l'exigence éthique du médecin de progresser et le souhait du patient lui-même de pouvoir bénéficier des connaissances les plus actuelles, ont sensiblement modifié la pratique médicale. Cette approche plus scientifique (la médecine comme une « science » et non plus seulement comme un « art ») commence à infuser l'esprit des soignants. Les médecins hospitaliers sont de plus en plus formés à la recherche. On demande à certains de compléter leur formation médicale par des thèses de science, de faire des stages dans les laboratoires de l'Inserm ou du CNRS, et de compléter aussi leur formation scientifique par un stage de post-doctorant à l'étranger. De la sorte, à leur retour dans l'environnement médical, ils vont apporter leurs connaissances mais surtout une nouvelle façon d'envisager la maladie et la relation avec le patient. Or c'est seulement par la recherche que l'on parviendra à définir les facteurs de risque d'occurrence des maladies dégénératives. Cette médecine qualifiée d'« anticipative » s'applique parfaitement bien à la maladie d'Alzheimer en raison de sa longue phase asymptomatique. Et quand on sait que l'on estime que si l'on pouvait retarder l'apparition de la maladie ne serait-ce que de cinq ans, on diminuerait de fait sa prévalence de 50 %, soit 400 000 patients en moins pour notre pays, cela vaut la peine de poursuivre nos efforts.

Il nous fallait réussir, à la Salpêtrière, cette mutation d'une médecine classique (pour ne pas dire traditionnelle), celle que l'on nous a enseignée, à une médecine moderne qui met à profit les acquis des nouvelles technologies. Nous étions alors à un moment extraordinaire, celui de la mise en évidence des biomarqueurs, des progrès en neuro-imagerie, et de la redéfinition de la maladie d'Alzheimer du vivant des patients grâce à ces nouvelles techniques. Adossé au nouvel Institut du cerveau et de la moelle épinière (ICM), et à ses équipes de recherche remarquables, l'Institut de la mémoire et de la maladie d'Alzheimer (l'IM2A), que je souhaitais créer, pouvait être un modèle, une sorte de laboratoire de recherche clinique dans le domaine des maladies cognitives. Ce sera finalement un bâtiment dédié et indépendant, avec des collaborateurs choisis (médecins, neuropsychologues, attachés de recherche clinique), et qui sera soutenu par le nouvel IHU créé par le ministère de la Recherche à peu près à la même époque.

En 2004, un texte fut rédigé pour la direction de l'hôpital, expliquant l'objectif de l'IM2A : « 1) structurer un centre de référence national pour l'identification et la validation de marqueurs cognitifs, biologiques, génétiques et de neuro-imagerie structurale et moléculaire ; 2) au service du diagnostic précoce, du pronostic, de la thérapeutique et de la prévention de la maladie d'Alzheimer et des affections apparentées ; 3) par le regroupement, en un même lieu, des activités cliniques et de recherche. » Je ne retire rien de ce qui a été écrit à l'époque. Ce projet s'inscrivait dans le cadre du réseau ville-hôpital, une opportunité pour la région Ile-de-France. Les moyens demandés à l'institution hospitalière étaient peu importants (un médecin, une secrétaire, un attaché de recherche clinique, un neuropsychologue et une assistante sociale) pour ce qui allait être un service de référence dans ce domaine totalement nouveau et d'une importance médicale essentielle pour une région de 12 millions d'habitants, plus grande que la Suède et un peu plus petite que la Hollande. Ceci illustre bien la situation de disette dans laquelle se trouvait à l'époque la prise en charge des patients atteints de maladie d'Alzheimer en milieu neurologique.

Ce « Service des maladies cognitives et comportementales » a vu le jour en 2010. Il a été installé au sein d'un bâtiment indépendant, renommé François Lhermitte en hommage à mon ancien patron, et totalement désossé pour l'occasion : seule la structure extérieure a été conservée et nous avons pu l'organiser de façon optimale, avec l'aide de programmistes et d'un architecte (M. Delamy), en séparant l'activité de consultation d'un côté, et celle de l'hospitalisation de jour de l'autre. Les bureaux des médecins et des neuropsychologues sont regroupés dans une aile, et la recherche clinique dans un étage dédié. Ce fut une grande opportunité de pouvoir dessiner totalement l'organisation interne du bâtiment et de l'adapter aux nécessités de notre fonctionnement. J'ai réussi à lui imposer le nom d'« Institut de la mémoire et de la maladie d'Alzheimer » pour indiquer de façon évidente et lisible pour les pouvoirs publics la finalité de cette structure. L'IM2A est une structure unique en France et je remercie la communauté médicale et neurologique ainsi que la direction de l'hôpital d'avoir finalement compris l'intérêt d'un bâtiment dédié aux maladies cognitives et comportementales. Il a été inauguré le 2010 par Mme Bachelot, alors ministre de la Santé, et en présence de nombreuses personnalités dont celle de Mme Chirac, présidente de la Fondation Claude Pompidou et très concernée, pour cette raison, par la problématique de la maladie d'Alzheimer. L'IM2A a ouvert avec un personnel limité à douze équivalents temps plein mis à la disposition du projet par la direction de l'hôpital. C'était alors une structure clinique, qui n'était pas censée être un lieu de recherche dans l'esprit de la direction. Huit ans après, c'est une entreprise de soixante-quatorze personnes, recrutées grâce à des postes fléchés dans le cadre de la labellisation de deux centres de référence nationale « maladies rares », que nous avons obtenus sur appel d'offres ministériels[1] ; grâce à des financements obtenus dans le cadre de l'IHU-A-ICM (la lettre A faisant référence à la maladie d'Alzheimer) pour recruter les personnels nécessaires à la réalisation de la cohorte Insight ; et surtout grâce aux fonds dégagés par la recherche clinique et les essais thérapeutiques, avec une gestion optimisée des flux et des personnes permettant de mutualiser les postes, d'économiser des moyens et de recruter grâce aux marges dégagées. À l'issue d'un appel d'offres hautement compétitif, l'IM2A a accueilli la chaire AXA-Sorbonne-Université dotée de 3 millions

---

1. En 2007 pour le Centre des « dégénérescences lobaires fronto-temporales et démences rares », et en 2009 pour le Centre multisite « Alzheimer Jeunes ».

d'euros pour la recherche sur les biomarqueurs de la maladie d'Alzheimer permettant l'installation dans ses murs du professeur Hampel, spécialiste allemand internationalement connu dans ce domaine. Faire venir un étranger sur un poste universitaire français n'était pas chose facile. Et la réussite d'une telle greffe résulte d'une alchimie complexe entre la culture de l'étranger, sa connaissance et sa compréhension des arcanes de notre administration et de la bienveillance des professionnels en poste.

La grande chance fut surtout le transfert de mon service dans un bâtiment indépendant de l'hôpital de la Salpêtrière. L'intégration dans un même lieu et sur une même pathologie de chercheurs, d'attachés de recherche clinique, d'infirmières de recherche, d'un data manager, d'un biostatisticien interagissant avec les médecins et les personnels soignants fut une réussite spectaculaire en termes de productivité scientifique, et ce en moins de dix années d'existence. Cette unité de lieu a également permis de mettre enfin en place une approche standardisée, privilégiant les mêmes outils d'investigation, les mêmes échelles de mesure, les mêmes bilans biologiques et les mêmes techniques de neuro-imagerie, en accord avec le professeur Didier Dormont, chef du service de neuroradiologie de l'hôpital. Ce qui ne se fait pas aux dépens de la qualité des soins : la réalisation des mêmes investigations lors du suivi des patients donne l'opportunité de pouvoir comparer les informations au cours des visites successives et d'avoir une idée très précise de leur évolution dans le temps et ce, quel que soit l'investigateur qui le prend en charge. Le suivi n'est plus soumis aux aléas du bon vouloir des soignants. C'est un fusil à double détente : la prise en charge de chaque patient est standardisée et répond aux critères d'évaluation de référence.

Aujourd'hui, l'IM2A enregistre chaque année plus de 5 000 actes de consultations dont 47 % concernent des patients de moins de 65 ans. C'est la première consultation mémoire (CMRR) de France, le premier centre d'essais thérapeutiques français dans le domaine des démences et de la maladie d'Alzheimer et le premier centre de recherche académique. Y sont actuellement menés deux projets financés par l'ANR (sur la mémoire et l'anosognosie), plusieurs projets européens dont nous sommes coordinateurs nationaux, de nombreuses études (sur les biomarqueurs sanguins ; la stimulation transcrânienne dans les aphasies dégénératives ; l'effet des ultrasons sur l'ouverture de la barrière hémato-encéphalique ; les programmes d'aide aux aidants, de prévention des troubles de la mémoire…) grâce à la motivation et l'énergie d'une équipe exceptionnelle de collaborateurs motivés et habités par l'importance de la recherche clinique. On y accueille aussi les cohortes Ifrad, Socrate et surtout Insight, cette dernière ayant généré, à elle seule, 65 projets de recherche et donné des résultats importants et inattendus sur le stade préclinique de la maladie.

Par ailleurs la mise en commun des données de plusieurs patients, avec leur consentement, a permis de générer des connaissances nouvelles sur la performance des algorithmes diagnostiques, sur la valeur comparée des tests, ou sur les corrélations entre différents paramètres cliniques et biologiques. Nous avons ainsi pu valider ou montrer l'intérêt de nouvelles techniques pour identifier correctement les patients atteints de maladie d'Alzheimer ou d'autres démences, qu'il s'agisse de nouveaux tests cognitifs comme la Batterie rapide d'efficience frontale (la BREF) ou le FCSRT (avec le Dr Stéphane Epelbaum) ; de nouvelles techniques d'IRM (comme la Voxel-based Morphometry, le « Support Vector Machine » – avec le Dr Olivier Colliot – ou le tracking de fibres – avec le Dr Thiebaut de Schotten) ; ou de tomographie par émission monophotonique et de TEP (avec le Dr Marie-Odile Habert) ; de nouveaux dosages de biomarqueurs dans le LCR et dans le sang (avec le Dr Foudil Lamari et l'équipe du professeur Hampel) ; ou de nouvelles avancées génétiques, sur les mutations progranuline, C9ORF72 ou du gène tau (avec le Dr Isabelle Le Ber) dans le cadre du Centre de référence national sur les démences fronto-temporales que nous animons.

Les avancées réalisées prouvent que l'organisation intégrée du soin et de la recherche peut nous faire gagner de précieuses années et progresser efficacement dans la connaissance de l'histoire naturelle des lésions de la maladie.

L'avenir : prévenir plutôt que guérir

Une approche préventive

Voilà donc où nous en sommes : nous connaissons les lésions (amyloïde et tau) et nous avons des médicaments efficaces : les inhibiteurs de la bêta-sécrétase inactivent la production du peptide amyloïde de plus de 80 % ; les anticorps anti-abeta et anti-tau diminuent ces lésions dans le cerveau des patients. Mais leur absence d'effet sur les symptômes des patients pose la question de savoir s'il sera possible de guérir, ou tout au moins de faire régresser ces symptômes une fois la maladie déclarée. Que l'on suive ou privilégie l'hypothèse « amyloïde » ou celle de la « tau », il faudra intervenir tôt : pour les traitements anti-amyloïdes, avant le plateau atteint par les lésions amyloïdes dont on a vu qu'il était déjà présent au tout début des symptômes ; pour les traitements anti-tau, au moment de l'extension de la pathologie tau en dehors des régions temporales, qui est supposée déterminer le déclenchement clinique de la maladie. Au total, nous sommes à un moment stratégique : quelle est la meilleure cible en termes et de lésions à combattre (amyloïdes ou « tau », ou les deux dans une intervention synergique), et de sujets à traiter (patient déclaré ou sujet asymptomatique) ?

Dans l'état actuel de nos connaissances, il me semble que la solution passera, dans l'avenir, par une « approche préventive » de la maladie, totalement nouvelle. Cela pourrait avoir deux conséquences importantes : révolutionner notre vision de la maladie, et entraîner une réorganisation profonde de notre système de prise en charge, en fonction des problèmes pratiques que cela va occasionner. Voyons-les, l'un après l'autre.

Sur le plan conceptuel : les deux modèles

Deux modèles conceptuels de prévention sont actuellement défendus pour la maladie d'Alzheimer, que l'on peut d'ailleurs proposer pour l'ensemble des maladies neurodégénératives : le modèle du cancer et celui de la maladie athéromateuse.

1) Le « modèle du cancer » est proposé par la majorité des spécialistes, notamment par les Américains. Dans cette hypothèse, le processus pathologique suit un continuum depuis le stade *in situ*, préclinique, jusqu'à l'apparition de la tumeur déclarée et son développement clinique. Le patient peut se trouver à différents niveaux de ce continuum mais il bénéficiera dans tous les cas d'un même traitement qui peut être efficace à tout stade, et qui sera d'autant plus efficace que le patient est pris en charge précocement. Ainsi pourraient s'expliquer les échecs des traitements chez des patients trop avancés dans leur maladie.

2) Le « modèle vasculaire » ne privilégie pas le continuum mais oppose, au contraire, deux situations différentes : la présence initiale de facteurs de risque (comme par exemple l'hypercholestérolémie) et la survenue de l'accident vasculaire. Quand il survient, cet accident n'est alors plus accessible au traitement prescrit en prévention (les statines). Si la maladie d'Alzheimer relève de ce dernier modèle, comme le défend mon ami le professeur Frisoni de l'université de Genève, cela sous-entend

que les médicaments seront efficaces de façon préventive, mais plus une fois que la maladie sera installée. Il est ainsi possible que les échecs des traitements « *disease modifier* » actuels valident cette deuxième hypothèse.

Quel que soit le modèle retenu, la solution reste d'intervenir le plus tôt possible, idéalement au cours de la phase préclinique, en identifiant des sujets encore sains et, parmi ceux-ci, ceux qui présentent un fort risque de progression vers la maladie. Il s'agirait alors d'une prévention dite « secondaire » (par opposition à une prévention « primaire » qui s'adresse à des sujets exempts de toute lésion de la maladie). Des essais thérapeutiques sont actuellement en cours chez des sujets cognitivement normaux mais à risque, soit parce qu'ils ont des lésions cérébrales identifiées (étude américaine dite « A4 » par exemple), soit parce qu'ils sont porteurs de l'allèle 4 de l'Apolipoprotéine E (étude « Génération »), ou qu'ils sont porteurs d'une mutation génétique. Les sujets porteurs de mutation génétique sont malheureusement certains de développer la maladie. Nous savons même quand, à quelques années près. Il n'y a donc aucune réserve éthique à leur proposer un traitement « *disease modifier* » (par exemple par anticorps anti-amyloïde) pour vérifier si le traitement retarde ou empêche l'apparition de la maladie.

On peut raisonnablement espérer qu'une ou plusieurs de ces études montrera des résultats positifs en retardant l'apparition de la maladie chez les patients traités, par rapport à ceux qui sont sous placebo. Mais même dans ce cas, il est loin d'être acquis que les autorités réglementaires accepteront de rembourser un médicament (et les méthodes de dépistage coûteuses et invasives qui iraient de pair) destiné à des sujets normaux, même à risque. Cela dit, une telle approche a déjà été initiée pour d'autres pathologies, comme par exemple pour la prévention des complications cardio-vasculaires liées à l'athérome : c'est ainsi que les statines sont prescrites chez des sujets normaux ayant une hypercholestérolémie, et qui sont donc à risque, afin de prévenir la survenue de l'accident vasculaire. Sauf que le prix des statines est très inférieur à ce que serait celui des anticorps monoclonaux ou des inhibiteurs de bêta-sécrétase !

Les mesures pratiques de l'approche préventive dans l'organisation de la filière de soins

Pour moi, la maîtrise dans l'avenir de cette maladie, et de façon plus générale, celui du vieillissement cognitif et de la démence, passera par différentes stratégies :

– En premier lieu, ce sont les mesures d'hygiène de vie, le plus tôt possible dans la vie, dès l'âge adulte jeune, et qui doivent associer un contrôle des facteurs de risque vasculaire, notamment l'hypertension artérielle et le diabète ; une hygiène alimentaire, inspirée du régime méditerranéen ; l'activité physique régulière ; et une vie sociale, fondée sur l'interaction et les rencontres. Il est en effet établi que ces mesures ont un impact sur le déclin cognitif et l'incidence de la démence en général. Mais, rappelons-le, elles ne permettent pas la « guérison » de la maladie.

– À côté de ces mesures non spécifiques, il faudra développer des approches préventives plus directement orientées contre la maladie d'Alzheimer car il ne faut pas négliger le bienfait de certaines dispositions qui ne relèvent pas d'une intervention pharmacologique. Ainsi, une large étude réalisée en Finlande vient de montrer un effet positif, après deux ans de suivi, sur un groupe de 1 200 sujets cognitivement normaux mais à risque d'un déclin cognitif. L'intervention consistait en des conseils nutritionnels, la réalisation d'exercices physiques, la pratique d'exercices cognitifs et d'activités sociales, et le contrôle de facteurs de risque vasculaires et métaboliques. La conclusion de l'étude est qu'une intervention dans plusieurs directions, associant des exercices physiques et cognitifs et des contrôles de santé peut améliorer, ou tout au moins maintenir, le fonctionnement cognitif chez des sujets âgés[1]. Ces recommandations de bon sens sont utiles dans tous les cas, ce qui justifie que l'on se mobilise en leur faveur. Mais elles ne doivent pas nous faire oublier que le véritable traitement de la maladie d'Alzheimer passera par une action biologique sur les lésions de la maladie.

---

1. Ngandu T. et al., « A 2 year multidomain intervention of diet, exercise, cognitive training, and vascular risk monitoring versus control to prevent cognitive decline in at-risk elderly people (FINGER) : a randomised controlled trial », *Lancet*, 2015, pp. 2255-2263.

Dans l'hypothèse, heureuse, que les essais en cours chez des sujets asymptomatiques retardent l'entrée dans la maladie d'Alzheimer (nous n'aurons pas de résultats avant trois ou quatre ans), une approche préventive de nature pharmacologique sera envisageable. Elle impliquera plusieurs dispositions qu'il faut aborder :

1) Identifier les sujets sains à risque de développer la maladie. Comment savoir qui traiter de façon préventive ? Le premier écueil serait de confondre plainte de mémoire et stade préclinique de la maladie d'Alzheimer. Cette confusion est redoutable et de plus en plus fréquente aujourd'hui. Nous l'avons dit, la plainte de mémoire est un phénomène banal, observé chez une grande majorité de nos concitoyens après l'âge de 60 ans. Elle traduit, dans nombre de cas, l'affaiblissement des ressources attentionnelles de causes diverses : troubles du sommeil, syndrome anxio-dépressif, prise de certains médicaments ou simplement vieillissement normal. Dans une étude internationale récente, à laquelle nous avons participé, il apparaît que seuls 4 % des 2 900 individus normaux, âgés de 71 ans en moyenne et se plaignant de leur mémoire, évoluent après quatre ans de suivi vers une démence de type Alzheimer. Il faudra donc, là encore, séparer le bon grain de l'ivraie et éviter que tous ces plaignants affluent dans les centres mémoire pour demander à être traités.

2) Il faut donc envisager des méthodes de dépistage, de pré-screening des sujets volontaires, pour identifier ceux « à risque ». Envisager la mise sur le marché

de médicaments à visée préventive relève, bien sûr, aujourd'hui de la science-fiction, mais il faut nous préparer à cette éventualité. Le risque et l'inquiétude de développer la maladie devenant plus importants à partir d'un certain âge, des sujets normaux, âgés et désireux de connaître leur risque, devront pouvoir renseigner par Internet, sur des sites Web spécifiques, des registres permettant de suivre leur état cognitif au long cours autorisant le repérage de changements témoignant de modifications fonctionnelles, même discrètes. Des cliniques de profil de risque (« *risk profiling* ») devraient se développer dans l'avenir, qui permettront de définir, chez ces sujets, leur risque individuel.

3) Il faudra également pouvoir sélectionner les sujets volontaires à risque grâce à des outils simples, fondés sur des algorithmes intégrant des données multiples, telles que l'âge, le type d'Apolipoprotéine E, l'existence d'antécédents familiaux, de plaintes cognitives récentes et constatées par l'entourage... Ces algorithmes ne suffiront pas à prédire de façon formelle la présence de lésions de la maladie chez ces sujets. Mais ils permettront de sélectionner ceux chez lesquels la recherche de marqueurs biologiques, notamment sanguins, sera réalisée.

4) C'est en effet dans le domaine de marqueurs sanguins que la recherche se focalise aujourd'hui. D'intenses recherches sont en cours, soutenues par de nombreuses start-up et de nombreux industriels qui cherchent à identifier des marqueurs sanguins (neurofilaments à chaîne

légère, marqueurs amyloïdes[1] ou isoformes de la protéine tau[2]) ou des algorithmes qui permettraient d'« enrichir » la population de sujets « biomarqueurs positifs ». Ces biomarqueurs sanguins sont en plein développement actuellement, mais il ne faut pas, là encore, chercher à leur faire dire la réalité de la maladie : ils doivent seulement nous permettre de réduire l'incertitude et de sélectionner *a priori* les sujets qui nécessitent une investigation complémentaire pour la confirmation de la présence des lésions, étape nécessaire pour autoriser le traitement pharmacologique.

5) Les sujets à risque élevé seront alors adressés dans les centres spécialisés où sera réalisée l'enquête diagnostique permettant de relier la plainte mnésique à une maladie d'Alzheimer sous-jacente. Cela se fera par la recherche du marqueur physiopathologique, probablement par ponction lombaire, car aujourd'hui les seuls marqueurs validés sont ceux du liquide céphalorachidien.

6) Chez ces sujets avec lésions cérébrales identifiées et présentant un haut risque de développer la symptomatologie clinique, il sera alors licite de proposer un traitement « *disease modifier* », tout au moins s'ils sont volontaires et pas trop âgés. Il est encore trop tôt pour établir de façon formelle avec quel type de traitement, dirigé contre quel type de lésions, et à quel stade ou seuil de lésions il faudra intervenir. Cette stratégie de

---

1. Nakamura et al., *Nature*, 2018, pp. 249-254.
2. Chen et al., *Alzheimer's & Dementia*, 2018, pp. 1-10.

prévention secondaire doit idéalement être mise en place avant l'apparition des premiers symptômes. En attendant, les molécules efficaces sur les lésions doivent encore démontrer leur efficacité à retarder l'expression clinique de la maladie d'Alzheimer.

7) Pour intervenir efficacement, il sera nécessaire de situer les sujets dans l'évolution de leur maladie, afin d'éviter de soumettre des sujets normaux à un traitement de longue durée. Le délai qui sépare le sujet du moment de la survenue potentielle de la maladie sera un élément important à connaître. La concentration des marqueurs amyloïdes et tau est certainement un indicateur important. D'autres facteurs, issus de l'analyse d'examens de neuro-imagerie (IRM, TEP-FDG) mais aussi de facteurs sanguins (ApoE4, neurofilaments à chaîne légère...), parmi d'autres, devront être pris en compte, car ils peuvent favoriser la progression vers une maladie clinique. C'est cet algorithme prédictif qu'il faudra maîtriser.

8) Il sera alors nécessaire de convaincre les autorités sanitaires du bien-fondé d'une telle approche, qui consiste à traiter des sujets normaux pour prévenir un risque. Cela supposera des études pharmaco-économiques rigoureuses, incluant le coût de la démarche diagnostique et du traitement, et des comorbidités associées au gain d'années induit, à comparer aux bénéfices liés aux années gagnées.

9) Un autre problème à maîtriser sera celui de la nature de l'annonce : que dire à ces sujets normaux ? Il ne peut être question d'annoncer une maladie qui n'est

pas encore déclarée, et dont on ne peut affirmer qu'elle surviendra bien un jour. Il faudra alors parler d'un risque que l'on veut prévenir, le définir de la façon la plus précise possible et laisser le sujet décider.

10) Il faudra aussi impliquer et mobiliser les médecins généralistes. La demande de diagnostic de la part de sujets présentant une inquiétude concernant leur mémoire sera probablement forte par rapport au nombre relativement faible de sujets qui répondront aux conditions de prescription. Le risque est qu'ils soient référés directement au centre spécialisé pour réaliser les investigations complémentaires, sans filtrage préalable par le médecin référant. Pour fluidifier le parcours de prise en charge, il sera nécessaire d'organiser un screening en amont. Aujourd'hui, les médecins ne sont pas ou peu impliqués dans le diagnostic de cette pathologie pour différentes raisons, l'une d'entre elles étant l'absence de traitement pouvant justifier leur mobilisation. L'éventualité de l'arrivée d'un traitement physiopathologique devra radicalement changer la donne. Il faudrait alors initier une campagne de formation afin de pouvoir orienter les sujets sur la base d'éléments objectifs, fiables et reproductibles. Cela passera, bien sûr, par la formation des généralistes et le recours à des épreuves simples permettant de faire la part entre plainte attentionnelle et trouble objectif de la mémoire. Un autre scénario peut aussi être envisagé : celui où un prélèvement sanguin sera fortement prédicteur de la présence de lésions cérébrales de la maladie, comme nous l'avons déjà envisagé. Ainsi, dans le cas d'un fort doute clinique, il suffirait au médecin généraliste de demander ce bilan sanguin, comme

il prescrit aujourd'hui une recherche de PSA en cas de suspicion de cancer de la prostate, et, s'il est positif, d'adresser alors le patient au centre mémoire spécialisé pour des investigations complémentaires. Mais nous avons déjà discuté des réserves que cette pratique pourrait soulever.

11) Cette nouvelle stratégie nécessitera surtout de repenser l'organisation des soins. Les structures spécialisées dans la prise en charge des maladies cognitives devront évoluer. Certes, nous aurons toujours besoin de poser les diagnostics de démence, de troubles cognitifs ou du comportement, liés à la maladie d'Alzheimer ou à d'autres maladies ; et de structures pour prendre en charge, accompagner les patients et leurs familles. Mais il faudra aussi développer, en parallèle, des « cliniques de risque », habilitées à calculer et à définir le risque de développer un Alzheimer pour un sujet donné afin de déterminer le meilleur moment pour intervenir.

L'IM2A demain : une « clinique du risque »
pour une médecine prédictive

Au cours de ces dernières années, le regard porté par nos concitoyens sur la démence a changé. Nombreuses sont les personnes qui consultent maintenant pour connaître leur risque de développer la maladie d'Alzheimer. Auparavant, nous cherchions à éviter d'être envahis par les « *worrying well* », ces sujets inquiets qui souhaitaient consulter pour être rassurés. Aujourd'hui, il apparaît de plus en plus que la solution thérapeutique passera par des essais les plus précoces possible, c'est-à-dire au tout début de la maladie, voire avant l'apparition des premiers symptômes. Si l'Institut de la mémoire et de la maladie d'Alzheimer (l'IM2A) doit rester un centre de référence pour le diagnostic et la prise en charge de sujets malades, la structure doit également évoluer pour permettre de répondre à cette demande croissante. Certes, les algorithmes prédictifs sont encore fragiles et doivent être affinés, et les médicaments efficaces se font encore attendre. Mais il faut se préparer et développer, de façon parallèle, des compétences pour répondre à l'inquiétude de nos concitoyens. Il faut aussi que nous soyons capables de transférer, dans la pratique clinique, les données récentes concernant l'évaluation du risque pour estimer, dans le futur, le risque individuel de développer cette maladie avant le début des troubles cognitifs, afin de mettre en place les interventions préventives nécessaires, qu'elles soient pharmacologiques ou non pharmacologiques. Nous mettons actuellement au point un site Web, appelé « Santé-Cerveau », permettant d'informer les sujets sur leur statut cognitif, sur les mesures appropriées à prendre, sur les recherches en cours et les essais thérapeutiques en développement, et pour leur permettre, éventuellement, de consulter l'Institut pour des bilans plus approfondis qui seraient nécessaires.

Car la médecine de demain sera prédictive, personnalisée, préventive et participative comme l'avait prédit l'ancien directeur du National Institute of Health américain, le professeur Elias Zerhouni, lors de sa leçon inaugurale au Collège de France le 18 mai 2011. Ce concept est devenu une réalité à laquelle la recherche clinique en neurosciences ne peut échapper. Prédictive, grâce au nombre de marqueurs qui sont maintenant collectés dans la plupart des cohortes de patients. Personnalisée, car ces données permettent d'identifier des groupes homogènes de patients chez lesquels les essais thérapeutiques sont désormais conduits, et non sur l'ensemble de la population. Préemptive (ou préventive), car l'intervention trop tardive des traitements, neuroprotecteurs notamment, a montré son échec. Participative, car l'identification de personnes à risque implique que la population acceptera de venir passer des examens pour être évaluée, permettant à la médecine d'identifier les sujets normaux mais à risque.

Dans ce nouveau contexte, la recherche clinique dans le domaine des neurosciences doit s'articuler autour de trois grands axes : 1) la constitution de cohortes, issues des centres de référence maladies rares assurant le recrutement de patients d'intérêt ; 2) la recherche thérapeutique industrielle, en privilégiant les essais cliniques de phase précoce ; 3) la recherche académique centrée sur l'identification de biomarqueurs sensibles et sur l'intégration de données multimodales pour définir des algorithmes prédictifs, une approche déjà initiée pour la maladie d'Alzheimer mais qui devra être étendue à l'ensemble des maladies du système nerveux, en favorisant l'interaction et la fertilisation entre les différentes pathologies.

Ces grands principes, appliqués à la Salpêtrière, nous imposent de structurer un réseau de patients bien caractérisés, ouvert sur la région Ile-de-France et ses 12 millions d'habitants, pour sélectionner ceux qui sont éligibles pour les essais thérapeutiques et pour la recherche académique sur les biomarqueurs. Il faudra y faire participer les partenaires cliniciens de la région avec l'appui des tutelles de l'AP-HP et de l'Agence régionale de santé (ARS). Cela nécessitera également de développer des capacités d'accueil pour l'inclusion des patients dans les projets car la demande, déjà forte, ne peut que croître. La réussite de ce projet reposera, enfin, sur la création d'un nouveau bâtiment dédié pour permettre la gestion de flux importants de patients atteints de différentes maladies neurologiques (dégénératives ou non), voire psychiatriques, et pour développer les activités nouvelles, avec un personnel spécifiquement formé à la recherche clinique, à la prise en compte des contraintes réglementaires, à la standardisation des procédures, au traitement et à l'export des échantillons biologiques, à l'acquisition, à la garantie et au traitement des données. Le but n'est pas tant le recueil de données multiples que leur exploitation et leur intégration grâce aux compétences neuro-informatiques nécessaires. L'enjeu est considérable : il s'agit de construire l'hôpital de demain dans sa dimension hospitalo-universitaire. Une telle ambition ne sera possible que si l'on parvient à rassembler en un lieu unique l'ensemble des acteurs de la recherche clinique qui inclut d'abord, et avant tout, les patients volontaires avec les personnels professionnels formés à la recherche, et des chercheurs capables d'extraire les informations sensibles et pertinentes à partir de données multiples et plurimodales. Cette recherche serait supervisée pathologie par pathologie (maladie d'Alzheimer, maladie de Parkinson, SLA, sclérose en plaques...) en favorisant l'interaction et la fertilisation entre les différentes pathologies. Vaste projet, mais ô combien nécessaire !

Voilà, me semble-t-il, les enjeux face auxquels nous serons confrontés dans les années à venir et les solutions nécessaires si l'on cherche une maîtrise de la maladie d'Alzheimer : empêcher sa survenue sera peut-être le meilleur moyen ! Mais, bien sûr, nombre de patients ne seront repérés qu'une fois la maladie déclarée, symptomatique avec son cortège de troubles cognitifs et de modifications du comportement plus ou moins développés. Ne nous voilons pas la face. Ce n'est pas la guérison que l'on va apporter à ces patients. S'ils sont encore au début de l'évolution de la maladie, à la phase prodromale, il est possible d'espérer que les traitements « *disease modifier* » soient efficaces et permettent de stabiliser leur état.

Et même lorsque les patients sont à un stade plus évolué, nous ne sommes pas sans solution. On peut proposer un accompagnement et des mesures qui, lorsqu'elles sont intégrées dans une approche globale, peuvent entraîner un ralentissement, voire une stabilisation des troubles pendant une période parfois très appréciable. Il faut alors faire feu de tout bois, associer les traitements symptomatiques contre les troubles cognitifs, traiter les troubles du comportement ou la dépression, apporter un soutien psychologique pour diminuer la charge anxieuse éventuelle, prescrire une ou plusieurs séances hebdomadaires de rééducation orthophonique, organiser des journées d'accueil de jour où seront réalisées des activités partagées permettant le maintien du lien social et qui soulagent l'entourage, envisager au besoin un encadrement ergothérapeutique et kinésithérapeutique pour le maintien des habitudes motrices et gestuelles, ceci dans le cadre d'une prise en charge globale de la maladie, bref aider, autant que faire se peut, les familles par toutes les mesures actuellement disponibles afin de retarder la mise en institution qui s'avère peut-être parfois la seule solution possible. Mon ami le professeur André Grimaldi a récemment écrit que les médecins qui soignent les pathologies aiguës sont des spécialistes du succès, alors que ceux qui s'occupent des maladies chroniques sont des spécialistes de l'échec. En première approximation, seulement. Car ce n'est pas tout à fait ma façon de considérer les choses. Ces affections chroniques nous apprennent à apporter autre chose que la guérison : apporter du soin et accompagner, dans la durée, le malade. Là est le véritable défi pour celui qui va devoir vivre avec sa maladie durant de nombreuses années. Ce n'est pas d'une médecine de haute technicité dont il a besoin, mais d'une médecine de proximité et de coordination entre les différents acteurs : elle est bien sûr biomédicale, mais aussi sociale, pédagogique et psychologique et doit être parfaitement intégrée. La prise en charge doit être celle de l'individu dans son ensemble. Il est établi que la qualité de relation avec le médecin et les paramédicaux va influer sur le nombre de complications et d'hospitalisations et conditionner la qualité de vie du patient et le maintien de son autonomie.

C'est une réorganisation de notre système d'aide et de soins qui doit être repensée pour assurer la prise en charge de ces malades. Il faut rappeler qu'aujourd'hui, près de la moitié des personnes dépendantes (le plus souvent en rapport avec une maladie neurodégénérative) sont aidées uniquement par leur entourage familial. Mais les projections démographiques de l'INSEE (en 2010) indiquent que le nombre d'aidants familiaux augmentera moins dans les années à venir que celui des personnes âgées dépendantes. Le compte rendu de la DREES (2013) explique, en effet, « que la proportion de personnes dépendantes susceptibles de recevoir l'aide d'un proche pourrait se modifier. En particulier, les personnes appartenant aux générations du baby-boom, aux effectifs nombreux, seront dans les prochaines décennies en position de personnes âgées susceptibles d'être touchées par la dépendance ou d'aider un conjoint dépendant, et non plus en position d'enfant et aidant. Cet effet devrait entraîner une dégradation du ratio entre le nombre de personnes âgées dépendantes et le nombre d'aidants potentiels. De plus, le développement de l'activité professionnelle féminine a pour conséquence qu'un moins grand nombre d'aidantes potentielles seront disponibles ». D'une façon générale, il faut que l'aide professionnelle à domicile, source importante d'emplois, compense ce déficit et que son organisation, aujourd'hui fragmentée, soit mieux coordonnée avec la perspective d'une intégration des services.

La feuille de route, présentée en mai 2018 par Mme Buzyn, ministre des Solidarités et de la Santé, soulignait déjà la nécessité de faire en sorte que les personnes âgées puissent rester à domicile : 100 millions d'euros seront consacrés en 2019 et en 2020 à la refonte du mode de financement de l'aide à domicile, pour améliorer la qualité des services, les rendre accessibles à tous, et recruter du personnel. Il y est précisé que les aidants sont des acteurs majeurs du soutien aux personnes âgées. Pour cela, le gouvernement s'engage à déployer un plan global de soutien aux aidants qui permettra notamment le développement de solutions de répit adaptées aux besoins des aidants, le développement de l'accueil de jour et l'amélioration des conditions de l'articulation entre vie professionnelle et soutien aux personnes âgées.

Des solutions de financement doivent encore être trouvées pour l'accompagnement des personnes en perte d'autonomie. La création d'un « cinquième risque » pour la prise en charge de la dépendance, qui serait couvert par l'ensemble de la collectivité nationale, répond à ce besoin. L'engagement a été pris par le président Emmanuel Macron, faisant écho au projet annoncé sous la présidence de Nicolas Sarkozy et abandonné en février 2012. Une grande loi sur la dépendance sera présentée à l'automne 2019, comme l'a annoncé la ministre de la Santé au début de cette année. Le rapport remis en mars 2019 par Dominique Libault indique que l'entrée dans le grand âge des générations du baby-boom nécessitera 35 % de dépenses publiques supplémentaires à l'horizon 2030 et l'embauche de 80 000 professionnels dans les maisons de retraite et dans l'aide à domicile : 175 mesures sont envisagées pour favoriser cet accompagnement à domicile, une solution plébicitée par les Français. Il est également envisagé d'intégrer le risque de perte d'autonomie dans le champ des lois de financement de la Sécurité sociale. Il reste toutefois à trouver les moyens pour financer ce cinquième risque, sachant que le ministère a clairement rejeté l'idée de créer pour cela un impôt supplémentaire. Nous attendons donc avec impatience cette grande loi sur la dépendance.

Au total, une évolution de l'organisation des soins est nécessaire. Beaucoup de questions restent en suspens, mais nous devons d'ores et déjà tâcher d'y répondre.

CONCLUSION

La maladie d'Alzheimer n'est pas un leurre

Au cours de toutes ces années nous avons contribué, avec de nombreux autres, à médicaliser la maladie d'Alzheimer, à la faire entrer dans le grand livre de la médecine, à la définir précisément dans ses contours cliniques et biologiques, même aux stades les plus précoces en luttant contre le concept flou du MCI, bref à la sortir du marécage où elle était jusque-là, assimilée au gâtisme, à la sénilité, à la démence sénile ou à l'artériosclérose cérébrale. Ayant dessiné son cadre de façon précise, il est maintenant possible de l'identifier, de la reconnaître et de la différencier, sans aucun doute, des simples troubles liés au vieillissement avec lesquels elle ne peut plus être confondue. Il est possible de dire de quiconque s'il est dans le cadre ou en dehors, si les troubles qu'il présente sont ceux ou non de la maladie d'Alzheimer. Tout au moins jusqu'à un certain âge, au-delà duquel trop de troubles et d'agressions parallèles (micro-lésions vasculaires cérébrales, autres pathologies neurodégénératives associées, troubles fonctionnels liés à des défaillances d'organes ou de prise de médicaments) entrent en jeu et vont diminuer la pertinence diagnostique. Et c'est là que se situe peut-être la ligne de démarcation entre la vision de la maladie que peut avoir le neurologue, qui voit habituellement des patients plus jeunes, et celle qu'en ont certains gériatres. Car quelques-uns d'entre eux doutent de l'existence de la maladie d'Alzheimer ou tout au moins essaient de la minorer. J'ai initié la rédaction de ce livre quelques semaines avant la parution d'un ouvrage intitulé *La maladie d'Alzheimer : le grand leurre*[1] écrit, le hasard faisant parfois bizarrement les choses, par deux amis : un gériatre, Olivier Saint-Jean, que j'ai rencontré au cours de sa formation en neurologie, et un journaliste, Éric Favereau, du quotidien *Libération*. Pour eux, la maladie d'Alzheimer serait une construction sociale pour décrire la vieillesse. Le « succès de l'Alzheimer » serait la dérive d'une évolution qui a transformé la vieillesse en pathologie, induisant une médicalisation à outrance du dernier âge de la vie. Constatant une coïncidence entre les anomalies observables dans le tissu cérébral des sujets très âgés et celles décrites par Alzheimer, ils recommandent de changer de regard sur le déclin cognitif, de le sortir d'une approche exclusivement biomédicale, reprenant ici des thèses déjà développées par Peter Whitehouse ou par Jean Maisondieu.

Je me dois de réagir à ce livre qui mélange beaucoup de choses, en particulier les symptômes liés à la maladie d'Alzheimer et ceux liés au déclin cognitif, banal au grand âge.

---

[1]. Olivier Saint-Jean et Éric Favereau, *La maladie d'Alzheimer : le grand leurre*, Éditions Michalon, 2018.

J'ai trouvé dans cette lecture une raison supplémentaire à l'écriture de ce présent ouvrage, comme un devoir de réponse fondé sur une conviction profonde, une certitude, que l'approche et les solutions qu'ils proposent ne sont pas les bonnes et ne peuvent déboucher que sur une impasse. Reprenons les principaux points de leur argumentaire :

– Le paradoxe de leur livre est qu'ils imputent à la gériatrie, nouvelle spécialité médicale, la responsabilité d'avoir médicalisé la vieillesse, et de l'avoir transformée en pathologie. « Apprenons-leur à vivre avec, à en souffrir et à accepter... », nous recommandent-ils. Mais n'est-ce pas la mission du médecin que de soigner la maladie quand elle survient, quel que soit l'âge auquel elle survient ? De répondre à la demande du patient qui s'inquiète de son état ? De l'en informer, lui-même ou son entourage, pour qu'il puisse prendre les décisions appropriées ? Ne pas chercher à identifier la maladie, qu'ils assimilent seulement à la vieillesse, est une faute médicale et éthique. On ne voit pas pourquoi il faudrait stigmatiser la vieillesse en ne permettant pas aux personnes âgées d'accéder aux mêmes droits, c'est-à-dire ceux de la santé, sous le prétexte qu'ils sont vieux.

– Faut-il s'intéresser à une maladie qui détruit le cerveau ? Pour les auteurs, il s'agit d'un déclin banal, d'un phénomène naturel présent chez tous les sujets très âgés qui décèdent dans les services de gériatrie. Dans ces conditions, ils concluent[1] : « Disons les choses

---

1. *Ibid.*, p. 53.

clairement : la maladie d'Alzheimer ne nous semble pas, alors, un objet médical essentiel. »

Ceci est le deuxième désaccord fondamental que j'ai avec les auteurs. Pour moi, la maladie d'Alzheimer est bien un objet médical fondamental qui nécessite d'être clairement identifié dans ses bases pathologiques et ses limites nosologiques, bien différent du déclin cognitif lié à l'âge, et qui mérite de mobiliser toutes les énergies dans l'espoir de trouver un jour un traitement efficace, voire préventif, permettant d'en épargner tous ceux qui en souffrent quel que soit leur âge, même les plus âgés. Car toute personne, même âgée, a le droit elle aussi de profiter des joies de la vie, issues de voyages, de nouvelles rencontres, de relations familiales, de spectacles, de lectures, d'expositions, bref de toutes les activités qui ne sont possibles que si l'on a une parfaite autonomie, et donc une mémoire relativement satisfaisante. On ne peut qu'être d'accord pour ne pas médicaliser à outrance le grand âge ou ne pas considérer que toute personne âgée présentant des troubles de mémoire serait *de facto* atteinte par la maladie d'Alzheimer. Mais pour autant, on ne peut pas priver les gens âgés, qui en souffrent, des soins médicaux nécessaires et leur permettre d'être, eux aussi, la cible de recherches thérapeutiques avancées, sous le seul prétexte stigmatisant qu'ils sont âgés. Prenons l'exemple de la cataracte : cette affection de l'œil peut toucher des gens jeunes et être génétique, mais elle est fréquente, voire très fréquente chez les personnes âgées. C'est exactement comme pour l'Alzheimer. Faut-il pour autant ne pas opérer les personnes âgées sous le prétexte que la cataracte y est très fréquente et qu'elle est aussi une conséquence du vieillissement ? Parlant d'Alzheimer, les auteurs écrivent qu'il s'agit d'une création de la médecine ou de l'industrie pharmaceutique. Mais il ne viendrait à personne l'idée que la cataracte a été créée par les chirurgiens. Le rôle du médecin est d'identifier les troubles et de les traiter, quel que soit l'âge des patients. Personne ne souhaite transformer la vieillesse en pathologie, mais pourquoi priver « les vieux », comme ces auteurs les nomment, de la possibilité d'être traités pour une maladie qu'ils présentent ?

– Autre paradoxe, quand ils récusent une médicalisation excessive de la maladie d'Alzheimer tout en regrettant l'inefficacité des médicaments symptomatiques qui sont actuellement sur le marché. En quoi la modeste efficacité des médicaments actuels (un argument développé dans les deux tiers de leur livre) disqualifierait-elle l'existence de la maladie d'Alzheimer ? S'il ne fallait considérer les affections qu'en fonction de leur réponse thérapeutique, alors le cancer du pancréas, les glioblastomes du cerveau, les leucémies, etc., n'auraient pas d'existence dans la mesure où ces affections échappent aujourd'hui à la thérapeutique.

J'ai déjà discuté dans ce livre de la qualité des médicaments aujourd'hui à notre disposition, mais quand bien même on accepterait l'idée qu'ils sont insuffisants, je ne vois pas en quoi cela justifie que l'on rejette, pour cette raison, l'existence même de la maladie, ni que l'on ferme définitivement la porte à toute possibilité de trouver un jour un traitement efficace. Cette alternative n'est jamais évoquée par les auteurs qui n'envisagent, en revanche, que l'abandon pur et simple de toute recherche dans le domaine médicamenteux. Ils proposent de sortir du modèle biomédical et d'opter pour une approche sociétale, prenant en compte le parcours de vie du patient afin d'adapter au mieux sa prise en charge et l'enrichir de tout ce que les sciences humaines et sociales peuvent nous apprendre sur ce que sont les aléas ou les richesses d'un parcours de vie ! La belle affaire...

La faible efficacité des médicaments actuellement disponibles ne permet pas de conclure que « la maladie est un leurre », de la priver du statut de maladie, et de refuser de chercher à bloquer ses lésions et leur action dévastatrice. Comment peut-on parler de leurre au sujet d'une maladie qui peut frapper un homme ou une femme de 60 ans, détruire l'espoir d'une vie heureuse et apaisée pour une famille entière, et contraindre un patient à terminer ses jours dans une institution ou une structure d'hospitalisation ? « Les vieux », disent les auteurs, ont le droit de « rester citoyen jusqu'au bout, rester chez soi jusqu'au bout si je le désire, quitte à prendre des risques[1] ». Évidemment ! Mais pour cela, justement, il faut lutter contre toutes les altérations qui pourraient contrecarrer cet ambitieux objectif. Il ne s'agit pas de « médicaliser la vieillesse[2] » mais de traiter la maladie, quel que soit l'âge. Quand la démence est là, il faut bien composer

---

1. *Ibid.*, p. 168.
2. *Ibid.*, p. 13.

avec. Et ce n'est pas l'enrichissement « de tout ce que les sciences humaines et sociales peuvent nous apprendre pour décoder ce que sont les richesses d'un parcours de vie » qui suffira. Non, l'Alzheimer n'est pas un leurre ! C'est une vraie maladie avec des lésions cérébrales spécifiques, des troubles de mémoire particuliers bien différents de ceux de la personne âgée, un retentissement fonctionnel sévère, avec parfois des formes génétiques et des formes du sujet jeune. Médicaliser la maladie d'Alzheimer, c'est la faire exister aux yeux de tous, notamment des médecins généralistes et des gériatres, pour que les patients soient reconnus comme tels et puissent bénéficier des traitements qui ne manqueront pas d'être découverts dans les années à venir.

Oui, nous sommes confrontés à une réelle difficulté concernant le traitement de la maladie d'Alzheimer. Oui, nous n'avons pas beaucoup progressé sur ce chemin. Oui, nous sommes déçus et en attente. Mais ce n'est pas une raison pour tourner définitivement le dos à l'approche thérapeutique médicamenteuse. Ce n'est pas une raison suffisante pour considérer qu'il n'y a pas d'espoir de ce côté-là et que seule l'approche des sciences humaines et sociales apportera la solution.

Rappelons-nous, il y a quelques années, l'irruption du VIH. Au début, la médecine a été totalement dépassée face à cette infection d'un nouveau type qui impliquait un rétrovirus. Et c'est grâce à l'abnégation des chercheurs, en vertu de l'impérieuse nécessité de trouver une solution, à l'inventivité des équipes scientifiques et médicales, au soutien et à la participation de l'ensemble des acteurs impliqués – malades, médecins, associations, pouvoirs publics entre autres – que la polythérapie a été finalement trouvée. Heureusement que les chercheurs n'ont pas baissé les bras à ce moment-là sous le prétexte que beaucoup d'argent avait déjà été injecté sans résultat sensible.

Comme me l'a écrit un jour le professeur Mathieu Ceccaldi, de l'hôpital de la Timone à Marseille : « Il est à craindre que ce soit le début d'une campagne idéologique visant à nier qu'Alzheimer soit une maladie et préconisant des mesures exclusivement non sanitaires, en ajoutant le suffixe "thérapie" à toutes sortes d'approches et de dispositifs non médicamenteux, sans aucune preuve d'efficacité, et avec, derrière cela, des appétits financiers non différents de ceux de l'industrie pharmaceutique, émanant de diverses sociétés vendant de la stimulation par voie numérique, des technologies "innovantes" issues de l'IA, de nouveaux concepts d'"humanitude" et du "prendre soin" nécessitant, bien évidemment, des formations avec des spécialistes extrêmement bien rémunérés pour leur capacité à enseigner l'empathie... Faire croire qu'on va prendre en charge les malades sur la base exclusive des mesures non médicamenteuses, alors même qu'aucune d'entre elles n'a démontré un effet, ne serait-ce que similaire à l'effet jugé trop modeste des médicaments symptomatiques disponibles, est tout simplement une aberration. »

Il ne croyait pas si bien dire, car cela y est : le train est en marche ! Voici l'extrait d'un communiqué de « Santé Nature Innovation », trouvé le 18 août 2018 sur Internet : « Le déremboursement des médicaments anti-Alzheimer a marqué les esprits. C'est la fin d'une longue hypocrisie médicale (…). La recherche pharmaceutique patine. En revanche, les médecines alternatives sont en ébullition depuis quelques mois. Un protocole anti-Alzheimer complet circule dans les milieux de la santé naturelle. Il repose sur des années de recherche internationale, et ses résultats sont sidérants (…) grâce à l'expérience de chercheurs californiens qui a permis de soigner huit patients sur dix. »

Je suis probablement né trop tôt pour assister à notre victoire sur la maladie d'Alzheimer (et pour pouvoir lui échapper de façon certaine). Les patients qui en sont actuellement atteints ne seront probablement pas guéris d'ici plusieurs années. Je dois avouer que c'est une déception, ayant eu la chance d'être le témoin de découvertes essentielles dans le domaine de la neurochimie cérébrale et de participer à la grande aventure de la recherche clinique dans ces maladies du cerveau. J'ai été régulièrement douché par les résultats négatifs d'études qui laissaient espérer des lendemains qui chantent. Comment ne pas être déçu, au terme d'une vie professionnelle consacrée à ce sujet, de n'avoir pu vivre l'excitation de la découverte d'un médicament actif dans cette redoutable maladie ? Pour être tout à fait franc, j'ai cependant un peu connu cette excitation, une fois, lors de la révélation des résultats de l'étude hippocampe dont j'ai déjà parlé. La présentation des premiers résultats de l'étude était prévue dans une petite salle du « pavillon des folles » à la Salpêtrière. Ayant eu, ce jour-là, une urgence hospitalière, je suis arrivé légèrement en retard, au moment précis où la diapositive révélant le résultat principal de l'étude était présentée : 45 % de diminution de l'atrophie hippocampique dans le groupe de patients traités. Je n'arrivais pas à intégrer ce résultat totalement inattendu et je me rappelle la vague d'émotion qui m'a envahi soudainement quand j'en ai perçu la signification. Un bonheur intense. Nous travaillons tous avec cet espoir de connaître un jour pareille joie. Et je ne peux m'empêcher de penser aux recherches qui ont fait naître l'espoir chez les patients, chez les équipes travaillant dans les différents laboratoires pharmaceutiques, et chez mes collaborateurs médecins, infirmières, neuropsychologues et attachés de recherche clinique qui se donnent sans compter. Hélas, toutes se sont, jusqu'à présent, soldées par des échecs. Ce sont autant de lumières que l'on éteint, d'espoirs déçus et de patients traités apparemment pour rien. Mais en réalité non, car ces derniers ont pu bénéficier d'un encadrement réconfortant et participer à une aventure qui a donné du sens à leur situation en faisant progresser la connaissance. On apprend beaucoup de ces échecs et des résultats négatifs qui permettent, chacun, de réduire le nombre des variables à contrôler (concernant les doses de traitement, les durées possibles de l'essai, les stades de sévérité de la maladie à étudier, les paramètres d'efficacité et de tolérance à sélectionner...) et de continuer à avancer.

Je pense aussi à tous les patients qui nous sont adressés en consultation avec l'espoir qu'on va leur proposer enfin un traitement efficace. Ils nous obligent à une grande humilité et à un discours de vérité. Les découvertes prodigieuses de la médecine et les progrès technologiques considérables survenus au cours du XXe siècle ont permis de faire reculer des grands fléaux comme la tuberculose ou le paludisme ; de guérir des infections autrefois mortelles, comme la septicémie ; de traiter les facteurs de risque vasculaire comme l'hypertension artérielle, diminuant d'autant les morts par infarctus ou par hémorragie cérébrale. Parallèlement, la prévention et le dépistage de cancers *in situ* ou précoces ont abouti à faire reculer de façon significative leur fréquence. Il résulte de toutes ces mesures une augmentation de l'espérance de vie qui a progressé de plus de quinze ans au cours des cinquante dernières années. Ainsi, l'homme du XXe siècle, celui des sociétés industrialisées dites « modernes », échappe-t-il le plus souvent à la mort précoce. Mais cet homme moderne arrive à l'âge où un nouveau fléau, jusque-là discret, survient : celui des maladies neurodégénératives liées à l'âge. La médecine est encore désarmée face à ce nouveau fléau. Cela génère un sentiment bien compréhensible de frustration chez nos patients et leurs familles, que nous partageons, bien sûr, tant il est frustrant et déstabilisant aussi pour le médecin de ne pouvoir guérir la maladie du patient qui lui est adressé. Mais la médecine ne se réduit pas à la seule guérison du patient, et la prise en charge à la seule prescription d'un médicament. La médecine, c'est aussi un accompagnement du patient tout au long de sa maladie pour lui permettre de vivre au mieux, même en l'absence de perspective de rémission.

C'est encore une mobilisation de tous les acteurs, de la médecine, de la recherche, et de la société. Des politiques, aussi. Et des moyens considérables sont maintenant mobilisés. Une volonté politique émerge au niveau international. Barack Obama a lancé, le 2 avril 2013, le grand plan « BRAIN Initiative – Brain Research through Advancing Innovative Neurotechnologies – », relayé en 2014 par le G20 World Brain Mapping Summit, doté d'une enveloppe de près de 500 millions de dollars. Ce plan a notamment pour mission de mieux comprendre la maladie d'Alzheimer et de trouver un traitement efficace à l'horizon 2025. Malheureusement, on sait que cet engagement ne pourra pas être tenu, ne serait-ce qu'en raison des délais de développement et d'obtention des accréditations nécessaires. C'est le sens de l'article intitulé « Drug development in Alzheimer's disease : the path to 2025[1] », que nous avons publié récemment avec quelques collègues américains (notamment Paul Aisen et Jeffrey Cummings) pour attirer l'attention des autorités réglementaires sur la lenteur des processus d'accréditation. Cela passera également par une mobilisation individuelle des patients eux-mêmes. Les progrès scientifiques ne sont possibles que si les patients acceptent d'en être les acteurs et de participer aux recherches. J'irai jusqu'à dire que c'est une obligation morale. Nous sommes tous redevables des sacrifices réalisés par les

---

1. Cummings J. et al., *Alzheimer's Research & Therapy*, pp. 8-39.

générations précédentes, pour ne citer que l'obligeance que nous devons aux parents qui ont accepté que leurs enfants soient tirés au sort pour tester l'efficacité du vaccin contre la poliomyélite et grâce auxquels nous en sommes maintenant prémunis. Et c'est aussi leur intérêt : la participation aux protocoles thérapeutiques est la garantie d'une meilleure prise en charge pour les patients eux-mêmes. Il vient d'être démontré que l'inclusion dans un protocole thérapeutique améliore l'évolution de la maladie, et ce même pour ceux qui sont dans le bras placebo, c'est-à-dire sans traitement actif, par rapport à ceux qui n'y participent pas. Le fait de se battre de façon active contre la maladie, de participer au mouvement de la science, de donner un sens à la maladie qui vous terrasse, d'être pris en charge, d'être suivi au plus près par un centre expert qui va pouvoir vous informer des progrès, vous tenir au courant des résultats de l'étude, vous traiter en cas de complication intercurrente, permet de mieux lutter contre la maladie. Et cela, sans exclure l'éventualité que ce protocole sera peut-être le bon. Lorsque le médecin annonce un cancer, la première question du patient concerne le traitement et sa participation à un protocole thérapeutique. Il ne peut être question de laisser les choses progresser sans se battre. Il faut qu'il en soit de même après l'annonce du diagnostic d'Alzheimer. Nous sommes prêts à nous battre, tous ensemble.

Au moment de clore ce livre, je voudrais évoquer la mémoire de quelques patients qui ont été déterminants dans mon engagement et qui continuent à m'accompagner dans cette quête d'un traitement efficace.

C'est tout d'abord ma première rencontre avec la forme familiale de la maladie d'Alzheimer, en novembre 1981, en la personne d'une patiente jeune, âgée de 53 ans, que j'ai reçue dans un état de démence extrême lorsque sa famille l'a conduite à ma consultation. Elle était totalement dépendante, ne répondait à aucune question et n'était capable d'exécuter aucun ordre même le plus simple. Sa mère, l'un de ses frères et une sœur, avaient été atteints de la même maladie à l'âge de 45 ans environ et en étaient tous les trois décédés. À l'époque, les chercheurs neurochimistes venaient juste de rapporter un déficit cholinergique dans le cerveau des patients atteints de cette maladie. Dans l'impasse totale où nous étions, impressionnés par son état de détérioration intellectuelle et par ces données scientifiques récentes, j'ai voulu stimuler cette patiente en compensant sa déficience cholinergique cérébrale dans l'espoir de l'améliorer. Le seul agent cholinergique disponible à l'époque était la pilocarpine, disponible sous forme de collyre et utilisé comme traitement oculaire. Renseignement pris auprès du service de pharmacologie clinique de l'hôpital, je peux effectivement mélanger ce collyre dans un flacon de G5 pour réaliser une perfusion intraveineuse. Cela peut paraître étonnant, mais en ce temps-là, on pouvait agir facilement et sans contrôle d'aucune sorte. Vous ne pouvez imaginer ma joie en voyant cette patiente, jusque-là incapable de barrer au crayon le moindre cercle sur commande ou sur imitation, y arriver après la perfusion. Elle arrivait même à ne barrer que des cercles dans une série où ceux-ci étaient mélangés à des carrés. Cet effet, ce qui m'était apparu comme très convaincant et significatif, n'avait eu bien sûr aucun impact sur son autonomie, son langage ou sa compréhension. Et je ne peux non plus exclure un effet placebo, lié à l'attention extrême et à l'enthousiasme que le jeune interne que j'étais lui avait portés. Ce d'autant que cette « amélioration » a été très transitoire. Quoi qu'il en soit, cette observation est restée secrète car j'ai alors pris conscience des risques que j'avais encourus (et fait encourir à cette pauvre patiente) dans cet acte non contrôlé. Aujourd'hui, le moindre geste diagnostique ou thérapeutique, le moindre projet de recherche même non interventionnel nécessite, et c'est heureux, l'accord d'un comité d'éthique et une institution promotrice qui se portent garants de la qualité de la recherche ou du geste envisagé.

Comment oublier également cette jeune femme portugaise âgée de 28 ans, emprisonnée six mois à tort pour des violences exercées sur ses propres enfants, et que nous avions examinée quelques mois plus tard, dans un état d'hébétude et d'inertie majeure, supposé être en rapport avec une dépression réactionnelle ? Son comportement d'apathie était en fait l'expression d'une atrophie dégénérative de ses lobes frontaux, dont la sévérité avait été attestée par un comportement d'urination, sans gêne exprimée, au cours de l'examen. L'IRM pratiquée alors confirmait une démence fronto-temporale extrêmement avancée qui expliquait à l'évidence son comportement violent et inadapté. Comment ne pas être malheureux d'une telle erreur d'orientation, de cet emprisonnement qu'elle n'avait ni mérité ni compris, de la honte que sa famille a pu en éprouver et de l'erreur de l'expert psychiatre qui avait conclu à l'absence de troubles psychiatriques au moment des faits... ?

Pour finir et terminer sur une note plus heureuse, j'évoquerai une patiente qui habite dans le sud de la France et chez laquelle le diagnostic d'Alzheimer avait été porté dans sa région. L'annonce avait été faite de façon brutale, provoquant un traumatisme familial à la suite duquel ses enfants avaient choisi de prendre leurs distances. Quand je la vois en consultation pour un deuxième avis, il est alors évident que le diagnostic a été annoncé de façon excessive dans la mesure où il s'agissait d'une forme très débutante et non encore définitivement constituée de la maladie : il n'y avait qu'un syndrome amnésique isolé et finalement assez fruste. J'ai alors pu réunir la famille, rassurer tout le monde et prescrire un médicament anticholinestérasique qui a eu pour effet de stabiliser son évolution pendant plusieurs années, et ce jusqu'à maintenant. Cette patiente est restée parfaitement autonome, a repris contact avec ses enfants, mène une vie pratiquement normale et vient me voir régulièrement à Paris par fidélité et amitié. Je forme l'espoir que cette histoire aujourd'hui rare deviendra la règle dans les années futures lorsque nous aurons à notre disposition des médicaments qui stabiliseront les patients au stade où ils seront repérés.

HOMMAGES

En retraçant l'histoire des progrès conceptuels concernant la maladie d'Alzheimer, je voudrais rendre hommage à de nombreux médecins et chercheurs qui ont également participé à cette aventure d'une définition moderne de la maladie. Chacun, dans un domaine d'expertise différent et complémentaire, a apporté une pierre à l'édifice et a contribué et à une meilleure connaissance de la maladie et à une meilleure prise en charge des patients. Sur le territoire national, il faut rendre hommage aux travaux de Charles Duyckaerts à la Salpêtrière, véritable chef d'école de la neuropathologie française, qui, sans nul doute, a vu sous son microscope tout ce que la maladie d'Alzheimer et autres démences peuvent produire comme lésions dans le cerveau. Avec son collègue neuro-anatomiste allemand, Heiko Braak, il a contribué à décrire l'histoire naturelle des lésions de la maladie à partir de l'examen des coupes de cerveau des patients décédés. Pionnier aussi, Didier Hannequin, professeur de neurologie à l'université de Rouen qui dans les années 80 a structuré, avec son compère le Dr Dominique Campion, le réseau génétique français de la maladie d'Alzheimer montrant que, si cette maladie peut être génétique, elle ne l'est que rarement. Toujours dans le Nord, le professeur Florence Pasquier, de l'université de Lille, a joué un rôle important, notamment en établissant le premier réseau régional de patients, avec la participation active des médecins généralistes du Nord-Pas-de-Calais, fournissant des informations précieuses sur les modalités de suivi et de prise en charge des patients sur le terrain au long cours. Dans le Sud, Bruno Vellas, professeur de gériatrie à l'université de Toulouse, a récupéré des moyens importants dans le cadre du Gérontopôle lui permettant de structurer de nombreuses cohortes qui, au-delà de l'étude des effets du ginkgo biloba ou des oméga-3, ont, elles aussi, fourni des données utiles sur l'évolution de la maladie chez les patients âgés, voire très âgés. Grâce à son talent d'organisateur, il a participé à la création d'un réseau européen toujours actif, et à un congrès international, le CTAD, avec son ami Jacques Touchon. Il faut mentionner aussi les travaux du professeur Philippe Robert de l'université de Nice, en collaboration avec l'INRIA, dans le domaine des technologies nouvelles, des outils connectés et des *serious games* appliqués au diagnostic ou à la rééducation des patients atteints de maladies neurodégénératives. Jean-François Dartigues, professeur d'épidémiologie à l'université de Bordeaux, a mis au point la première grande étude en population générale (étude PAQUID) de suivi de sujets, tirés au sort, vivant dans la région bordelaise. Depuis plus de trente ans, cette étude donne des informations essentielles sur la fréquence de la maladie au niveau national par extrapolation, et sur le rôle de facteurs environnementaux et épigénétiques. Je souhaite aussi associer le professeur Bernard Laurent, de l'université de Saint-Étienne, fin clinicien aux avis éclairés et qui a été un compagnon de route important au début de cette aventure.

Dans le domaine de la recherche plus fondamentale, de nombreux chercheurs français se sont distingués par des contributions essentielles, parmi lesquels le Dr Luc Buée et le Dr André Delacourte sur le rôle des lésions tau et, en miroir, le Dr Frédéric Chechler, de l'université de Sophia-Antipolis, sur le rôle de la pathologie amyloïde.

À l'étranger, Philip Scheltens, professeur de neurologie de l'université d'Amsterdam, a lui aussi compris très tôt l'intérêt des marqueurs de biologie et de neuro-imagerie, et a réalisé pour cela des cohortes de suivi clinique. C'est ainsi qu'il a mis au point une technique de graduation visuelle de l'atrophie de l'hippocampe par IRM qui porte maintenant son nom. Avec Howard Feldman, professeur de neurologie à l'université de Vancouver, il m'a beaucoup aidé dans la réflexion sur la nouvelle définition de la maladie. En Europe, des chercheurs cliniciens comme Martin Rossor de l'University College London ou Giovanni Frisoni de l'université de Genève ont également joué un rôle important et dans le domaine de la recherche plus fondamentale, je veux rendre un hommage à John Hardy, généticien anglais, qui a décrit la première mutation du gène du précurseur amyloïde en 1991, ou le Suédois Kaj Blennow qui a mis au point la mesure des biomarqueurs de la maladie dans le liquide céphalo-rachidien (tous les deux ont reçu le Grand Prix européen de la recherche de la Fondation pour la recherche sur Alzheimer).

Mais c'est aux États-Unis qu'il faut chercher les contributions les plus significatives. Non pas tant par les talents individuels, pourtant nombreux – au premier rang desquels le chercheur Denis Selkoe ou le clinicien Jeffrey Cummings –, que par la puissance et l'efficacité de l'organisation de la recherche clinique, et ce à tous les niveaux : les cohortes de patients, comme celles de la Mayo Clinic (de Ronald Petersen), du Massachusetts General Hospital (de Reisa Sperling) ou celle de l'Alzheimer's Disease Neuroimaging Initiative – ADNI (de Michael Weiner) ; le réseau associatif avec l'association Alzheimer américaine, dominante au niveau mondial, et qui gère des fonds considérables, lui permettant d'orienter la recherche et de structurer des plateformes de mises en commun de données internationales ; du leadership également de la Food and Drug Administration (FDA) qui fixe les règles et les critères d'inclusion et d'efficacité pour l'évaluation des médicaments, en relation directe avec des leaders académiques, soutenus par des laboratoires pharmaceutiques puissants ; du NIH (National Insitute of Health) et de ses moyens considérables, capable de fournir 18 000 doses de ligand amyloïde pour en connaître l'intérêt dans la maladie d'Alzheimer (étude IDEAS, pilotée par Gil Rabinovici, un brillant chercheur clinicien de l'université de San Francisco), alors qu'en France, on attend toujours l'autorisation de pouvoir l'utiliser dans la pratique clinique !

REMERCIEMENTS

À ma famille en premier lieu, à ma merveilleuse épouse Corinne, pour sa patience, son climat tempéré, sa présence apaisante et toujours positive ; à mes très chers enfants, Julien, Amélie et Alexandra qui ont accepté, et j'espère compris et pardonné, ce père souvent très occupé.

À mon éditrice, Chloé Deschamps, pour ses conseils éclairés et sans qui ce livre n'aurait jamais vu le jour.

À ceux que je côtoie tous les jours et avec lesquels j'ai établi, au cours de toutes ces années, des liens de respect et d'amitié : les équipes médicales et paramédicales du pôle des maladies du système nerveux de la Salpêtrière et en particulier celles de mon service des maladies cognitives et comportementales et les chercheurs de mon unité de recherche. C'est un vrai bonheur de travailler avec ces équipes de soignants et de chercheurs motivés, compétents et impliqués dans ce projet exaltant qui nous a unis...

Enfin, à tous ceux, patients et familles, qui sont frappés par les maladies du cerveau. Le contact au quotidien des patients nous a révélé leur extraordinaire courage, et l'abnégation et la dignité de ceux qui les aident et les accompagnent.

Grasset s'engage pour
l'environnement en réduisant
l'empreinte carbone de ses livres.
Rendez-vous sur
www.grasset-durable.fr
L'empreinte carbone en éq. CO₂
de cet exemplaire est de 850 g

PAPIER À BASE DE
FIBRES CERTIFIÉES

Dépôt légal : septembre 2019

Achevé d'imprimer en France en novembre 2025
par Dupliprint à Domont (95)
N° d'impression : 2025114750 - N° d'édition : 1980722/04